康复护理
专科护士培训手册

王　欣　葛　萍　韩　艳◎主编

科学技术文献出版社
SCIENTIFIC AND TECHNICAL DOCUMENTATION PRESS
·北京·

图书在版编目（CIP）数据

康复护理专科护士培训手册 / 王欣，葛萍，韩艳主编. —北京：科学技术文献出版社，2019. 10（2024.12重印）

ISBN 978-7-5189-6095-8

Ⅰ . ①康… Ⅱ . ①王… ②葛… ③韩… Ⅲ . ①康复医学—护理学—技术培训—手册 Ⅳ . ①R47-62

中国版本图书馆CIP数据核字（2019）第198712号

康复护理专科护士培训手册

策划编辑：张　蓉　责任编辑：张　蓉　陶文娟　责任校对：文　浩　责任出版：张志平

出　版　者	科学技术文献出版社
地　　　址	北京市复兴路15号　邮编 100038
编　务　部	（010）58882938，58882087（传真）
发　行　部	（010）58882868，58882870（传真）
邮　购　部	（010）58882873
官 方 网 址	www.stdp.com.cn
发　行　者	科学技术文献出版社发行　全国各地新华书店经销
印　刷　者	北京虎彩文化传播有限公司
版　　　次	2019年10月第1版　2024年12月第6次印刷
开　　　本	787×1092　1/16
字　　　数	399千
印　　　张	20.75
书　　　号	ISBN 978-7-5189-6095-8
定　　　价	86.00元

主 编 简 介

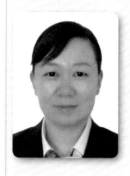

王欣，主管护师，青岛大学附属医院康复医学科护士长。从事护理工作25年，擅长老年病护理、神经康复护理及脊髓损伤康复护理。山东省康复医学会康复护理专业委员会委员，山东省护理学会康复护理专业委员会委员，青岛市护理学会老年病护理及康复护理专业委员会委员。近5年来共发表学术论文、论著6部，实用新型专利2项。

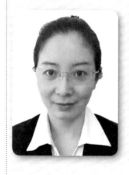

葛萍，主管护师，青岛大学附属医院康复医学科护士长。2003年毕业于中南大学湘雅医学院。山东省医学会康复护理专业委员会青年委员，山东省护理学会康复护理专业委员会青年委员。主编著作1部，参编著作1部，以第一作者身份发表核心期刊论文1篇。

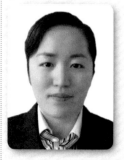

韩艳，副主任护师，硕士学位，青岛大学附属医院神经内科护士长。从事护理工作10余年，擅长危重症护理。理论知识扎实，操作技能熟练。近年来发表论文10余篇，其中护理核心期刊论文数篇，并参编国家规划教材。

编委会

前　言

康复医学作为一门新兴学科，在我国的发展已经有30多年。近年来，随着康复医学和康复护理学的快速发展，康复护理在临床护理工作中的特殊地位和作用也越来越彰显出来。康复护理是以优质护理服务为宗旨，以临床护理知识为基础，将康复护理的理论和技能有机融入临床护理工作中。随着康复医学和康复护理学的迅速发展康复队伍的不断壮大，临床上对于康复人才培养、康复医疗服务、康复技术研究以及康复医学学科的建设需求也日益增强。目前，我国康复科的护理人员大多来自其他临床科室，虽然他们具有良好的临床知识和技术，但是缺乏康复护理专科的理论和技能，对于康复护理的认知还有待提升。临床工作中对康复专科护士的需求量越来越大，因此对康复专科护士的培养变得更加迫切。

本书针对临床康复护理工作，从基础知识到操作技能，从疾病护理到康复教育，内容详尽并贴近实际。书中详细介绍了与康复护理工作密切相关的专科护理技术，如体位摆放、呼吸训练与排痰技术、膀胱与肠道护理等的操作流程及考核评分标准，同时淡化了与康复护理工作联系不密切的康复治疗技术如物理治疗、作业治疗、言语治疗、辅助器具等，这些技术虽然与康复治疗关系密切，但近年来随着康复治疗专业教育的发展，这些技术已经由治疗师完成了，因此，本书对该部分内容仅作一般性介绍。本书内容丰富，临床实用性及操作性强，对指导临床康复护理实践具有一定的学术价值，可供广大读者朋友参考。

本书全体编写人员均具有康复护理教学经验和临床护理实践经验，且部分编者已出版过其他相关专著，并在编写的过程中阅读大量的近期出版的康复护理学相关书籍和刊物，以求本书能突出康复护理学科特色，促进康复护理学术发展。真诚希望读者能从书中获益，但学科不断发展，知识不断更新，本书难免存在不足之处，欢迎广大读者批评指正。

向为本书编写、出版提供支持和帮助的所有人表示衷心的感谢。

青岛大学附属医院康复医学科

目　　录

第一章　概　论

第一节 ≫ 康复与康复医学

一、健康

（一）健康的概念

世界卫生组织对健康（health）的定义为："健康不仅是疾病或羸弱的消除，而是身体、精神和社会生活的完好状态。"一个人是否健康不仅仅是看身体是否有病，还包括心理是否健康和是否能适应社会，这三者相互依存、相互促进、有机结合，缺一不可。只有当人体在这几方面同时健康时，才算得上是真正的健康。身体没有疾病只是健康的基本条件，心理健康是人生一切的保障，而适应社会是个体健康的和谐体现。总之，健康乃是一种在身体上、精神上的完好状态以及良好的社会适用能力。

（二）健康的标准

WHO将现代社会人体健康的标准分为生物学和心理学两方面，共十项标准。

1. 生物学方面 （1）有良好的身体素质，对一般的感冒和传染病有抵抗能力；（2）身高与体重符合标准，身体各部位协调；（3）眼睛明亮，反应敏捷；（4）头发光滑有光泽；（5）牙齿清洁，无龋齿和疼痛，牙龈和口腔黏膜正常，无破溃或出血；（6）肌肉、皮肤有弹性，走路轻松有力。

2. 心理方面 （1）精力充沛，性格开朗，充满活力，能够从容不迫的应付日常生活和工作压力而不感到过分的紧张；（2）能够保持良好的睡眠质量；（3）处事乐观，态度积极；（4）有较强的应变能力，能够尽快地适应环境及各种变化。

二、康复

（一）康复的概念

康复（rehabilitation）是指综合协调地应用医学的、社会的、教育的、职业的各种措施，对病、伤、残（包括先天性残）者已经丧失的功能进行训练或再训练，使其尽快地、最大限度地得到恢复和重建，也使得康复对象在体格上、精神上、社会上和经济上的能力得到尽可能的恢复，帮助他们重新走上生活，走向工作，走向社会。康复不仅针对疾病，还着眼于整个人从生理上、心理上、社会上及经济能力上进行全面康复。尽管有时病、伤、残导致康复对象的某些病理变化无法彻底消除，某些局部或系统功能无法完全恢复，但经过康复仍然可以使其带着某些功能障碍过着有意义、有质量的生活。

（二）康复的范畴

康复的对象包括病、伤、残者，老年人群和亚健康人群。康复综合协调地应用各种措施，包括医疗康复、社会康复、教育康复、职业康复等方面，从而构成了全面康复。

三、康复医学

（一）康复医学的概念

康复医学（rehabilitation medicine）是以研究病、伤、残者功能障碍的预防、评定和治疗为主要任务，以改善病、伤、残者躯体功能，提高生活自理能力，改善生存质量为目的，具有基础理论、评定方法及治疗技术的独特医学学科，是医学的一个重要分支。

康复医学的对象主要是各种损伤，急、慢性疾病和老龄所造成的功能障碍者，以及先天发育障碍的残疾者。

康复医学主要是利用医疗护理手段促进康复，包括医学领域使用的一些医疗护理方法和康复所特有的医疗护理措施、功能训练等，在我国还可发挥传统医学的优势，将中药、针灸、推拿（按摩）、气功等技术合理的应用于康复治疗中。康复医学的工作方式不同于临床医学，它的工作队伍是由多个专业以及跨学科人员组成，因此多采用"多学科联合作战"的形式，以康复治疗小组的方式对患者和残疾者进行功能检查和评定，制订和实施康复治疗计划，并配合其他康复专业人员，促进患者和残疾者全面康复。

（二）康复医学的内容

康复医学包括康复预防、康复评定和康复治疗。

1. 康复预防　康复预防是指通过下列有效手段预防各类残疾的发生、延缓残疾的发展。

（1）一级预防：预防各类伤残疾病的发生。采取宣传优生优育、加强遗传咨询、产前检查、预防接种等措施，预防先天性残疾的发生；通过建立良好的生活方式，合理饮食及安全用药等，降低残疾的发生率。

（2）二级预防：目的是限制或逆转由损伤造成的伤残，降低残疾的发生率。需要早期发现和早期治疗，可采取药物、手术、康复等治疗措施。

（3）三级预防：目的是防止残疾转化为残障，减少残疾对个人、家庭和社会造成的影响。根据患者及病情需要可采取医学康复、社会康复、教育康复、职业康复等康复措施，以提高患者的生存质量，达到重返社会的目的。

2. 康复评定　康复评定是通过收集、分析患者的各种资料、症状，从而准确地判断功能障碍的情况并形成障碍学诊断的过程。

3. **康复治疗** 康复治疗是康复医学的重要内容,是促进病、伤、残者功能恢复与身心健康的重要手段,也是对病、伤、残综合治疗的一个组成部分。康复治疗常与药物治疗、手术治疗等临床治疗方法综合进行。

(张润 姜蓉)

第二节 >> 康复护理

一、康复护理的概念

康复护理(rehabilitation nursing)是根据总的康复医疗计划,以全面康复(躯体、精神、职业和社会)为目标,紧密配合其他康复工作人员,对伤、病、残造成的功能障碍者所采取的一系列护理措施。

二、康复护理的对象

康复护理的对象主要是各种损伤,急、慢性疾病和老龄所造成的功能障碍者,先天发育障碍的残疾者。

1. **残疾者** 指肢体、器官、脏器等损害所引起的各类残疾者,包括肢体残疾、脏器残疾、视力残疾、听力残疾、语言残疾、智力残疾和精神残疾等。

2. **急性伤病后及手术后的患者** 这些患者无论是处于早期恢复期或是后遗症期,只要存在功能障碍,就是康复护理的对象。早期康复主要在专科医院或综合性医院住院进行,恢复期和后遗症期康复则主要是出院以后在康复中心或者养老院进行。

3. **慢性病患者** 很多慢性疾病患者病程缓缓进展或者反复发作,致使相应的脏器与器官出现功能障碍,而功能障碍又可加重原发病,从而形成恶性循环。所以对慢性疾病患者的康复护理,不仅帮助其功能恢复,同时也有助于减慢或阻止原发疾病的进一步发展。

4. **年老体弱者** 老年人器官存在不同程度的退行性改变,功能逐渐衰退,甚至功能障碍,严重影响他们的健康。康复护理措施有利于延缓衰老的过程,提高年老体弱者的生活质量。

5. **先天性残疾者** 先天性残疾是由于遗传因素、孕妇子宫内发育环境与产科因素致新生儿出生时或发育过程中出现异常,并且这种异常在一定程度上能够影响其正常生活、学习与工作。近年来尽管先天性残疾的发生率在逐渐下降,但需要康复护理的各类残疾者仍占相当大的比例。

三、康复护理的目的与特点

康复护理的目的是减轻患者的痛苦，尽量减少继发性功能障碍，使患者残余功能得到维持和强化，最大限度地恢复生活自理能力，从而提高生活质量，早日回归社会。康复护理是康复医学十分重要的组成部分，发挥着其他医疗活动不可替代的作用。

康复护理学是一门跨学科、多专业的综合性应用学科。因此，它除了具有医学护理学科所共有的科学性、实践性和服务性等特点外，还包括以下自身的学科特点。

1. 护理对象的特殊性 康复护理对象中既有肢体残疾和脏器残疾者，又有精神和智力残疾者，还有慢性疾病患者，生理功能衰退的老年患者。虽经过各种康复治疗可以减轻残疾程度，改善或恢复部分功能，消除一些不利影响，但许多已形成的残疾不能根治，有些残疾伴随终生，给患者造成肉体及精神上的极大痛苦，导致他们形成自卑、孤独等特有的心理特点。康复对象要在康复医务人员指导、训练、帮助下减轻残疾、重返社会不是一个容易和短期就能完成的事情，而是一项长期、艰巨的任务。鉴于服务对象的特殊性，康复护理必须围绕着康复的总目标实施各项护理活动，以满足患者在安全、卫生、运动、学习等方面的需要，使各类残疾人的身心功能最大限度的恢复，促使他们重返社会生活，参与社会活动。

2. 护理内容的整体性 康复护理是以整体论的观点、自理的观点、最佳健康状态的观点为工作中的指导思想。康复护士从人和社会的角度整体地看待护理对象的康复问题，为了更好地达到康复目的，在患者整个住院期间，需设身处地地为康复对象日后回归家庭、回归社会等一系列问题着想，既要给康复对象进行治疗、学习、训练、教育使其学会适应，同时也要顾及精神、心理、家庭、社会、职业等方面的重建，通过完全代偿、部分代偿、支持和指导等方法，帮助患者克服自理方面的困难，使患者不再被动地依赖于他人，达到自立和自助。

3. 护理专业的广泛性 康复护理学是一门具有边缘性的综合学科，涉及预防、医疗、保健等专业，其基本理论除康复医学和护理学外，还包括了基础医学、临床医学、预防医学、医学心理学、中医学、营养学、运动医学、环境卫生等多个医学分支学科。这就要求康复护士必须向全科化发展，除掌握基础护理知识、专科专业知识和技能外，还必须掌握康复效果评定、康复功能评定、生理训练评定、生活能力和社会能力鉴定等知识，并及时掌握本专业的发展信息，才能不断满足不同康复患者的需要。

4. 护理方法的多样性 康复护理对象身体状况各异，病情程度不一，功能障碍不同，其复杂性决定了护理方法的多样性，既要考虑共性，又要突出特征。除了护理上共同的生活护理、技术操作和心理护理以外，更为重要的是各具特色的专门、专项护理技术和各种康复器具矫正使用的护理，包括帮助患者体位转移以恢复日常生活活动能力、早期预防并发症，假肢矫形器和辅助器具的使用训练与指导，以及康复的综合治疗技术等一系列专业技术。如功能障碍者常需要接受多种康复治疗，则需要在护理人员指导下在病房内继续进行康复治疗，并贯穿于康复护理的始终。

5. 康复过程的计划性 康复过程是一个长期、艰难的过程，康复护理必须强调计划性，并且康复计划应贯穿康复护理的全过程，应按护理程序的要求在康复过程的不同时期提供不同的康复指导，包括入院前的准备阶段；住院期间的面谈、资料收集、分析诊断、制订计划、实施计划与评价，再计划；出院前的评估、指导及出院后延续康复计划等。

6. 护理目的的社会性 康复护理的最终目的是解决患者的功能或能力重建问题，使残存功能及能力得到恢复，重新建立起患者的身心平衡，最大限度地恢复其生活能力，以适应周围的生活环境、社会环境，使他们以平等的资格重返社会。因此，护士要为创造和维持患者良好的生活环境而努力，协调好医患之间、患者之间、患者与家属及其他人员的关系，使患者逐渐适应社会。

7. 护理对象的参与性 康复医学不仅强调功能康复，更强调整体康复，使患者不但在身体上，而且在精神上和心理上得到康复。因此，康复护理充分重视患者及其家属的自护潜能，强调通过健康教育，提高患者及其家属的自护能力，并提供机会让他们主动参与自身的护理。通过与患者及家属深入交往和接触，全面了解和掌握患者的心理状态，从而进行有效的康复护理。护士需要针对性地进行双向交流，特别要鼓励家人给予患者精神和心理上的支持，使患者自觉、主动地参与康复活动的全过程。

8. 护理指导的延伸性 康复患者功能障碍持续时间长，常伴随终生，对患者的康复护理工作从住院期间一直延续到患者回归家庭或社会甚至终生，护士不仅要关心患者住院期间的康复护理，还要重视其出院后回归家庭或社会后的护理，并给予其长期性和延伸性康复指导和协助。

四、康复护理的内容

康复护理以减轻功能障碍为核心，主要包括以下几个方面。

1. 预防畸形和并发症 这对于协助指导肢体瘫痪和长期卧床患者的康复尤其重要，主要护理措施有：变更体位和姿势；配合进行运动疗法，如主动运动、被动运动、主动-助力运动、抗阻力运动，重点是关节活动度的训练，避免因长期不动而引起的功能性衰退和僵硬；良肢位摆放，预防关节畸形、肌肉挛缩；预防发生压力性损伤等并发症，尽最大努力减轻残疾。

2. 促进日常生活活动能力的恢复 对躯体残疾者，康复护理人员应学习掌握与日常生活活动有密切联系的运动疗法、作业疗法，采取各种措施指导他们最大限度地提高日常生活自理能力。在日常活动能力训练方面，主要是指导残疾者进行床上活动、就餐、穿衣、沐浴、排泄、使用家庭用具、移动体位等。在步行训练方面，训练适用和学会平稳站立，训练动作移位，学会使用轮椅或者持拐杖、手杖步行。

3. 指导残疾者使用假肢、矫形器械 要求康复护理人员掌握各类假肢和矫形器械的性能、使用方法及注意事项，根据残疾者的不同情况选择假肢和矫形器械，并指导患者训练和使用。

五、康复护理的原则

康复护理应以整体康复为基本理念，综合应用医学的、教育的、社会的、专业的措施，围绕康复总目标来进行康复护理活动，以消除、减轻伤、病、残者身心和社会功能障碍，增强其自理能力，提高生存质量，使之重新回归社会。康复护理在日常工作中应遵守以下基本原则。

1. 重视患者的心理护理 康复患者因突然面对伤病致残所造成的活动能力的障碍或丧失而严重影响生活、工作，从而产生愤怒、悲观、绝望、抵抗等情绪；老年人因离开工作岗位或疾病的折磨，也往往产生不良的心理状态。这要求患者和康复护理人员都要有足够的耐心和信心，并进行持之以恒的训练。康复护理人员要根据患者已经发生或者可能发生的各种心理障碍和行为异常，用合适的行为和语言，使他们得到安慰、帮助和鼓励，建立起生活的信心，克服残疾给生活、工作、学习带来的困难，并愿意接受各种康复护理措施。

2. 重视患者早期康复 康复护理介入应与临床护理同步进行，早期康复介入可改善患者的肢体运动功能，提高生活自理能力，并能减少病后抑郁的发生，对提高患者的生活质量、促进全面康复有重要意义。康复介入的时间越早，其功能恢复的效果就越好。

3. 变替代护理为自我护理 自我护理是指在患者病情允许的情况下，通过护理人员引导、鼓励、帮助和训练，使患者发挥其身体残存和潜在的功能，以代偿丧失的部分能力，最终达到生活部分或完全独立，为患者重返社会创造条件。康复护理不仅是照顾好残疾者已经残损的肢体和器官，更重要的是帮助、启发、指导和训练残疾者尽可能地进行自我生活护理。康复护理不应该靠替代护理解决功能障碍，而是应充分发挥患者健全肢体和器官的作用，以补偿残损的部分，要鼓励患者自己照顾自己，尽量做自己力所能及的日常生活活动，恢复他们的自我生活能力，以适应新的生活，为重返社会创造条件。

4. 功能训练贯穿始终 早期的功能训练可以预防残疾的发生及继发性的残疾，后期的功能训练可最大限度地保存和恢复机体的功能。康复护理人员应了解患者残存功能的性质、程度、范围，在总体康复治疗计划下结合康复护理的特点对患者进行康复功能训练，从而促进功能的早日恢复。

5. **功能训练与日常生活活动相结合**　康复护理要注意实用性，功能训练的内容尽量与患者的日常生活活动相结合，与患者的家庭、社区环境相结合，以促进患者生活自理能力的提高，达到更好地康复效果。

6. **注重康复教育**　健康教育是康复护理工作的重要环节，贯穿于康复护理工作的始终，直接关系到康复护理的效果和质量。通过对患者及其家属进行有目的、有计划、有评估的教育活动，促进患者对康复理论、康复知识、康复技术、康复治疗方法的了解和掌握，提高其康复意识，并能积极参与康复的全过程，从而达到预防疾病、减轻残疾、降低并发症、促进身心健康的全面康复。

7. **注重团队协作**　康复治疗模式为团队治疗，康复护理是在总的康复治疗计划下实施的，要取得好的效果，康复护士应与康复治疗团队其他人员紧密合作，及时调整护理方案。康复强调的是整体康复，是由临床医生、康复医生、康复治疗师、营养师、心理治疗师、康复护士及社会工作者组成康复治疗团队，共同实施运动治疗、物理治疗、作业治疗、语言治疗、个人生活自理能力训练等综合康复治疗措施。这里还要强调鼓励患者及家属参与康复的全过程，家人是最好的心灵慰藉者和支持者。护士的角色就是运用临床护理学专业知识与康复理论知识和技能，指导、督促患者完成各项功能训练，使其达到最大程度的康复并重返家庭、重返社会。

六、康复护理的作用

康复护士的基本职能包括保护生命、减轻病痛、促进健康和恢复健康。康复护理是实现康复总体计划的重要组成部分，并且贯穿于整个康复的全过程。特别是在维护患者生命、保障健康、促进与提高其生活自理能力，使其尽快重返家庭、重返社会的过程中起到重要作用。

1. **实施者的作用**　许多功能训练的实施需要护理人员的帮助、监督和指导。护理人员要为患者提供良好的训练环境、科学的训练计划和精心的生活护理，并按照护理计划实施来维持患者最佳身体和精神状态，预防发生并发症，提高患者日常生活自理能力。

2. **协调者的作用**　患者的全面康复是由康复医师、康复治疗师、康复护理人员及其他相关专业人员共同协作完成的。康复过程中患者接受运动、作业、语言等多种治疗训练。作为康复治疗组成员，护理人员需要与其他相关人员沟通情况、交流信息、协调工作，使康复过程完美、顺畅。

3. **教育者的作用**　要对患者进行自我保健教育。如皮肤护理、压力性损伤的护理、自我间歇导尿及尿路感染的预防、营养摄入等；还要对患者的家庭成员、社会支持系统进行健康教育。患者出院时往往有不同程度的功能障碍，以后的康复计划和康复治疗的实施要有家庭成员及其他相关人员参与指导或完成，因此，康复护理人员应向家庭成员及相关社会支持系统成员进行相关康复治疗知识、技能及注意事项的讲解。

4. 观察者的作用 护理人员与患者接触频繁，对患者的残疾程度、心理状态、功能训练和恢复情况比较了解。因此，护理人员的观察结果可作为康复评定及治疗计划的制订、修改、实施的客观依据。

5. 心理护理的先导作用 心理康复是整个康复治疗的先导，大量的心理护理工作需要有护理人员配合完成。精神上给予支持和鼓励，生活上给予指导和帮助，让患者保持积极的心理状态，从而达到良好的训练效果。

6. 病房管理者的作用 护理工作不仅是落实各项护理措施，保持温馨舒适的住院环境，还包括大量的组织管理工作，协调院内、科室间、科内，患者与患者、患者与家属之间的关系。

（刘伟伟　陈凤玮）

第三节 》 社区康复

社区康复（community-based rehabilitation，CBR）是依靠社区资源，包括人、财、物、技术等，为本社区的病、伤、残者提供就地服务。并以医疗、教育、社会、职业等全面康复为目标，发动社区、家庭和患者共同参与，逐步建立和完善双向转诊系统，以解决本社区无法解决的各类康复问题。

（宋潇）

第四节 》 康复教育

一、康复教育的概念

康复教育（rehabilitation education）是指对特殊人群，即伤、病、残者，在疾病康复阶段进行的康复医学理论和技能的教育，同时与对普通人的预防疾病、增进健康的教育，共同组成了康复健康教育的完整概念。

康复教育是康复医学中的一项重要工作，直接关系到康复的效果和质量。康复健康教育可以使康复患者掌握一些康复知识，学会确定自己的健康问题，认识并正视机体功能的缺陷或残损，激励患者主动参与康复治疗、功能训练，最大限度地减轻残疾影响、恢复功能、提高生存质量。做好临床康复教育工作不仅是康复护士的职责，康复医师、康复治疗师、康复工程师等均应承担起相应责任。康复医务工作者不仅要对康复医学有明确的认识及深刻的理解，还要不断更新知识，熟练掌握临床康复教育知识、方法及技巧，以便在临床康复医学中更好地开展康复教育，有效地发挥康复医务工作者健康教育的职能作用。

二、康复教育的基本原则

康复医学工作者在康复健康教育中既是组织者，又是实施者，因此必须遵循一定的健康教育活动原则，以适应服务范围不断扩大、服务对象状况复杂、教育渠道多样、工作关系复杂等状况，从而达到康复教育的目标，使受教育者获取康复知识和技能，增加自信，提高生活质量。

1. 科学性原则 康复健康教育是一项科学性较强的工作，教育者应科学地将专业知识和康复知识变为人们易接受和理解的知识，并进行正确传授，同时要努力激发受教育者的兴趣，保证教育效果。还要注意观点的正确性，客观地反映康复的预期目标，不能随意夸大康复的实际功效。同时注意保持康复医师、治疗师、护士间观点的一致性，以免因导向不一，致使人们误解或无所适从。

2. 实质性原则 康复是一个再学习的过程，健康教育内容较多，且教育形式多样。虽然随着社会的进步和发展，人们生活水平有所提高，也掌握了一定的健康保健知识，但康复患者不仅需要了解基础的康复理论知识，还需要在康复教育中掌握康复治疗和康复训练的技能，达到生活自理等。同时，训练中如何监测运动量、时间、频率等，均要在康复健康教育中加以阐述。而不同的康复教育对象，由于疾病的不同，康复治疗内容也不同，所以要选择合适的教育内容和教育手段，使受教育者容易接受，并获得较好的教育效果。

3. 阶段性原则 康复患者从入院到出院，要经历疾病康复治疗的不同阶段及心理调适过程。康复教育中要根据疾病的不同阶段及身心适应的不同阶段，对康复患者及其家属开展适时相应的康复健康教育。

4. 程序性原则 康复健康教育与全面康复程序一样，必须贯彻康复健康教育程序，即通过全面评估、认定需求、制订计划、教育实施、效果评价的过程，保证康复健康教育的及时、有效及连续性，避免随意性。贯彻康复健康教育程序是开展康复健康教育的重要保证。

5. 整体性原则 为达到康复教育的目的，康复医师、康复治疗师、护士在进行健康教育时，应注意教育的整体性。围绕整体康复这一主题，在教育内容上将疾病康复的理论知识、心理卫生知识教育与行为干预相结合；在教育对象上，将患者教育与家属教育相结合；在康复训练方法上，将保持整体性指导教育，围绕全面康复的目标，做好对康复患者的家庭教育和提高自我护理的教育。康复医、治、护不仅要教会患者，而且要教会其家属自我护理及家庭照护的知识和技能，促使康复患者达到最大限度生活自理，以提高生存质量。

（潘岩 刘娜）

第二章　康复评定

第一节 》运动功能评定

一、肌力评定

肌力（muscle strength）是指肌肉收缩的力量。肌力评定（muscle test）是通过徒手肌力检查和器械肌力测定来评定相关肌肉或者肌群收缩力量的大小，也是协助诊断引起肌肉力量改变的原因，指导康复治疗，评定治疗效果的一种常用的评定方法。临床常用的肌力评定方法包括：徒手肌力评定（manual muscle test，MMT）和器械评定（instrument test）。

（一）徒手肌力评定

1. 概念　MMT是根据受检肌肉或肌群的功能，让受试者处于不同的检查体位，分别在去除重力、抗重力和抗阻力的条件下做一定的动作，按照其活动范围及抗重力和阻力的情况来将肌力进行分级。徒手肌力评定是一种简便、易行而又常用的肌力评定方法。

2. 徒手肌力评定标准

（1）人为地对收缩肌肉或肌群所能施加抵抗力的大小即阻力因素。

（2）重力作用下，检查肌肉或肌群全关节活动范围内移动身体节段的能力。

（3）视触觉感知有无肌肉或肌群收缩的迹象。

（4）肌力评定标准受检查者施加的压力和重力影响，而重力也与受测肢体的摆放密切相关。

3. 肌力分级标准见表2-1-1。

表2-1-1　MMT肌力分级标准

级别	名称	标准	相当于正常肌力的百分比（%）
0	零（Zero, 0）	无法扪及肌肉收缩	0
1	微缩（Trace, T）	可扪及肌肉收缩，但无动作产生	10
2	差（Poor, P）	解除重力影响，能完成关节活动范围的动作	25

续表

级别	名称	标准	相当于正常肌力的百分比（%）
3	尚可（Fair, F）	能抗重力做出关节活动范围内完整动作，但不能抗阻力	50
4	良好（Good, G）	能抗重力及轻度阻力做出关节活动范围内完整动作	75
5	正常（Normal, N）	能抗重力及最大阻力做出关节活动范围内完整动作	100

（二）器械评定

1. **概念**　器械评定是当肌力超过3级时，为了做较为精确的定量评定而用专门器械做的肌力测试。根据肌肉的收缩方式分为等长肌力评定、等张肌力评定和等速肌力评定。

（1）等长肌力评定：在标准体位下用测力器评定一个肌肉或肌群的等长收缩肌力。主要包括以下评定方法。

1）握力测试：用握力计测定，握力指数评定。测试者取坐位，上臂置于体侧，屈肘90°，前臂和腕部取中立位，手握住握力计的手柄，用最大力握3次，取握力最大值。握力指数=握力（kg）/体重（kg）×100%，大于50%为正常。握力主要反映手内肌和屈指肌群的肌力。

2）捏力测试：用捏力计测定。测试者的拇指分别与其他手指相对，用最大力捏压捏力计3次，取最大捏力值。捏力主要反映拇对掌肌和其他四指屈肌的肌力，正常值为握力的30%左右。

3）背肌力测试：用拉力计测定，拉力指数评定。测试者双脚站在拉力计上，手柄高度与膝齐平，双膝伸直，双手握住手柄两端，然后伸腰用力向上拉手柄。拉力指数=拉力（kg）/体重（kg）×100%，正常值女性为100%～150%，男性为150%～300%。注意此项测试不适用于老年人或腰部有疾病的患者。

4）四肢肌群肌力测试：通过与肌力方向相反的重量来评定肌力，可借助牵引绳或者滑轮装置。

（2）等张肌力评定：最大负荷量是指使关节作全幅度运动时所能克服的最大阻力。作一次运动的最大阻力称为1次最大阻力，连续作十次运动的最大阻力称为10次最大阻力，评定时要对每次测试负荷的增加量有所估计，避免反复多次测试引起肌肉疲劳，影响测试结果。可用沙袋、哑铃或定量的负重练习器械进行运动负荷的练习。

（3）等速肌力测定：等速肌力测定是用等速运动测力训练仪来进行的肌力测试。等速收缩是在整个运动过程中运动的角速度保持不变的一种肌肉收缩运动方式。测试时肢体带动仪器的杠杆做大幅度往复运动，可同时测得并记录肌力、关节活动度、做功等多方面的数据。但由于等速运动测力训练仪价格昂贵，操作复杂，而且不同型号的仪器测量结果也有差异，所以在临床肌力评定中的应用也受到了很大的限制。

（三）肌力评定的注意事项

正常的肌力也会因为每个人的年龄、性别、种族、职业等不同而有不同的水平。因此要对肌力的概念有灵活的认识，并结合其他的评定结果来评估患者情况。

1. 首先要了解每个关节的最大活动度和活动范围，可先做被动活动。

2. 采取正确的姿势、肢位并充分固定近侧端，按照肌力测定的标准进行检查，先检查健侧再检查患侧。

3. 测试动作应标准化，掌握肌力检查技巧，方向正确，尽可能地固定近端关节，避免替代活动的出现。

4. 避免肌力检查的干扰因素，测试前做好解释，使受试者充分配合，尽量避免反复改变体位以防止患者肌肉疲劳从而影响测试结果。

5. 选择适当的测定时机，饱餐后或疲劳时不宜做肌力测试。

6. 肌力评定不适用于中枢神经系统疾患引起的运动模式异常、痉挛性麻痹等，因其肌肉控制障碍，徒手肌力检查难以判断。

7. 因持续的肌肉等长收缩可使血压明显升高，对心脏活动造成影响，所以高血压及其他心血管疾病患者慎用。

二、肌张力评定

肌张力（muscle tone）是指肌肉组织在静息状态下一种不随意的、持续的、微小的收缩。肌张力在肌肉的运动过程中是持续存在的，是维持身体各种姿势和正常活动的基础，必要的肌张力是维持肢体位置，支撑体重所必需的，也是保证肢体完成各种复杂运动的必要条件。肌张力过高或过低都会影响正常运动功能的进行，因此判断是否有肌张力的改变与肌张力改变的范围与程度，以及寻找导致肌张力改变的原因，是临床上肌张力评定的主要目的。

（一）肌张力异常的分类

1. 肌张力增高　是指高于正常休息状态下的肌肉张力。肌张力增高的状态分为痉挛（spasm）和强直（rigidity）。痉挛性肌张力增高见于锥体束病变，即上肢的屈肌和下肢的伸肌张力明显增高，且肌张力的增高与快速牵拉肌肉有关。当被动快速牵拉肌肉时立即引起肌肉收缩，出现痉挛状态，当牵拉到一定幅度时，阻力可突然降低，此现象称为折刀现象（clasp-knife phenomenon）。强直性肌张力增高常为锥体外系的损害导致。做关节被动活动时各个方向的阻力是均匀一致的，即主动肌和拮抗肌张力同时增加，在上肢以屈肌、内收肌和旋前肌明显，下肢伸肌明显，因与弯曲的铅管感觉类似被称为铅管样强直（lead-pipe rigidity）。如果伴有震颤则会出现规律而断续的停顿，称齿轮现象（cogwheel phenomenon）。

2. 肌张力低下　又称之为迟缓，是指低于休息状态下的肌肉张力，对关节被动运动时感觉所遇到的阻力降低。见于运动神经元疾病、小脑病变、脑卒中迟缓期、脊髓病变休克期等。触摸肌肉因紧张度降低而感松弛，缺乏膨胀的肌腹和正常的韧性。

3. 肌张力障碍　是指肌肉张力紊乱，或高或低，无规律地交替出现。主要由中枢神经系统缺陷导致，也可由遗传因素或神经退行性疾患所致。

（二）肌张力的检查方法及评价标准

1. 肌张力的检查方法　通过视诊观察肢体或躯体异常的姿态、通过触诊感受肌肉的硬度来判断肌张力、通过被动运动可发现肌肉对牵张刺激的反应、通过检查的手来感觉肌肉的抵抗。体会肢体活动度和抵抗时的肌张力的变化，感受是否有肌张力过高、过低或阵挛等。也可以做摆动检查，即以一个关节为中心，主动肌与拮抗肌交互快速收缩，快速摆动。观察振幅大小，肌张力低下时，摆动振幅增大，肌张力增高时，摆动振幅减少。

2. 肌张力的评价标准　肌张力的临床分级评定量表较多，其中简单、易于掌握的肌张力评定量表包括肌张力临床分级量表（表2-1-2）、改良Ashworth痉挛评定量表（表2-1-3）和迟缓性肌张力分级量表（表2-1-4）。

三、关节活动度评定

关节活动度又称关节活动范围（range of motion，ROM）是指关节运动时所通过的最大运动弧，通常以度数表示，也称关节活动度。关节活动范围分为主动和被动。主动关节活动范围（active range of motion，AROM）是指作用于关节的肌肉随意收缩使关节运动时所通过的运动弧。被动关节活动范围（passive range of motion，PROM）是指由外力使关节运动时所通过的运动弧。关节活动范围受限的常见原因包括中枢神经系统病损，关节损伤，骨关节炎，关节积血或积液等引起的疼痛，肌肉痉挛、软组织粘连，关节周围软组织损伤粘连、瘢痕等。

1. 关节活动度的测量工具及方法　临床上常采用测角器测量，通过关节的近端和远端骨运动弧度的测量得到量化的结果。确定关节活动范围的方法为中立位法，即解剖学立位时肢体定为零起点。被测量关节在活动时要避免其他关节的参与而出现代偿动作，可在

表2-1-2　肌张力临床分级量表

等级	肌张力	标准
0	弛缓性瘫痪	被动活动肢体无反应
1	低张力	被动活动肢体反应减弱
2	正常	被动活动肢体反应正常
3	轻、中度增高	被动活动肢体有阻力反应
4	重度增高	被动活动肢体有持续阻力反应

表2-1-3　改良Ashworth痉挛评定量表

等级	标准
0级	无肌张力的增加
1级	肌张力轻度增加，受累部分被动屈伸在ROM之末时出现突然的卡住然后释放的最小的阻力
1$^+$级	肌张力轻微增加，受累部分被动屈伸在ROM后50%范围内突然出现卡住，当继续把ROM检查进行到底时，始终有小的压力
2级	肌张力较明显增加，受累部分被动屈伸在通过ROM的大部分时，阻力较明显的增加，但受累部分仍能较易地移动
3级	肌张力严重增高，受累部分被动屈伸在进行PROM检查有困难
4级	僵直，受累部分被动屈伸时呈现僵直状态，不能活动

表2-1-4　迟缓性肌张力分级量表

级别	评定标准
轻度	肌张力降低，肌力下降，肢体放在可下垂的位置并放下，肢体仅有短暂抗重力能力，能完成功能性动作
中度到重度	肌张力显著降低，肌力0级或1级（徒手肌力检查），把肢体放在抗重力肢位，肢体迅速落下，不能维持规定肢位，不能完成功能性动作

构成关节的远端骨运动时固定近端骨。还可以用直尺、放盘测定计等，在特殊情况下也可用铅垂线、电子装置或其他工具等。主要关节活动度的具体测量见表2-1-5。

表2-1-5　主要关节活动度的具体测量

关节	运动	体位	轴心	固定臂	移动臂	正常活动范围
肩	屈、伸	坐或立位，臂置于体侧，肘伸直	肩峰	通过肩峰的垂直线	与肱骨长轴一致	屈0°~180° 伸0°~50°
	内收、外展	同上	肩峰	同上	同上	内收0°~75° 外展0°~180°
	内旋、外旋	仰卧位	尺骨鹰嘴	与地面垂直	与尺骨平行	0°~90°
肘	屈、伸	立位或仰卧位，上臂取解剖位	肱骨外上髁	与肱骨长轴一致	与桡骨长轴一致	0°~150°
	旋前、旋后	坐位，上臂置于体侧，屈肘90°	中指尖	与地面垂直	与包括伸展拇指的手掌面一致	0°~90°
腕	屈、伸	坐或立位，屈肘90°，前臂置于中立位	腕关节	与桡骨长轴一致	与第2掌骨纵轴一致	屈0°~90° 伸0°~70°
	尺、桡侧外展	坐或立位，屈肘90°，前臂旋前，腕中立位	腕关节	与前臂纵轴一致	与第3掌骨纵轴一致	尺侧0°~55° 桡侧0°~25°
髋	屈	仰卧或侧卧，对侧下肢伸直	股骨大转子	与身体纵轴一致	与股骨纵轴一致	0°~120°
	伸	仰卧位或侧卧位，侧卧位时被测下肢要在下方	同上	同上	同上	0°~15°
	内收、外展	仰卧位	髂前上棘	两侧髂前上棘连线的垂直线	股骨纵轴髂前上棘至髌骨中心的连线	内收0°~20° 外展0°~45°
	内旋、外旋	仰卧位或俯卧位，膝关节屈曲90°，仰卧位时，被测下肢在床边自然下垂，对侧下肢在床上呈膝立位	髌骨中心	通过髌骨中心与地面的垂直线	与胫骨纵轴一致	0°~45°

续表

关节	运动	体位	轴心	固定臂	移动臂	正常活动范围
膝	屈、伸	仰卧位或俯卧位，下肢伸展	股骨外侧髁	与股骨纵轴一致	与胫骨纵轴一致	屈150° 伸0°
踝	背屈 跖屈	仰卧位，膝关节屈曲，踝关节呈中立位	腓骨纵轴线与第5跖骨纵轴线的交点	与腓骨纵轴一致	与第5跖骨纵轴一致	背屈0°~20° 跖屈0°~50°
	内翻 外翻	坐位，屈膝，踝关节中立位	踝后方两踝中点	与小腿纵轴的垂直线一致	与足距面横轴线一致	内翻0°~30° 外翻0°~20°

2. 关节活动度测量的注意事项

（1）了解关节的解剖位、中立位和关节运动方向。

（2）测量时采取正确的姿势体位，避免临近关节的代偿运动，以提高准确度。

（3）先测量主动ROM，再测量被动ROM，宜左右对比评定。

（4）不宜在关节剧烈活动或锻炼之后进行评定。

（5）测量时尽量让患者处于舒适无痛的体位，以获得精确的关节活动范围。

（6）记录关节活动度时，要注意将观察到的情况进行记录，如关节变形、疼痛、肿胀、痉挛等，患者的反应也应做好记录。

四、平衡与协调功能评定

（一）平衡功能评定

1. 平衡功能的目的和分级

（1）能够正确完成活动。

（2）能够完成活动但要较小的帮助以维持平衡。

（3）能够完成活动但要较大的帮助以维持平衡。

（4）不能够完成活动。

进行平衡评定的目的是了解患者的平衡功能障碍情况，预测可能发生跌倒的危险性。

2. 评定方法

（1）观察法：观察被评定对象能否保持坐位和站立位平衡，以及在活动时能否保持平衡。此法可以对存在平衡障碍的患者进行粗略的筛选，较为简便，在临床上应用广泛。

（2）量表法：评分简单、应用方便、信度和效度较好的量表主要有Berg平衡量表和Tinnetti活动能力量表。这两种量表既可以评定被测试对象在静态和动态状态下的平衡功能，也可以预测正常情况下跌倒的可能性。Berg量表有14个项目，需要20分钟完成，满分56分，低于40分提示有跌倒的危险性。Tinnetti量表分平衡10项和步态8项两个部分，15分钟内完成，满分44分，低于24分提示有跌倒的危险性。

（3）平衡测试仪：平衡功能的评定项目包括静态平衡测试和动态平衡测试。静态平衡测试是在睁眼、闭眼、外界视动光的刺激下，测定人体重心平衡状态；动态平衡测试是被测试者以躯体运动反应跟踪计算机荧光屏上的视觉目标，保持重心平衡。

（二）协调功能测试

1.协调功能的目的和分级

（1）协调功能的目的：判断有无协调障碍，为制订治疗方案提供客观的依据。

（2）协调功能的分级：根据协调活动的情况，可将协调功能分为5级：Ⅰ级（正常完成）、Ⅱ级（轻度残损，能够完成活动但较正常速度及技巧稍有差异）、Ⅲ级（中度残损，能够完成活动但动作慢、笨拙、不稳很明显）、Ⅳ级（重度残损，仅能够启动活动而不能完成）和Ⅴ级（不能活动）。

2.评定方法

（1）指鼻试验：患者肩外展90°，肘伸展，用食指指尖指鼻尖。可改变开始的体位来评定不同运动切面的动作。

（2）指-指试验：两肩外展90°，两肘伸展，让患者将两食指在中线相触。

（3）交替指鼻和手指：让患者用食指交替指鼻尖和检查者的手指尖。检查者可以变换位置来检测其对变换距离和方向的应变能力。

（4）对指试验：让患者用拇指尖连续触及该手的其他指尖并逐渐加速。

（5）团抓试验：从完全屈曲的握拳到完全伸直的开拳之间的变换，并逐渐加速。

（6）旋前旋后试验：肘屈曲90°，并固定于身体，前臂交替旋前、旋后。

（7）拍膝试验：屈肘，前臂旋前，让患者用手拍膝。

（8）拍地试验：让患者用一足掌在地上拍打，膝不能抬，足跟保持触地。

（9）跟-膝-胫试验：仰卧位，一侧足跟沿着对侧下肢胫骨前缘向下移。

上述试验主要观察患者动作的完成是否准确、时间是否正常，在动作的完成过程中是否出现辨距不良、震颤或僵硬，加速或闭眼时是否出现异常。同时还要注意共济失调是一侧性或双侧性，什么部位最显著（上肢、下肢、头、躯干），睁眼、闭眼有无差别。

五、步态分析

步态（gait）是人行走功能的表现形式。步态分析（gait analysis）是指采用科学的方法和手段，对被测试者的步行功能进行评定。步态分析分为定性分析和定量分析。步态分析是康复评定的重要组成部分，对神经系统或运动系统伤患而导致的行走能力受损的患者进行步态分析，可为制订康复计划和矫正异常步态提供依据。

1. 步态异常的原因

（1）活动或承重时疼痛或不适。

（2）肌力低下。

（3）关节活动受限（包括关节挛缩）。

（4）共济失调。

（5）感觉障碍。

2. 常见的异常步态

（1）短腿步态（short leg gait）：肢体不等长，可出现短腿步态。当一腿短缩超过2.5cm时，患肢行走支撑时可见骨盆及肩下沉，故又称斜肩步，摆动时出现代偿性足下垂。

（2）减痛步态（antalgic gait）：当各种原因引起患肢负重疼痛时，患者会尽量缩短患肢的支撑期，同时对侧摆动腿呈跳跃式快速前进，使步幅缩短，又称短促步。

（3）周围神经损伤步态：损伤的神经不同，临床表现也各不相同，常见的有以下几种。

1）臀大肌步态（gluteus maximus gait）：当臀大肌无力时，患者常会使躯干用力后仰，使重力线通过髋关节后方以维持被动伸髋，并控制躯干的惯性向前运动，形成仰胸挺腰腹的姿态。

2）臀中肌步态（gluteus medius gait）：当髋外展肌无力时，患者不能维持髋的侧向稳定，因此患者在支撑期使上体弯向患侧，使重力线在髋关节外侧通过，依靠内收肌维持稳定。同时为了防止对侧髋部下沉，带动对侧下肢提起及摆动。两侧髋外展肌受损时，步行时上肢左右摇摆，状如鸭子，又称"鸭步"。

3）股四头肌步态（quadriceps gait）：当股四头肌无力时，患者在患腿支撑期不能主动的维持稳定的伸膝，或常代偿性的使身体前倾，使重力线在膝前通过，从而使膝被动伸直。此时髋微屈可加强臀肌及股后肌群的张力，使股骨下端后摆，帮助被动伸膝。在支撑期利用膝的持续过伸作为一种代偿性稳定机制。严重患者可同时有伸髋肌无力，须用手按压大腿使膝伸直，又称扶膝步。

4）跨栏步态（steppage gait）：胫前肌无力时足下垂，可通过摆动期增加髋和膝屈曲的度数来防止足趾拖地，又称跨栏步。

（4）中枢神经损伤步态

1）偏瘫步态（hemiplegic gait）：表现为患足下垂、内翻，下肢内旋或外旋。因为下肢伸肌群痉挛，所以膝不能放松屈曲，摆动时患者沿弧线往外侧回旋向前，又称回旋步。

2）帕金森步态（Parkinson gait）：帕金森病或基底节病变时，患者步态短而快，有阵发性加速，且不能随意立停或者转向，行走时缺乏手臂摆动动作，又称前冲步态或慌张步态。

3）小脑性共济失调步态（cerebellar ataxic gait）：小脑性共济失调时，患者步行摇晃不稳定，不能沿直线行走，犹如醉汉，又称酩酊步态。

4）剪刀步态（scissors gait）：多见于脑瘫以及高位截瘫患者，步行时两髋内收，两下肢交叉，双膝互相摩擦跳跃，呈现步态不稳，又称交叉步。

（5）关节挛缩步态：依据关节屈曲位与伸直位挛缩的不同，临床表现亦各有特点。膝关节屈曲位挛缩，可表现为类似于一侧肢体短缩的步态，膝关节的伸直位挛缩者，可表现为类似于回旋步或健侧踮足形态以代偿患侧肢体过长的步态。

（王欣　葛萍　张爱玲　郑秀丽）

第二节 >> 心肺功能评定

一、概述

心肺功能是人体新陈代谢和运动耐力的基础。评价心肺功能最主要就是评价心肺运动功能。心肺运动试验的基本原理就是通过机体的运动应激反应，促使机体功能进入失代偿的状态，诱发相应的生理和病理表现，指导临床的诊断及功能评估。

（一）氧运输功能

通过心脏的循环，把氧气及能量物质运送到全身组织进行新陈代谢。心脏功能减退会导致循环功能障碍，使机体缺氧缺血。

（二）气体交换功能

包括肺通气功能和换气功能，通过内呼吸和外呼吸两个基本过程来实现。

（三）心肺功能与运动耐力

运动耐力是指机体持续活动的能力，取决于心肺功能及骨骼肌的代谢。心肺功能下降会影响运动能力，长期制动或缺乏运动也会导致心肺功能的减退。

（四）代谢当量

代谢当量（metabolic equivalent，MET），是评估心肺功能的重要指标。1MET相当于耗氧量3.5ml/（kg·min）。

二、心电运动试验

心电运动试验（ECG exercise test），是指通过观察受试者运动时的呼吸、血压、心率、心电图、气体代谢、临床症状与体征等，来判断其心、肺、骨骼肌等的储备功能和机体对运动的实际耐受能力。

（一）应用范畴

1. 冠心病的早期诊断　具有较高的灵敏性（60%~80%）和特异性（71%~97%）。主要通过运动增加心脏负荷和心肌耗氧量，根据心电图ST段偏移情况诊断冠心病。

2. 鉴定心律失常　运动中诱发或加剧心律失常往往提示器质性心脏病，应注意休息，避免运动，并及时调整康复训练计划和强度；运动中心律失常减少或消失提示属于良性心律失常，并非一定要限制运动和日常生活。

3. 鉴定呼吸困难或胸闷的性质　如果在运动试验中诱发呼吸困难或胸闷，多属于器质性疾病。

4. 判定冠状动脉病变的严重程度及预后　运动试验中发生心肌缺血的运动负荷越低、心肌耗氧水平越低、ST段下移程度越大，说明冠状动脉病变越严重，预后也越差。运动试验阳性的无症状患者发生冠心病的危险性增大。

5. 确定患者进行运动的危险性　低水平运动试验中出现心肌缺血、心绞痛，诱发严重心律失常、心力衰竭症状等，均提示患者进行运动的危险性大。通过运动试验来确定患者安全的日常生活活动范围，确保康复训练的有效性和安全性。

6. 评定康复治疗效果　可以将从心脏负荷试验中获得的心脏电活动和血流动力学参数，结合运动超声心动图和气体代谢等指标，来判断冠状动脉病变的程度和预后，以及心功能，为患者制订合理的运动处方。通过重复进行运动试验，记录患者对运动耐受程度的变化，来评定康复治疗效果。

7. 其他　根据运动试验的反应，协助患者选择必要的治疗，如手术。

（二）适应证与禁忌证

1. 适应证　病情稳定，无明显步态和骨关节异常，无感染及活动性疾病，精神正常及主观上愿意接受并能主动配合检查的患者。

2. 禁忌证　绝对禁忌证：未控制的心力衰竭或急性心衰；血流动力学不稳定的严重心律失常；稳定型心绞痛、增剧型心绞痛、近期心肌梗死后非稳定期；急性心包炎、心肌炎和心内膜炎；严重主动脉瓣狭窄；急性肺动脉栓塞或梗死、肺水肿；血栓性脉管炎或心脏血栓；精神疾病发作期间或严重神经症。相对禁忌证：严重高血压（高于200mmHg/120mmHg）和肺动脉高压；重度主动脉瓣狭窄或严重阻塞型心肌病；重度房室传导阻滞及重度窦房传导阻滞；严重左右冠状动脉、左主干狭窄或类似病变；明显的心动过速或过缓；电解质紊乱；慢性感染性疾病；晚期妊娠或妊娠有并发症者；运动可能会导致神经肌肉、骨骼肌肉或风湿性等疾病病情恶化者；精神障碍者，不能配合进行运动。

（三）检查方法

1. 按所用设备分类包括活动平板试验、踏车运动试验、手摇车运动试验和台阶试验。

（1）活动平板试验：又称跑台试验，运动平板是指装有电动传送带的运动装置。检查方法：患者按预先设计的运动方案，在能自动调节坡度和速度的活动平板上进行走-跑的运动，可使负荷量逐渐增加，最终达到预期的运动目标。运动强度以MET值表示，MET值的大小取决于活动平板的速度与坡度的结合。Bruce方案主要通过增加速度和坡度来增加运动强度，应用较早且广泛（表2-2-1）。

表2-2-1 活动平板改良Bruce方案

分级	速度（km/h）	坡度（%）	时间（min）	代谢当量（METs）
0	2.7	0	3	1.7
1/2	2.7	5	3	2.9
1	2.7	10	3	4.7
2	4.0	12	3	7.1
3	5.5	14	3	10.2
4	6.8	16	3	13.5
5	8.0	18	3	17.3
6	8.9	20	3	20.4
7	9.7	22	3	23.8

（2）踏车运动试验：是指坐位和卧位下，在固定的功率车上进行运动，可通过增加踏车阻力，调整运动负荷。运动强度以功率表示，单位为瓦特（W）或千克·米/分（kg·m/min）。1W=6.12kg·m/min（kg为运动阻力单位；m/min为每分钟功率自行车转动距离）。运动负荷，男性300kg·m/min起始，每3分钟增加300kg·m/min，女性200kg·m/min起始，每3分钟增加200kg·m/min。最常用的为WHO推荐的方案（表2-2-2）。

表2-2-2　WHO推荐方案

分级	运动负荷（kg·m/min）男	运动负荷（kg·m/min）女	运功时间（min）
1	300	200	3
2	600	400	3
3	900	600	3
4	1200	800	3
5	1500	1000	3
6	1800	1200	3
7	2100	1400	3

（3）手摇车运动试验：原理与踏车运动试验相似，只是将下肢踏车换为上肢摇车，适用于下肢功能障碍患者。运动起始负荷为150～200kg·m/min，每级负荷增量为100～150kg·m/min，持续时间为3～6min。

（4）台阶试验：是一种简便易行的评定心功能的方法。试验中的运动负荷是由台阶高度、运动节律、运动时间组成，按年龄、性别、体重和肺活量不同，评价指标不同。台阶试验指数越大，心血管系统的功能水平越高，反之亦然。

2. 按终止试验的运动强度分类包括极量运动试验、亚极量运动试验、症状限制性运动试验和低水平运动试验。

（1）极量运动试验（maximal exercise test）：是指运动强度到达极致或主观最大运动强度的试验。可按患者的性别和年龄推算出预计最大心率（220－年龄）作为终止试验的标准。适用于健康的青年人和运动员，以测定个体最大运动能力、最大心率和最大摄氧量。

（2）亚（次）极量运动试验（submaximal exercise test）：是指运动至心率达到亚极量心率，即按年龄预计最大心率（220－年龄）的85%～90%，或达到参照值（195－年龄）时结束试验。适用于测定非心脏病患者的心功能和体力活动能力。服用某些药物如β肾上腺素能受体阻断药以及抗高血压药物的患者，由于这些药物会影响安静心率和运动心率，因此不宜采用预计的亚极量心率作为终止试验的标准。

（3）症状限制性运动试验（symptom-limited exercise test）：是指运动进行至出现必须停止运动的指征为止，是临床上最常用的试验方法。用于诊断冠心病、评估心功能和体力活动能力，也可为制订运动处方提供依据。

（4）低水平运动试验（low level exercise test）：是指运动至特定的、低水平的靶心率、血压和运动强度为止。即以运动中最高心率达到130～140次/分或比安静时增加20次/分，最高血压达160mmHg或比安静时增加20～40mmHg，运动强度达3～4METs作为终止试验的标准。此法目的在于检测从事轻度活动及正常生活活动者的耐受能力，用于诊断冠心病、评估心功能和体力活动能力，作为住院评价、制订运动处方等的依据。

3. 按试验方案分类包括单级运动试验和多级运动试验。

（1）单级运动试验：是指运动试验过程中运动强度始终保持不变，如台阶试验。

（2）多级运动试验：是指运动试验过程中运动强度逐渐增加，如活动平板试验、踏车试验，又称为分级运动试验、递增负荷运动试验。

（四）运动试验结果及意义

1. **心率** 正常人运动负荷每增加1MET，心率增加8～12次/分。运动中反应性心率过慢见于窦房结功能减退、严重左心室功能不全和严重多支血管病变的冠心病患者。心率过快分为窦性心动过速和异位心动过速，如运动中窦性心率增加过快，提示体力活动能力较差；异位心动过速主要是室上性或房性心动过速，少数是室性心动过速，提示应限制患者的体力活动。

2. **血压** 运动负荷每增加1MET，收缩压相应增高5～10mmHg，舒张压改变相对较小，250/120mmHg为上限。运动中收缩压越高，发生心源性猝死的概率越低。运动中舒张压升高，超过安静水平时的15mmHg以上，甚至超过120mmHg，常提示严重冠心病。运动中收缩压不升高或升高不超过130mmHg，或血压下降，甚至低于安静水平时，提示冠状动脉多支病变。如果这些情况与心动图ST段改变等其他指标同时出现，则提示严重心肌缺血引起左室功能障碍及心脏收缩储备能力差。诱发血压下降的其他疾病，包括心肌病、心律失常、血管反应、左心流出道阻塞、抗高血压药物应用、贫血、长时间剧烈运动等。出现异常低血压反应的工作荷量越低，说明病情越重。

3. **每搏量和心排血量** 运动时每搏量逐步增加，心排血量也逐渐增大，最高可达安静时的两倍左右。但达到40%～50%最大吸氧量时，每搏量不再增加，此后心排血量增加主要依靠心率加快。心排血量最大值可达安静时的4～5倍，但是运动肌的血流需求量高于心排血量的增加，因此需要进行血流再分配，以确保运动组织和重要脏器的血液供应。

4. **心率收缩压乘积** 是反映心肌耗氧量和运动强度的重要指标。运动中心率和收缩压乘积越高，提示冠状血管储备越好，心率和收缩压乘积越低，提示病情严重。康复训练后，心率和收缩压乘积在额定的条件下运动时间或强度增加，说明心血管及运动系统效率提高，相对心血管负担减轻，因此患者可以耐受更大的运力负荷。

5. **心电图ST段** 正常ST段应该始终保持在基线。运动中ST段出现偏移为异常反应，包括ST段上抬和下移。ST段上抬：有Q波的ST段上抬提示室壁瘤或室壁运动障碍；无Q

波的ST上抬提示严重近段冠脉的病变或痉挛和严重的穿壁性心肌缺血。

6. 心脏传导障碍 窦性停搏，如果见于运动后即刻，多为严重缺血性心脏病；预激综合征（wolf-Parkinson-White，WPW），如在运动中消失的WPW，预后较好（约占50%）；束支传导阻滞，运动可诱发频率依赖性左、右束支传导阻滞及双束支传导阻滞。如在心率低于125次/分时发生可能与冠心病有关；心率高于125次/分时发生的病理意义不大。

7. 运动性心律失常 运动性心律失常的原因与交感神经兴奋性增高和心肌需氧量增加有关。利尿剂和洋地黄制剂可使运动中发生心律失常；冠心病患者心肌缺血也可诱发心律失常。室性期前收缩是运动中最常见的心律失常，其次是室上性心律失常和并行心律。运动中和运动后一过性窦性心律失常和良性游走心律也较常见。窦性停搏偶见于运动后即刻出现，多为严重缺血性心脏病患者。

8. 症状 正常人在亚极量运动试验中应无症状。极量运动试验时可有疲劳、下肢无力、气急并伴有轻度眩晕、恶心和皮肤湿冷，这些症状如发生在亚极量运动时则视为异常。胸痛、发绀、极度呼吸困难发生在任何时期均属异常。

9. 药物对试验结果的影响 许多药物对心电运动试验的结果有影响，解释结果时应充分考虑。

三、有氧运动能力测定

（一）最大吸氧量

最大吸氧量（maximal oxygen uptake，VO_2max）是指机体运功时所能摄取的最大氧量，是综合反映心肺功能状态和体力活动能力的最好生理指标。其数值大小主要取决于心输出量、动静脉氧分压差、氧弥散能力和肺通气量。

1. 心输出量和动静脉氧分压差测定

（1）最大吸氧量：心输出量×动静脉氧分压差；

（2）心输出量：每搏输出量×心率；

其中动静脉氧分压代表组织利用氧的效率。安静时为5ml，指100ml动脉血液在通过组织后，有5ml氧被组织吸收利用。运动时动静脉氧分压差逐步增大，最大时可达到15～17ml。

2. 呼吸气分析测定

（1）最大吸氧量：吸气量×呼吸气氧分压差。

（2）肺通气量：与最大吸氧量呈线性相关。

（3）呼吸气氧分压差：安静时为4%～5%，即吸入空气时有4～5ml氧被人体吸收，运动中最大可增加2倍左右。

3．运动方案 运动方式多采用平板运动，也有采用踏车运动、手臂摇轮运动、台阶试验等。

4．运动程序 可分为单级负荷，即一次达最大值；分级负荷，即逐渐增加负荷，每一级负荷至少持续3~5min，直至达到最大值。

5．最大吸氧量标准 主观指筋疲力尽，不能继续运动或不能维持原先的速度；递增负荷后，测得的吸氧量值≤5%或数值≤2ml/（kg·min）；呼吸商大于1.10（成人）或1.00（儿童）。但直接测定最大吸氧量有一定局限性，为此许多学者研究用亚极量负荷下的生理指标来推测最大吸氧量，且由于人体极量运动能力和亚极量运动能力有密切联系，故间接推算法有一定的实用意义。

（二）代谢当量

代谢当量是以安静、坐位时的能量消耗为基础，表达各种活动时相对能量代谢水平的常用指标。1MET相当于耗氧量3.5ml/（kg·min）。代谢当量的临床应用包括以下几个方面。

1．判断体力活动能力和预后 一般将运动试验所能达到的最高耗氧量折算为MET，或采用间接判断的方式确定MET，用以判断体力活动水平和预后，以及是否手术治疗。关键的最高MET值为：①<5METs 65岁以下的患者预后不良；②5METs日常生活受限，相当于急性心肌梗死恢复期的功能储备；③10METs正常健康水平，药物治疗预后与其他手术或介入治疗效果相当；④13METs即使运动试验异常，预后仍然良好；⑤18METs有氧运动员水平；⑥22METs高水平运动员。

2．判断心功能及相应的活动水平 由于心功能与运动能力密切相关，因而最高MET的水平与心功能直接相关（表2-2-3）。

3．制订运动处方 现在越来越广泛地用MET表示运动强度。MET与能量消耗直接相关，所以在需要控制能量摄取与消耗比例的情况下，如糖尿病和肥胖患者的康复，采用MET是最佳选择。在计算上可以先确定每周的能耗总量（运动总量）及运动训练次数或天数，将每周总量分解为每天总量，然后确定运动强度，并将全天的MET总量分解到各项活动中去，组成运动处方。

4．区分残疾程度 将最大METs<5作为残疾标准。

5．指导日常生活活动与职业活动 职业活动（每天8小时）的平均能量消耗水平不应该超过患者峰值MET的40%，峰值强度不可超过峰值MET的70%~80%。美国的标准如下。

（1）最高运动能力≥7 METs者，可参加重体力劳动，平均METs2.8~3.2，峰值METs

表2-2-3 各种心功能状态时的代谢当量及可以进行的活动

心功能	METs	可以进行的活动
Ⅰ级	≥7	携带10.90kg重物连续上8级台阶 携带36.32kg重物进行铲雪、滑雪、打篮球、回力球、手球或踢足球、慢跑或走（速度为8.045km/h）
Ⅱ级	≥5，<7	携带10.90kg以下的重物上8级台阶 性生活 养花种草类型的工作 步行（速度为6.436km/h）
Ⅲ级	≥2，<5	徒步走下8级台阶 可以自己淋浴、换床单、拖地、擦窗 步行（速度为4.023km/h） 打保龄球、连续穿衣
Ⅳ级	<2	不能进行上述活动

5.6～6.4。

（2）最高运动能力≥5 METs者，可参加中度体力劳动，平均METs小于2.0，峰值METs小于4.0。

（3）最高运动能力3～4 METs者，可参加轻体力劳动，平均METs1.2～1.6.峰值METs2.4～3.2。

（4）最高运动能力2～3 METs者，休息时无不适，可参加坐位工作，不能跑、跪、爬、站立或走动时间不能超过10%工作时间。

（韩艳　郑学风　刘燕　邹楠）

第三节 》认知功能评定

一、感知功能评定

（一）感觉功能评定

感觉是人脑对直接作用于感受器官的客观事物个别属性的反映，个别属性大小、形状、颜色、湿度、味道、气味、声音等。感觉功能评定分为浅感觉检查、深感觉检查、复合感觉检查。由于感觉功能评定的结果主要依据患者的表述，所以感觉检查前应告诉患者检查的全过程和方法，以取得患者的配合。

1. 浅感觉检查

（1）触觉：用棉花轻刷被检者皮肤，询问感觉。检查顺序为：面部、颈部、上肢、躯干、下肢。

（2）痛觉：用大头针尖轻轻刺激被检者皮肤，询问有无疼痛感觉，两侧对比，记录感觉障碍类型，过敏减退或消失与范围。

（3）温度觉：用两支试管分别装有冷水（5℃~10℃）、热水（40℃~45℃），交替刺激被检者皮肤，让其辨出冷热感觉。

2. 深感觉检查

（1）位置觉：让被检者闭目，检查者将其肢体移到一个固定位置，让被检者说出所在位置或用另一个部位模仿出来。

（2）运动觉：让被检者闭目，检查者轻轻夹住被检者的手指或足趾两侧，上下移动5°左右，让被检者说出"向上"或"向下"。

（3）震动觉：让被检者闭目，检查者将振动着的音叉置于被检者骨突起处如内踝、外踝、膝盖、胫骨等，询问有无震动感觉并计算持续的时间，判断两侧有无差别。

3. 复合感觉检查

（1）实体觉：让被检者闭目，用单手触摸熟悉的物体，如钢笔、硬币、纽扣、钥匙等并说出物体的名称、大小、形状、轻重、硬度等。

（2）触觉定位觉：让被检者闭目，检查者用手按压一处皮肤区域，让其说出被压部位。正常误差手部<3.5mm，躯干部<1cm。

（3）两点辨别觉：让被检者闭目，检查者用钝脚分规分别刺激其皮肤上的两点，检测其有无能力辨别，再逐渐缩小双脚间距，直到能感觉为一点为止，测出实际距离，并与健侧对比。正常身体各部位辨别两点的能力不同，指尖掌侧为2~8mm，手背为2~3cm，躯干为6~7cm。

（4）体表图形觉：让被检者闭目，检查者用笔或竹签在其皮肤上画图形（圆、方、三角形等）或写简单数字（1、2、3等），让其分辨，要双侧对照。

4. 注意事项

（1）检查时采取左右、近远端对比的原则，从感觉缺失区域向正常部位逐渐移行。

（2）嘱被检者闭目，以避免主观或暗示作用。

（3）必要时做多次重复检查。

（二）知觉功能评定

知觉是直接作用于感官的客观事物在人脑的整体反应。包括对距离、时间、运动的知觉以及错觉和感觉等内容。知觉检查一般与感觉检查同时进行，也称之为感知觉评定。

1. **失认症（agnosia）** 不能通过知觉认识熟悉的事物称为失认症。是指由于大脑半球中某些部位的损害，使患者对来自感觉通路中的一些信息丧失准确的分析和鉴别。

2. **失认症的分类及评价方法**

（1）物体失认：让患者看一些日常生活中常用的物品或图片，并且说出其名称和用途时，患者不能完成，但触摸后能说出物品的名称和用途。

（2）颜色失认：给患者各种颜色让其辨认，或让其给图片涂颜色，能完成提示无障碍，不能完成提示有颜色失认。

（3）相貌失认：让患者辨认熟人或知名人士的照片，或给一组照片让其把同一个人找出来，不能完成提示相貌失认。

（4）形状失认：给患者各种形状的图片或卡片让其辨认，也可以让其将卡片放在相应形状的卡片模板槽里，不能完成则为形状失认。

（5）半侧空间失认：是指患者对自己身体左侧半身或周围环境中左侧的物体不能辨认。可让患者画钟表、直线二等分、阅读等，有半侧空间失认者对空间左侧的物体忽略，只注意右侧空间物体，表现出特有的征象，如吃饭时漏掉盘子左边食物，阅读时不能从最左边开始等。

（6）听觉失认：让患者听一些熟悉的声音，如钟表声、雷声、鼓掌声，有听觉失认者对这些声音不能辨别。

（7）听觉忽略：让患者听一些声音，单让患耳听时能听到声音，再让健侧耳听此声音也能听到，同时让两侧耳听声音时，患侧耳听不到声音。

（8）触觉失认：让患者闭上双目用手触摸物品，说出物品的名称，触觉失认者不能说出物品的名称，但睁眼后看见物品即可说出名称。

（9）触觉忽略：患者用患侧手触摸物品时，能说出其名称，再用健侧手触摸物品，能说出物品的名称，但用双手同时触摸物品时患者会说患侧手未触摸物品。

（10）身体失认：让患者指出左右或抬起右肘、举起左手、摸左耳、闭右眼等，患者不能完成或做出错误的动作。

3. **失用症（apraxia）** 是在运动、感觉、反射均无障碍的情况下由于脑部损伤而不能按指令完成原先学会过的动作，即通过后天学习获得的生活技能的运用障碍。

4. **失用症的分类及评价方法**

（1）运动性失用：表现为不能伸舌、洗脸、刷牙等，常见于手指或舌。检查方法是让患者按言语指令完成如上某一项动作，有运动性失用者一般不能完成。

（2）结构性失用：表现为不能描绘或拼接简单的图形。检查方法为让患者按指令或提供的样品复制平面图、三维立体图或摆积木等。

（3）意念性失用：正常的有目的运动需经历认识、意念、运动的过程，若意念中枢受损时，即使肌力、肌张力、感觉、协调能力正常也不能产生运动此称为意念性失用。患者能进行简单动作，但做精细复杂动作时，动作次序颠倒紊乱，如让患者点燃香烟时，点燃火柴后将火柴放入口中。

（4）意念运动性失用：是意念中枢与运动中枢逐渐联合受损所引起。评价方法同意念性失用，是最常见的失用症类型。表现为不能按指令完成系列动作。如给患者火柴时，他能自动去划火柴，但告诉他去划火柴时却不能划火柴，表现为有意识的运动不能进行，而无意识的运动却能进行。

二、认知功能评定

认知（cognition）是人们从周围世界获得知识及使用知识的过程。包括感知、识别、记忆、概念形成、思维、推理及表象等过程。认知主要反映大脑额叶和颞叶的功能。引起认知功能障碍的疾病主要包括脑血管意外、颅脑损伤、脑性瘫痪等。

1. 记忆功能评定 记忆是人们对过去所经历过的事物的一种反应，是过去感知过和经历过的事物在大脑中留下的痕迹。分为瞬时记忆、短时记忆和长时记忆三种，包括识记、保存和回忆三个基本过程。记忆功能障碍的筛选可用于初步评定患者有无记忆方面的障碍。如让患者大声地念出所给的12个词（如鸡蛋、运动等），并尽可能记住。然后让患者复述，可重复，直到患者能一次就复述出所有的词为止。正常人6次时可完全记住。

2. 注意评定 注意是对事物的一种选择性反应。注意障碍会导致耐力下降、注意分散、易受干扰以及反应迟钝，还不可避免地影响定向力。时间、地点的定向测试可询问患者关于目前时间和地点的问题；视觉注意测试包括视跟踪、形态辨认和划削测验；听觉注意测试包括位置测试、听认字母测试、词辨认、声辨认等。

3. 认知功能综合评定 功能障碍的分级通常采用RLA标准，见表2-3-1。

表2-3-1 认知障碍分级

分级	标准
I	无反应：患者对刺激完全无反应
II	笼统反应：患者对刺激的反应无特异性，不恒定，也无目的
III	集中反应：患者对刺激的反应有特异性，但延迟，且不恒定
IV	言语认知障碍及激动：言语功能不全；短期记忆丧失，注意短暂且无选择性；患者有活动增强的状态，出现稀奇古怪、无目的和不相干的行为

分级	标准
V	言语认知障碍但不激动：言语功能不全；记忆注意仍受损，但外表机灵，能对简单的命令发生相对恒定的反应，无激动
VI	言语、认知障碍，但行为尚适当：言语功能不全；短期记忆有问题，可以重新学习以前学过的东西，但不能学新的作业，患者表现出有针对目的的行为，但需依赖外界的指引
VII	言语、认知轻度障碍，行为自动和适当：言语能力仍不如病前；短期记忆浅淡，能以低于正常的速度学习新事物，但判断仍受损，在熟悉或组织好的环境中能自动地完成每日常规的活动
VIII	言语、认知轻度障碍、行为有目的和适当：言语能力仍不如病前；能回忆和综合过去和目前的事而无困难，但抽象推理能力仍较病前差，患者机灵有定向力，行为有明确的目的

（李银玲　徐向朋　邹璐　刘芸）

第四节 ≫ 言语功能评定

一、言语障碍的类型

言语－语言障碍是指言语－语言处理过程的各阶段单独受损或两个以上阶段共同受损。由于言语形成的机制不同，不同部位的损害产生不同的言语障碍表现也不同，目前临床上对言语障碍的分类如下。

（一）失语症

由于脑损害引起的语言能力、交流能力障碍，即后天获得性的对各种语言符号的表达及认识能力受损或丧失。失语症的语言症状分为下列几种。

1. 听觉理解障碍　是失语症患者常见的症状，表现为患者对口语的理解能力降低或丧失。包括语义理解障碍：患者能正确辨认语音，但不明词义。根据严重程度不同而表现出在字词、短句和文章上不同水平的语义理解障碍；语音辨识障碍：患者能像常人一样听到声音，但听对方讲话时，对所听到的声音不能辨认，给人一种似乎听不见的感觉。患者可能会说听不懂对方的话或不断地让其重复或反问，这种典型的情况称为纯词聋。

2. 口语表达障碍　包括①发音障碍：失语症的发音障碍，和与言语产生有关的周围神经肌肉结构损害时的构音障碍不同，发音错误往往多变，这种错误大多由于盲语失用所致；②说话费力：一般常与发音障碍有关，表现为说话时言语不流畅，患者常伴有叹气、面部表情和身体姿势费力的表现；③错语：常见的有三种错语，即语音错语、词意错语和新语；④杂乱语：在表达时，大量错语混有新词，缺乏实质词，以致说出的话使对方难以理解；⑤找词困难和命名障碍：指患者在谈话过程中，欲说出恰当词时有困难或不能，多见于名词、动词和形容词；⑥刻板语言：常见于重症患者，可以是刻板单音，也可以是单词；⑦言语的持续现象：在表达中持续重复同样的词或短语，特别是在找不到恰当的表达反应方式时出现；⑧语法障碍；⑨复述障碍。

3. 阅读障碍　因大脑病变致阅读能力受损称失读症。阅读包括朗读和文字的理解，这两种可以出现分离现象。

4. 书写障碍　书写不仅涉及语言本身，还需要视觉、听觉、运动觉、视空间功能和运动参与其中。所以在分析书写障碍时，要判断书写障碍是否是失语性质，检查项目包括自发性书写、分类书写、看图书写、写句子、描述书写、听写和抄写。

（二）构音障碍

由于发音器官本身或者支配这些器官的神经病变造成发音异常和构音不清楚，常伴有吞咽功能障碍。可分为运动性构音障碍、器质性构音障碍和功能性构音障碍。

1. 运动性构音障碍　是指由于神经肌肉病变引起构音器官的运动障碍，表现为发声或构音不清等。

2. 器质性构音障碍　是指由于先天或后天原因所致构音器官的形态结构异常，临床上最常见的是唇腭裂所致的构音障碍。

3. 功能性构音障碍　多见于学龄前儿童，指在不存在任何运动障碍、听力障碍和形态异常等情况下，部分发音不清晰，大多病例通过构音训练可完全恢复。

（三）听力障碍所致的言语障碍

言语发育过程中，听觉刺激是必不可少的。一般来说，儿童7岁左右言语发育完成，这时称为获得言语。获得言语之后发生的听觉障碍只需听力补偿；而获得言语之前，特别是婴幼儿言语尚未形成时，若发生中度以上听力障碍将严重影响言语发展，如不经听觉、言语的康复治疗，获得言语会很难。

（四）儿童语言发育迟缓

是指由于大脑功能发育不全、脑瘫、自闭症等原因导致儿童言语发育落后于实际年龄的状态。通过言语训练，可改善言语能力，促进儿童社会适应能力。

（五）口吃

是言语的流畅性障碍。可能是由于言语发育过程中不慎模仿或与遗传和心理因素等有关。主要表现为重复说初始的单词或语音、停顿、拖音等。部分儿童可随着成长自愈，部分则伴随至成年或终生，经训练可以改善。

（六）发声障碍

发声是指由喉头（声门部）发出声波，通过喉头以上的共鸣腔产生声音，这里所指的"声"是指嗓音。发声障碍是由于呼吸或喉头调节存在器质或功能异常引起的，较常见是声带或喉部的炎症。

二、失语症的评定方法

失语症的评定目的是通过系统全面的言语评定判断患者是否有失语症及其程度，从而依据个体差异而制订相应的治疗计划。其中听觉理解和口语表达是言语最重要的方面，应视为评定的重点。国际与国内常用的失语症评定方法如下。

1. **波士顿诊断性失语症检查**（Boston diagnostic aphasia examination，BDAE） 此检查是目前英语国家普遍应用的标准失语症检查。此检查能详细、全面测出语言各种模式的能力，但检查需要的时间较长。

2. **日本标准失语症检查**（standard language test of aphasia，SLTA） 此检查由日本失语症研究会设计，检查包括听、说、读、写、计算五大项目，共包括26个分测验，按6阶段评分。在图册检查设计上以多图选一的形式，避免了患者对检查内容的熟悉，使检查更加客观。此方法易于操作，且对训练有明显指导作用。

3. **西方失语症成套测验**（western aphasia battery，WAB） WAB是较短的波士顿失语症检查版本，检查时间大约1小时，该测验提供一个总分称失语指数（AQ），可以分辨出是否为正常语言。该测验还对完全性失语、感觉性失语、经皮质运动性失语、传导性失语等提供解释标准误差和图形描记。

4. **汉语失语症成套测验**（aphasia battery of Chinese，ABC） 是由北京大学医学部神经心理研究室参考西方失语症成套测验结合我国国情编制而成。ABC由会话、理解、复述、命名、阅读、书写、结构与视空间、运用和计算9大项目组成，于1988年开始用于临床。此检查法按规范化要求制订统一指导语、评分标准、图片、文字卡片和失语症分类标准。

5. **汉语标准失语症检查** 此检查是中国康复研究中心听力语言科以日本的标准失语症检查为基础，同时借鉴国外有影响的失语评价量表的优点，按照汉语的语言特点和中国人的文化习惯所编制，亦称中国康复研究中心失语症检查法。此检查包括两部分内容，第一部分是通过患者回答12个问题来了解其言语的一般情况，第二部分由30个分测验组成，分为9个大项目：包括听理解、复述、说、出声读、阅读理解、抄写、描写、听写和计算。此检查只适合成人失语症患者。在大多数项目中采用了6等级评分标准，在患者的反应时间和提示方法都有比较严格的要求，除此之外，还设定了中止标准。本检查是通过语言的不同模式来观察反应的差异，使用此检查以前要掌握正确的检查方法，应该由参加过培训或熟悉检查内容的检查者来进行检查。

三、 失语症严重程度的评定

目前，国际上多采用波士顿诊断性失语检查法中的失语严重程度分级。

0级：无有意义的言语或听觉理解能力。

1级：言语交流中有不连续的言语表达，但大部分需要听者去推测、询问和猜测；可交流的信息范围有限，听者在言语交流中感到困难。

2级：在听者的帮助下，可进行熟悉话题的交谈，但对陌生话题常常不能表达出自己的思想，使患者与检查者都感到进行言语交流有困难。

3级：在仅需少量帮助下或无帮助下，患者可以讨论几乎所有的日常问题，但由于言语和（或）理解能力的减弱，使某些谈话出现困难或不大可能。

4级：言语流利，但可观察到有理解障碍，但思想和言语表达尚无明显限制。

5级：有极少的可分辨得出的言语障碍，患者主观上可能感到有点困难，但听者不定能明显觉察到。

（金绍鑫　付秀云　韩臻　孙丰芝）

第五节 》 日常生活活动能力和生存质量评定

一、 日常生活活动能力评定

日常生活活动（activities of daily living，ADL）能力是指人们为独立生活而每天反复进行的最基本的、具有共同性的一系列活动，即衣、食、住、行、个人卫生等的基本动作和技巧，对每个人都是至关重要的。要改善患者的日常生活活动就必须先进行日常生活活动能力评定。它是患者功能评估的重要组成部分，是确立康复目标、制订康复计划、评估康复疗效的依据，是康复医疗中必不可少的重要步骤。

（一）日常生活活动能力的分类

1. **基础性日常生活活动能力（basic activities of daily living，BADL）** 又称为躯体日常性生活活动（physical activities of daily living，PADL），是指人们为了维持基本的生存、生活需要而每天必须反复进行的基本活动，包括进食、更衣、个人卫生等自理活动和转移、行走、上下楼梯等身体活动。

2. 工具性日常生活活动能力（instrumental activities of daily living，IADL） 是指人们为了维持独立的社会生活所需的较高级的活动，完成这些活动需借助工具进行，包括购物、炊事、洗衣、交通工具的使用，处理个人事务，休闲活动等。

IADL是在BADL的基础上发展起来的体现人的社会属性的一系列活动，它的实现是以BADL为基础的。BADL评定反映较粗大的运动功能，适用于较重的残疾，常用于住院患者。IADL评定反映较精细的功能，适用于较轻的残疾，常用于社区残疾患者和老年人。

（二）日常生活活动能力评定的目的

对于伤、病、残者来说ADL中的任何一项都可能成为一个复杂和艰巨的任务，需要反复的努力和训练才能获得。科学的评估是进行有效康复训练的基础，ADL评定的目的是综合、准确地评价患者进行各项日常生活活动的实际能力，为全面的康复治疗提供客观依据。其评定的目的如下：

1. 确定日常生活独立情况 通过评定全面准确地了解患者日常生活各项基本活动的完成情况，判断其能否独立生活以及独立的程度，并分析引起日常生活活动能力受限的来自躯体、心理、社会等各方面的原因。

2. 指导康复治疗 根据ADL评定结果，针对患者存在的问题，结合患者的个人需要，制订适合患者实际情况的治疗方案，进行有针对性的ADL训练。在训练过程中要进行动态评估，总结阶段疗效，根据患者日常生活活动能力恢复的情况调整下阶段训练方案。

3. 评估治疗效果 日常生活活动能力是一种综合能力，反映了患者的整体功能状态，是康复疗效判定的重要指标。临床康复告一段落后，根据治疗后情况作出疗效评价，并对预后作出初步的判断。通过观察不同治疗方案对患者ADL恢复的影响情况，还可以进行治疗方案之间的疗效对比。

4. 安排患者返家或就业 根据评定结果，对患者回归社会后的继续康复和家庭、工作环境的改造及自助工具的应用等作出指导和建议。

（三）评定的注意事项

1. 加强医患合作 评定前应与患者交流，使其明确评定的目的，取得患者的理解与合作。

2. 了解相关功能情况 评定前应了解患者的一般病情和肌力、肌张力、关节活动范围、平衡能力、感觉、知觉及认知状况等整体情况。

3. 选择恰当的评定环境和时间 评定应在患者实际生活环境中或ADL评定训练室中进行，若为判断疗效而再次评定应在同一环境中进行，以避免环境因素的影响。评定的内容若是日常生活中的实际活动项目，则应尽量在患者实际实施时进行，避免重复操作带来的不便。

4. 正确选择评定方式和内容　由于直接观察法能更为可靠、准确地了解患者的每一项日常生活活动的完成细节，故评定时应以直接观察为主，但对于一些不便直接观察的隐私项目，应结合间接询问进行评定。评定应从简单的项目开始，逐渐过渡至复杂项目。

5. 注意安全、避免疲劳　评定中注意加强对患者的保护，避免发生意外。不能强求在一次评定中完成所有项目，以免患者疲劳。

6. 注意评定实际能力　ADL 评定的是患者现有的实际能力，而不是潜在能力或可能达到的程度，故评定时应注意患者的实际行动，而不是依赖其口述或主观判断。

7. 正确分析评定结果　在对结果进行分析判断时应考虑患者的生活习惯、文化素质、工作性质及所处的社会和家庭背景、心理状态和合作程度等因素，以免影响评定结果的准确性。

（四）常用的日常生活活动能力的评定量表

1. Barthel指数评定（Barthel index, BI）　是康复医疗机构应用最广、研究最多的BADL评估方法。方法简单，可信度、灵敏度高，不仅可以用来评定患者治疗前后的功能状态，还可以用于预测治疗效果、住院时间和预后。Barthel指数评定包括日常生活活动的十项内容，根据患者功能状态分为自理、稍依赖、较大依赖、完全依赖四个功能等级，总分为100分。

2. 改良Barthel指数评定　Barthel指数虽然有较高的信度和效度，评定简单易行，临床应用广泛，但也有一定缺陷，如评定等级比较小，相邻等级之间的分数值差距较大，评估不够精确细致。后有学者在Barthel指数的基础上进行了改良，称为改良Barthel指数（modified Barthel index，MBI），将每一项的评定等级进一步细化（表2-5-1）。MBI指数评定标准：完全依赖：完全依赖别人完成整项活动；较大帮助：某种程度上能参与，但在整个活动中（一半以上）需要别人提供协助才能完成；中等帮助：能参与大部分的活动，但在某些过程中（一半以下）需要别人协助；最小帮助：除了在准备和收拾时需要协助，患者可以独立完成整项活动，或进行活动时需要别人从旁监督或提示，以保证安全；完全独立：可以独立完成整项活动，而不需别人的监督、提示或协助。

二、生存质量评定

生存质量（quality of life，QOL）又称为生活质量、生命质量，是一个内涵丰富而又复杂的概念。广义的生存质量被理解为人类生存的自然状态和社会条件的优劣状态，其内容包括收入、健康、教育、营养、环境、社会服务和社会秩序等方面。世界卫生组织对于生存质量的定义是：个人根据自身所处的文化和价值体系，对于自身生存状态的主观感受。这种感受充分考虑了其目标、期望、标准及所关心的各种事物，同时受到个人身体健

表2-5-1 改良Barthel指数项目和评分

ADL项目	完全依赖	较大帮助	中等帮助	最小帮助	完全独立
进食	0	2	5	8	10
洗澡	0	1	3	4	5
修饰	0	1	3	4	5
穿衣	0	2	5	8	10
控制大便	0	2	5	8	10
控制小便	0	2	5	8	10
用厕	0	2	5	8	10
床椅转移	0	3	8	12	15
平地行走45m	0	3	8	12	15
使用轮椅	0	1	3	4	5
上下楼梯	0	2	5	8	10

康、心理状态、个人信仰、社会关系和所处环境的综合影响。

（一）生存质量评定内容

对于生存质量比较传统的观点是：生存质量是一个多维的概念，包括躯体功能、心理功能、社会功能及与疾病或治疗有关的状况；生存质量是主观的评价指标，应由被测者自己评价。

根据WHO的标准，生存质量的评定应该包括六大方面：身体功能、心理状况、独立能力、社会关系、生活环境、宗教信仰和精神寄托，每个方面又包含了一些小方面，共有24个。

（二）生存质量评定量表

1. 世界卫生组织生存质量评定量表（WHOQOL-100 量表）　此量表是目前应用最广泛的量表之一。内容涉及生存质量六大方面的24个小方面。每个方面由4个项目构成，分别从强度、频度、能力和评价4个方面反映了同一特征，共计100个问题。得分越高，生存质量越好；得分越低，生存质量越差。

2. SF-36简明健康状况量表（Medical Outcomes Study 36-Item Short-Form Health Survey scale，SF-36量表）　是美国医学结果研究组开发的普适性测定量表。由36个项目组成，内容包括躯体功能、躯体角色、躯体疼痛、总的健康状况、活力、社会功能、情绪角色和心理卫生8个领域。

3. 健康生存质量表（quality of well-being scale，QWB） 由 Kaplan于1967年提出，项目覆盖日常生活活动、走动或行动、躯体性功能活动、社会功能活动等方面，比较全面。

4. 疾病影响程度量表（sickness impact profile，SIP） 共分12个方面，136个问题，覆盖活动能力、独立能力、情绪行为、警觉行为、饮食、睡眠、休息、家务、文娱活动等，用以判断伤病对躯体心理、社会、健康造成的影响。

5. 生活满意度量表（satisfaction with life scale，SWLS） 有5个项目的回答，从7个判断中选取1个。对生活满意程度分为7级，从对表达的完全不同意到完全同意。

生存质量的评定目前已广泛地应用于康复医学领域，包括脑卒中、颅脑损伤、脊髓损伤、截肢、小儿脑瘫等疾病。

（雷富荣　徐晓芳　李媛　张爱玲　倪萍萍）

第六节 >> 心理功能评定

心理功能评定是指利用心理测验所得材料，连同测验以外的方法如个案史法、调查法、观察法取得信息作出综合判断，对人的心理特征进行量化概括和推断。目的是为康复治疗提供依据，对康复效果进行评价预测，为患者回归社会做准备。本节介绍的心理评定中的情绪测验，主要是焦虑和抑郁的评定。

一、焦虑的评定

焦虑可表现为紧张不安和忧虑的心境，常伴注意困难、记忆不良、对声音敏感和易激惹等心理症状和血压升高、心率加快、骨骼肌紧张、头痛等躯体症状。

焦虑的评定可以用他评量表和自评量表。

1. 他评量表 以汉密尔顿焦虑评定量表（Hamilton anxiety scale，HAMA）最为常用。内容包括焦虑心境、紧张、害怕、失眠、认知障碍、抑郁心境，以及肌肉系统、感觉系统、心血管系统、呼吸系统、胃肠道、生殖泌尿系统等躯体症状，自主神经功能障碍、会谈时行为表现等14项内容。按照各种症状对生活与活动的影响程度进行4级评分，总分小于7分表示没有焦虑，超过7分可能有焦虑，超过14分肯定有焦虑，超过21分有明显焦虑，超过29分为严重焦虑（表2-6-1）。

2. 自评量表 焦虑自评量（self-rating anxiety scale，SAS）是较为简单实用的量表，一般适用于有焦虑症状或可疑焦虑的成年患者。此量表测试将各项得分相加得到粗分，用粗分乘以1.25的积取其整数部分即为标准分。根据中国常规结果，标准分的分界值为50分，标准分小于50分为正常；50～59分为轻度焦虑；60～69分为中度焦虑；70分以上为重度焦虑。标准分越高，焦虑症状越明显（表2-6-2）。

表2-6-1　汉密尔顿焦虑评定量表（HAMA）

项目	分数	说明
1. 焦虑心境	0 1 2 3 4	担心，担忧，感到有最坏的事情将要发生，容易激惹
2. 紧张	0 1 2 3 4	紧张感，易疲劳，不能放松，易哭，颤抖，感到不安
3. 害怕	0 1 2 3 4	害怕黑暗，陌生人，独处，动物，乘车或旅行及人多的场合
4. 失眠	0 1 2 3 4	难以入睡，易醒，睡眠不深，多梦，梦魇，夜惊，醒后感疲倦
5. 认知障碍	0 1 2 3 4	或称记忆、注意障碍，注意力不能集中，记忆力差
6. 抑郁心境	0 1 2 3 4	丧失兴趣，对以往爱好缺乏快感，抑郁，早醒，昼重夜轻
7. 肌肉系统症状	0 1 2 3 4	肌肉酸痛，活动不灵活，肌肉抽动，肢体抽动，牙齿打颤，声音发抖
8. 感觉系统症状	0 1 2 3 4	视物模糊，发冷发热，软弱无力，浑身刺痛
9. 心血管系统症状	0 1 2 3 4	心动过速，心悸，胸痛，血管跳动感，昏倒感，期前收缩
10. 呼吸系统症状	0 1 2 3 4	胸闷，窒息感，叹息，呼吸困难
11. 胃肠道症状	0 1 2 3 4	吞咽困难，嗳气，消化不良，肠动感，肠鸣，腹泻，体重减轻，便秘
12. 生殖系统症状	0 1 2 3 4	尿频、尿急，停经，性冷淡，过早射精，勃起不能，阳痿
13. 自主神经症状	0 1 2 3 4	口干、潮红，苍白，易出汗，起鸡皮疙瘩，紧张性头痛，毛发竖立
14. 会谈时表现	0 1 2 3 4	一般表现：紧张，不能松弛，忐忑不安，咬手指，紧握拳，摸弄手帕，面肌抽动，不停顿足，手发抖，皱眉，表情僵硬，肌张力高，叹息样呼吸，面色苍白。 生理表现：吞咽，呃逆，安静时心率快，呼吸过快（20次/分以上），腱反射亢进，震颤，瞳孔放大，眼睑跳动，易出汗，眼球突出

表2-6-2 Zung焦虑自评量表

	没有或很少时间	少部分时间	相当多时间	大部分或全部时间
1. 我觉得比平时容易紧张和着急	1	2	3	4
2. 我无缘无故地感到害怕	1	2	3	4
3. 我容易心里烦乱或觉得惊恐	1	2	3	4
4. 我觉得我可能将要发疯	1	2	3	4
5. 我觉得一切都很好，什么也不会发生	4	3	2	1
6. 我手脚发抖打颤	1	2	3	4
7. 我因为头痛、颈痛和背痛而苦恼	1	2	3	4
8. 我感觉容易衰弱和疲乏	1	2	3	4
9. 我觉得心平气和，并且容易安静	4	3	2	1
10. 我觉得心跳得快	1	2	3	4
11. 我因为一阵阵头晕而苦恼	1	2	3	4
12. 我有晕倒发作或觉得要晕倒	1	2	3	4
13. 我呼气吸气都感到很容易	4	3	2	1
14. 我手脚麻木和刺痛	1	2	3	4
15. 我因胃痛和消化不良而苦恼	1	2	3	4
16. 我常常要小便	1	2	3	4
17. 我的手常常是干燥温暖的	4	3	2	1
18. 我脸红发热	1	2	3	4
19. 我容易入睡并且一夜睡得很好	4	3	2	1
20. 我做噩梦	1	2	3	4

二、抑郁的评定

抑郁是一种对外界不良刺激出现长时间的沮丧感受反应的情绪改变。抑郁的特征性症状包括心境压抑，睡眠障碍，食欲下降或体重减轻，兴趣索然，悲观失望，自罪自责、甚至有自杀倾向，动力不足、缺乏活力，性欲减低。

抑郁的评定可以用他评量表和自评量表。

1. 他评量表 国内外广泛采取汉密尔顿抑郁量表（Hamilton depression scale，HAMD）。该量表主要包括抑郁心境、罪恶感、自杀、睡眠障碍、工作和活动、迟钝、激动、焦虑、躯体症状、疑病、体重减轻、自知力、日夜变化、人体或现实解体、偏执症状、强迫症状、能力减退感、绝望感、自卑感等24个项目。由检查者根据交谈与观察方式进行评分，总分小于8分者无抑郁，20~35分为轻、中度抑郁，大于35分为重度抑郁。

2. 自评量表 抑郁自评量表（self-rating depression scale，SDS）一般用于衡量抑郁状态的轻重程度及其在治疗中的变化，特别适用于综合医院已发现抑郁症患者。此量表测试将各项得分相加得到粗分，用粗分乘以1.25的积取其整数部分即为标准分。标准分的分界值为50分，标准分小于50分为正常；50~59分为轻度抑郁；60~69分为中度抑郁；70分以上为重度抑郁。标准分越高，抑郁症状越明显（表2-6-3）。

表2-6-3　抑郁自评量表

	没有或很少时间	少部分时间	相当多时间	大部分或全部时间
1. 我觉得闷闷不乐，情绪低沉	1	2	3	4
2. 我觉得一天之中早晨最好	4	3	2	1
3. 我一阵阵地哭出来或觉得想哭	1	2	3	4
4. 我晚上睡眠不好	1	2	3	4
5. 我吃得跟平常一样多	4	3	2	1
6. 我与异性密切接触时和以往一样感到愉快	3	2	1	4
7. 我发觉我的体重在下降	1	2	3	4
8. 我有便秘的苦恼	1	2	3	4
9. 我心跳比平时快	1	2	3	4
10. 我无缘无故地感到疲乏	1	2	3	4
11. 我的头脑跟平常一样清楚	4	3	2	1
12. 我觉得经常做的事情并没有困难	4	3	2	1
13. 我觉得不安而平静不下来	1	2	3	4
14. 我对将来抱有希望	4	3	2	1
15. 我比平常容易生气激动	1	2	3	4

	没有或很 少时间	少部分 时间	相当多 时间	大部分或 全部时间
16. 我觉得作出决定是容易的	4	3	2	1
17. 我觉得自己是个有用的人，有人需要我	4	3	2	1
18. 我的生活过得很有意思	4	3	2	1
19. 我认为如果我死了别人会生活得好些	1	2	3	4
20. 平常感兴趣的事我仍然感兴趣	4	3	2	1

（杜丽　王倩　崔洋洋　宋月）

第七节 ≫ 其他常见问题评定

一、疼痛评定

疼痛是一种主观性的感觉，常常难以解释或描述。1979年国际疼痛研究会将疼痛定义为："一种不愉快的感觉和对实际或潜在的组织损伤刺激所引起的情绪反应。"可以用间接的或直接的评定方法对疼痛部位、疼痛强度、疼痛性质、疼痛持续时间和疼痛的发展过程等相关因素分别进行评定。疼痛评定的目的是通过判断疼痛的部位、强度、特性、发展过程来明确疼痛的原因，从而为选择正确的治疗方法提供依据。临床上疼痛评定的方法及量表很多，在这里我们只介绍常用的几种。

（一）视觉模拟评分法（visual analogue scale，VAS）

是目前临床上最为常用的评定方法，适用于需要对疼痛的强度及强度变化进行评定的被评定者和用于评价疼痛的缓解情况、治疗后的对比。如下图：画一条直线不作任何划分，在直线两端分别注明无痛和极痛，让被评定者根据自己的实际感觉在直线上标出疼痛的程度。这种评定方法灵活方便，易于掌握，适合任何年龄的疼痛者。

无痛 0 ——————————————————————————— 100分 极痛

（二）数字评分法（numerical rating scale，NRS）

是以0到10共11个点来描述疼痛强度。其中0表示无痛，10表示极痛，患者根据个人疼痛的感受在其中一个数字上做标记（表2-7-1）。数字评分法比视觉模拟评分法更为直观，但患者容易受到数字和描述的干扰，而降低敏感性和灵活性。

表2-7-1 数字评分法

0	1	2	3	4	5	6	7	8	9	10
无痛										极痛

（三）口述分级评分法（verbal rating scales，VRSs）

是用言语评价量表进行疼痛评价。由一系列用于描述疼痛的形容词组成，描述词从最轻到最强的顺序排列，最轻程度的疼痛描述被评定为0分，以后每级增加1分，因此每个形容疼痛的词都有相应的评分，以便于定量分析疼痛。评定时由医生问诊列举，诸如烧灼痛、锐利痛和痉挛痛等一些关键词让被评定者从中来形容自身的疼痛（表2-7-2）。

表2-7-2 口述分级评分法

0	1	2	3	4	5	6	7	8	9	10
无痛		轻度疼痛			中度疼痛			重度疼痛		
		虽有痛感			疼痛明显			疼痛剧烈不能入睡		
		但能忍受			不能忍受			可伴有被动体位或		
		能正常生活			影响睡眠			植物功能紊乱表现		

（四）疼痛行为记录评定

是一种系统化的行为观察。通过观察被评定者疼痛时的行为提供有关失能的量化数据，如六点行为评分法（the 6-point behavioral rating scale，BRS-6）将疼痛分为6级，每级定为1分，从0分（无疼痛）到5分（剧烈疼痛，无法从事正常工作和生活）（表2-7-3）。

表2-7-3 六点行为评分法

疼痛行为	评分
1级 无疼痛	0
2级 有疼痛但易被忽视	1
3级 有疼痛无法忽视，但不干扰日常生活	2
4级 有疼痛无法忽视，干扰注意力	3
5级 有疼痛无法忽视，所有日常活动均受影响，但能完全基本生理需求如进食和排便等	4
6级 存在剧烈疼痛无法忽视，需休息或卧床休息	5

二、残疾评定

中国残疾人实用的评定标准将残疾分为以下6类。

（一）视力残疾

1. **定义** 视力残疾是指由于各种原因导致双眼视力障碍或视野缩小，从而不能进行一般人所能从事的工作、学习或其他活动。

2. **视力残疾的评定**

（1）盲

一级盲：最佳矫正视力低于0.02，或视野半径小于5。

二级盲：最佳矫正视力等于或优于0.02，或视野半径小于1.0。

（2）低视力

一级低视力：最佳矫正视力等于或优于0.05，而低于0.1。

二级低视力：最佳矫正视力等于或优于0.1，而低于0.3。

（二）听力残疾

1. **定义** 听力残疾是指由于各种原因导致双耳听力丧失或听觉障碍（经治疗一年以上不愈者）。

2. **听力残疾的评定**

（1）一级听力残疾：听觉系统的结构和功能受到极重度损伤，较好耳的平均听力损失≥91dB HL，在理解和交流等活动上极度受限，参与社会生活方面也存在极严重障碍。

（2）二级听力残疾：听觉系统的结构和功能重度损伤，较好耳平均听力损失在81～90dB HL，在理解和交流等活动上重度受限，参与社会生活方面存在严重障碍。

（3）三级听力残疾：听觉系统的结构和功能中重度损伤，较好耳平均听力损失在61～80dB HL，在理解和交流等活动上中度受限，参与社会生活方面存在中度障碍。

（4）四级听力残疾：听觉系统的结构和功能中度损伤，较好耳平均听力损失在41～60dB HL，理解和交流等活动轻度受限，参与社会生活方面存在轻度障碍。

（三）言语残疾

1. **定义** 言语残疾是指由于各种原因导致的言语障碍（经治疗一年以上不愈者），而不能进行正常的言语交往活动。

2. **言语残疾的评定**

（1）一级言语残疾指只能简单发音而言语能力完全丧失者。

（2）二级言语残疾指具有一定的发音能力，语音清晰度在10%～30%，言语能力等级测试可通过一级，但不能通过二级测试水平。

（3）三级言语残疾指具有发音能力，语音清晰度在31%～50%，言语能力等级测试可通过二级，但不能通过三级水平。

（4）四级言语残疾指具有发音能力，语音清晰度在51%～70%，言语能力等级测试可通过三级，但不能通过四级测试水平。

（四）智力残疾

1. 定义 智力残疾是指人的智力明显低于一般人的水平，并显示出适应行为的障碍。智力残疾包括在智力发育期间及智力发育成熟以后，由于各种原因导致的智力损伤和因老年期智力明显衰退而导致的痴呆。

2. 智力残疾的评定 按照WHO和美国智能迟缓协会（American association on mental deficiency，AAMD）的智力残疾分级标准，根据智商（IQ）及社会适应行为来划分智力残疾的等级。

（1）一级智力残疾（极重度）：IQ小于20。

（2）二级智力残疾（重度）：IQ在20～30。

（3）三级智力残疾（中度）：IQ在35～49。

（4）四级智力残疾（轻度）：IQ在50～69。

（五）肢体残疾

1. 定义 肢体残疾是指人因四肢的残缺、麻痹或畸形而导致的运动功能障碍。肢体残疾包括脑瘫、偏瘫、脊髓疾病及损伤、脊柱畸形等。

2. 肢体残疾的评定 该标准通过对日常生活活动能力进行评估而分级，日常活动分为8项，包括端坐、站立、行走穿衣、洗漱、进餐、如厕、写字。能实现一项得1分，实现困难得0.5分，不能实现得0分，按此划分三个等级：

（1）一级肢体残疾（重度）：完全不能或基本不能完成日常生活活动（0～4分）。

（2）二级肢体残疾（中度）：能够部分完成日常生活活动（4.5～6分）。

（3）三级肢体残疾（轻度）：基本上能够完成日常生活活动（6.5～7.5分）。

（六）精神残疾

1. 定义 精神残疾是指精神病患者病情持续1年以上并导致其对家庭、社会应尽职能出现一定程度的障碍。

2. 精神残疾的评定 按照WHO提供的社会功能缺陷筛选表所列10个问题的评分，来划分精神残疾的等级：

（1）一级精神残疾（极重度）：有3个或3个以上问题被评为2分。

（2）二级精神残疾（重度）：有2个问题被评为2分。

（3）三级精神残疾（中度）：只有1个问题被评为2分。

（4）四级精神残疾（轻度）：有2个或2个以上 题被评为1分。

（赵春燕 杨岩岩 杨俊 王会会）

第三章　常用康复护理技术及评分标准

第一节 》抗痉挛体位摆放指导训练

科室：　　　姓名：　　　考核人员：　　　考核日期：　　年　月　日

项目	总分	技术操作要求	标分	评分标准	扣分
仪表	5	仪表、着装符合护士礼仪规范	5	1项不合要求扣2分	
操作前准备	10	洗手 用物准备：枕头若干、梯形枕、硬枕、速干手消毒剂、必要时备布带和悬吊带、PDA、病例夹 核对医嘱、执行单	2 5 3	未核对扣3分 其余1项不合要求扣1分	
评估	10	携用物至床旁，查对患者，询问患者姓名，查看手腕带与执行单信息是否一致 了解患者病情、合作程度；解释操作目的、方法及如何配合，询问是否大小便 患者评估：患者病情、意识状态，患者上下肢肌力、肌张力、关节活动度、心理，皮肤情况、管路情况及需要摆放的体位。注意保暖、保护患者隐私 环境安静、清洁、舒适，调节适宜温湿度 与患者沟通时语言规范，态度和蔼	2 3 3 1 1	未核对扣3分 未查对床头牌、手腕带各扣2分 查对患者姓名不规范扣2分 未解释操作目的、方法扣2分 少评估1项扣1分 其余1项不合要求扣1分	
操作过程	偏瘫	仰卧位：头部垫枕，从患侧肩胛下至上肢垫一长枕，肩关节外展与躯体小于90°，上臂旋后，肘与腕、指关节伸直，掌心向上，手指伸展，整个上肢及手平放于枕上，腕关节背伸20°～30°，从患侧髋下至大腿外侧放一软枕，防止患肢外展外旋，膝稍垫起，保持膝关节微曲	20		

项目	总分		技术操作要求	标分	评分标准	扣分
操作过程	60	偏瘫	患侧卧位：侧卧≤60°，患侧在下，健侧在上，头垫枕，背后垫枕，躯干侧卧，患臂外展前伸旋后，患肩向前拉出，患肩关节前屈不超过90°，避免受压和后缩，前臂旋后，肘与腕、指关节伸直，掌心向上，手指伸展，患侧下肢轻度屈曲位在后，患侧踝关节中立位。足背屈90°，健腿屈髋屈膝向前放于长枕上，健侧上肢放松，放在胸前或躯干上	20	操作中未与患者交流扣5分 未保护患者安全扣3分 暴露患者隐私扣3分 体位摆放不正确一处扣3分 未妥善安置导管扣3分 未查看患者皮肤一次扣2分 其余一项不合格扣1分	
			健侧卧位：侧卧≥90°，健侧在下，患侧在上，头部垫枕，患肩充分前伸，患侧肘关节伸展，腕、指关节伸展，放在枕上，掌心向下，患侧下肢取轻度屈曲位，放于长枕上，保持患侧踝关节中立位，患侧踝关节不能内翻悬在枕头边缘，防止足内翻下垂	20		
		截瘫	仰卧位：头垫枕，上肢自然放于身体两侧，双下肢轻度外展，从两侧髋、大腿外侧垫枕，膝关节轻度屈曲，两腿中间放入梯形枕，两侧足底部插入硬枕，保持踝关节中立位，防止足下垂	60		
操作后	5		帮助患者取舒适体位，整理床单 再次核对患者信息，询问患者感受，交代注意事项 洗手、记录	2 2 1	1项不合要求扣1分	
评价	5		查对规范、操作准确、熟练、步骤正确 爱伤观念强，患者无不适，与患者沟通有效 操作时间10分钟	2 2 1	1项不合要求扣1分 时间每延长2分钟扣1分	
理论提问	5		抗痉挛体位摆放的目的是什么 抗痉挛体位摆放的注意事项有哪些	5	选择其中一项，少1条扣1分	
合计	100					

理论提问

1. 抗痉挛体位摆放的目的是什么?

答:预防或减少痉挛和畸形的出现,保持躯干和肢体功能状态,预防压疮、坠积性肺炎、肌肉痉挛等并发症及继发性损害的发生。

2. 抗痉挛体位摆放的注意事项有哪些?

答:①体位摆放应至少2小时变换一次,以免发生压力性损伤;②早期指导患者康复训练,促进患肢静脉血回流,减轻周围组织粘连,降低各类并发症的发生率;③枕头柔软,大小、厚薄合适;使用矫形器时注意选用大小合适的柔软衬垫,避免压力性损伤的发生;④注意避免患者紧张、焦虑、温度过低等,以免引起肌张力增高;⑤注意保护患者隐私,保证患者安全;⑥摆放体位时正确用力,避免拖、拉、拽,以防因摩擦力和剪切力造成患者皮肤损伤。

(邵群 金成彦 王英 高莹)

第二节 >> 床上运动及转移技术

科室:　　　姓名:　　　考核人员:　　　考核日期:　　年　月　日

项目	总分	技术操作要求	标分	评分标准	扣分
仪表	5	仪表、着装符合护士礼仪规范	5	1项不合要求扣2分	
操作前准备	10	洗手 用物准备:椅子、病例、PDA、执行单、速干手消毒剂 核对医嘱、执行单	2 5 3	未核对扣3分 其余1项不合要求扣1分	
评估	10	携用物至床旁,查对患者,询问患者姓名,查看手腕带与执行单信息是否一致。 了解患者病情、合作程度;解释操作目的、方法及如何配合 患者评估:患者病情、意识状态,患者上下肢肌力、肌张力、关节活动度、心理,皮肤情况、管路情况,注意保暖、保护患者隐私 环境安静、清洁、舒适,调节适宜温湿度 与患者沟通时语言规范,态度和蔼	2 3 3 1 1	未核对扣3分 未查对床头牌、手腕带各扣2分 未解释操作目的、方法扣2分 少评估1项扣1分 其余1项不合要求扣1分	

项目	总分		技术操作要求	标分	评分标准	扣分
操作过程	60	偏瘫	床上横向运动：移向健侧：指导患者用健手将患手放于胸前，将健侧下肢伸到患侧腘窝沿小腿下滑到踝关节，用健腿抬起患腿将双下肢移向健侧；健腿屈曲，足底撑床，健侧上肢屈曲，肘部撑床，健足、健肘同时用力支撑起臀部，将身体移到健侧；最后将头和肩部移向健侧，询问患者感受。同法向患侧移动	12	操作中未与患者交流扣5分 未保护患者安全扣3分 暴露患者隐私扣3分 体位摆放不正确一处扣3分 未及时给予协助扣2分 未查看患者皮肤一次扣2分 其余一项不合格扣1分	
			仰卧位到床边坐位：操作者站于患者患侧，指导患者bobath握手（患侧拇指在上），伸肘上举，健侧下肢屈曲，头转向患侧，协助患者左右摆动身体，利用惯性向患侧翻身。健足勾住患足移至床沿下，健手置于患肢内侧腋下撑床面，操作者一手帮助患者的患手支撑，一手向上扶住患肩至患者坐起，注意保护患手。协助穿鞋，调整坐姿，患者健手支撑床面，左右移动臀部至双足平放于地面，呈功能位。注意保护患者安全，询问患者感受	12		
			坐位到站位：操作者面向患者站立，双下肢分开，操作者双膝夹紧患者的患膝两侧并固定，患者bobath握手环于操作者颈后，操作者双手托住患者臀部（体重较大患者操作者托住患者肩胛下），向前向上用力，帮助患者抬臀站立，重心放于健腿。注意保护患者安全，询问感受	10		
			站位到座椅：以健足为支点，旋转身体至背对靠椅，确定双腿后侧贴近座椅边缘之后，协助患者坐下，指导患者调整坐姿	10		
			座椅到床转移：协助患者坐于椅边，协助患者转移坐于床面。健肢置于患肢一侧身体下方，将患侧肢体放低，护士协助患者双腿上抬放于床上，调整肢体位于抗痉挛体位	10		
			整理床单，再次核对患者信息，交代注意事项，用物处理正确，洗手后记录	6		

项目	总分		技术操作要求	标分	评分标准	扣分
操作过程	60	截瘫	床上支撑：拉起双侧床档，协助患者用双手力量借助床档坐起，患者伸膝坐位、躯干稍前倾，双手握拳放于身体两侧，肘关节伸直，双上肢用力撑起身体，使臀部向上抬起并离开床面做床上撑起运动。注意保护患者安全，询问感受	10	操作中未与患者交流扣5分 未保护患者安全扣3分 暴露患者隐私扣3分 体位摆放不正确一处扣3分 护士未及时给予协助扣2分 未查看患者皮肤一次扣2分 其余一项不合格扣1分	
			坐位向后运动：患者伸膝坐位，身体前倾，双手握拳置于躯干两侧后方，双上肢用力撑起臀部，臀部离床的同时，向后方移动躯干，注意保护患者安全，询问感受	12		
			坐位向前运动：患者双手将双腿盘起，身体前倾，双手握拳置于躯干两侧前方，双上肢用力撑起臀部，臀部离床的同时，向前方移动躯干，然后双手将双腿向前移动。注意保护患者安全，询问感受	12		
			转移技术：床上坐起到床边坐位：床上向前移动至双腿靠近床沿。操作者放下床档，协助患者将双腿垂下，询问患者有无头晕不适，患者坐稳后，护士协助患者穿鞋，调整坐姿，指导患者双手撑床，一侧臀部抬高，重心放于另侧臀部，辅助抬起一侧臀部向前移动（犹如用臀部行走），至双足平放于地面，呈功能位。注意保护患者安全，询问感受	10		
			床边坐位到卧位：患者双手撑床，臀部后移，按床上坐位运动方法将身体移至床中央，操作者协助脱鞋，调整坐姿至背对床头，操作者拉起床档，协助患者双手借助床档躺下，调整体位。注意保护患者安全，询问感受	10		
			整理床单，再次核对患者信息，交代注意事项，用物处理正确，洗手后记录	6		
操作后	3		帮助患者取舒适体位、爱护体贴患者 洗手、记录	2 1		

续表

项目	总分	技术操作要求	标分	评分标准	扣分
评价	7	查对规范，操作准确、熟练，步骤正确 爱伤观念强，患者无不适，与患者沟通有效 注意保护患者安全 操作时间10分钟	2 2 2 1	1项不合要求扣1分 时间每延长2分钟扣1分	
理论提问	5	体位转移的目的是什么 转移指导训练的注意事项有哪些	5	选择其中一项，少1条扣1分	
合计	100				

理论提问

1. 体位转移的目的是什么？

答：定时协助更换体位，使肢体的伸肌和屈肌张力达到平衡，预防压力性损伤、坠积性肺炎、肌肉痉挛等并发症的发生；进行体位转移训练还能协助瘫痪患者独立的完成各项日常生活活动，从而提高其生存质量。

2. 转移指导训练的注意事项有哪些？

答：①转移中应做到动作协调轻稳，不可拖拉，注意患者安全，并鼓励患者尽可能发挥自己的残存能力，同时给予必要的指导和协助，向患者分步解释动作顺序及要求，以获得患者主动配合；②互相转移时，两个平面之间的高度尽可能相等，两个平面尽可能靠近，转移的物体应稳定；③偏瘫患者转移时，操作者位于患者正面或患侧；④转移频繁或距离过远时须选择合适的转移工具。

（吴飞飞　崔亚坤　吴新春　楚钱钱）

第三节 ≫ 有效咳嗽及体位排痰（左肺上叶）技术

科室：　　　　姓名：　　　　考核人员：　　　　考核日期：　　年　月　日

项目	总分	技术操作要求	标分	评分标准	扣分
仪表	5	仪表、着装符合护士礼仪规范	5	1项不合要求扣2分	
操作前准备	10	洗手 用物准备：枕头四个、听诊器、弯盘、抽纸、一次性水杯（装有温水）、痰杯2个、病例、PDA、执行单、速干手消毒剂、垃圾桶 核对医嘱、执行单	2 5 3	未核对扣3分 其余1项不合要求扣1分	
评估	10	携用物至床旁，查对患者，询问患者姓名，查看手腕带与执行单信息是否一致 核对患者，询问、了解患者身体状况，向患者解释呼吸功能训练的目的，取得配合 评估患者：评估患者活动能力，活动后有无心慌、胸闷等不适、训练时间合适；评估患者胸腹部皮肤有无伤口、皮肤有无破损、管路情况。采用叩诊、听诊器听诊方法确定患者病变部位。 环境清洁、安静、光线明亮、温湿度适宜。注意保暖，训练时间在两餐之间 与患者沟通时语言规范，态度和蔼	2 3 3 1 1	未核对扣3分 未查对床头牌、手腕带各扣2分 未解释目的扣3分 查对患者姓名不规范扣2分 其余1项不合要求扣1分	
操作过程	60	协助患者取端坐位，胸前抱枕，顶住腹部 护士指导患者做缩唇呼吸和腹式呼吸：先闭唇，用鼻深吸气，腹部隆起，膈肌尽量下移，稍屏息2~3秒，后缩唇缓慢呼气，腹部尽量回收，吹气持续4~6秒，吸气和呼气时间比为1∶2 护士指导患者有效咳嗽。有效咳嗽技术：指导患者缓慢深吸气，短暂憋气3秒后张口，腹肌用力并做爆破性咳嗽2~3声，停止咳嗽，缩唇将余气呼出	3 5 5		

续表

项目	总分	技术操作要求	标分	评分标准	扣分
操作过程	60	左肺上叶尖后端体位引流：患者坐位下抱枕，身体前倾，舒适放松	3	未核对一次扣3分 查对患者姓名不规范扣2分 操作中未与患者交流扣5分 暴露患者隐私扣3分 体位选择不正确扣2分 护士示范错误一处扣2分 未给予患者及时有效的帮助扣2分 其余一项不合格扣1分	
		护士到患者左侧为患者进行叩击及震颤。叩击：借助叩击机械原理，促使黏痰、脓痰脱离支气管壁，治疗者手指并拢，掌心空虚呈杯状，在相应引流肺段的胸壁上，进行有节奏的叩击，每分钟120~180次，每部位2~5分钟。震颤：借助震颤机械原理，促使附着在气管、支气管、肺内的分泌物松动，促进纤毛系统清除分泌物，叩击拍打后治疗者双手交叉或重叠按在病变部位并压紧，指导患者深吸气后缓慢呼气，在呼气末时做快速轻柔的抖动，连续3~5次	5		
		口述：引流时间5~10分钟。若仍未咳出分泌物，则进行下一个部位的体位引流。引流过程中患者出现不适要立即更换体位或停止引流	5		
		一个部位引流结束，指导患者做有效咳嗽			
		观察痰液的色、质、量	2		
		助患者漱口，擦净口唇	2		
		手消毒，听诊患者双侧肺尖，评估排痰效果	3		
		左肺中叶体位引流：帮助患者尽量向床尾移动，从床中部至床头依次把高枕向低枕叠放，辅助患者取右侧卧位，安置头部舒适位，摇高床尾30度取头低足高位，取体位时注意观察患者有无不适	5		
		护士结合叩击及震颤促进痰液排出，注意引流中要询问患者有无不适及耐受程度	5		
		引流结束，摇平床尾，协助患者坐起	3		
		指导患者利用有效咳嗽的方法排痰			
		观察痰液的色、质、量	2		
		协助患者漱口，擦净口唇	2		

续表

项目	总分	技术操作要求	标分	评分标准	扣分
操作过程	60	手消毒，听诊患者双侧肺尖、肺中，评估排痰效果 帮助患者取舒适体位，整理床单 手消毒，再次核对，签名 询问患者感受，交代注意事项	3 2 3 2		
操作后	5	帮助患者取舒适体位、爱护体贴患者 物品处理正确 洗手、记录	2 2 1		
评价	5	查对规范，操作准确、熟练，步骤正确 爱伤观念强，患者无不适，与患者沟通有效 操作时间10分钟	2 2 1	1项不合要求扣1分 时间每延长2分钟扣1分	
理论提问	5	体位排痰的目的是什么 体位排痰的适用症和禁忌证有哪些	5	选择其中一项，少1条扣1分	
合计	100				

理论提问

1.体位排痰的目的是什么？

答：①利用重力原理，改变患者的体位促进分泌物排出，保持呼吸道通畅，改善肺通气；②防止或减轻肺部感染；③改善患者肺功能，减少术后并发症。

2.体位排痰的适应证和禁忌证有哪些？

答：适应证：①身体虚弱、高度疲劳、麻痹或有术后并发症而不能咳出肺内分泌物；②慢性气道阻塞、急性呼吸道感染以及急性肺脓肿；③长期不能清除肺内分泌物，如支气管扩张、肺囊性纤维化。禁忌证：①年迈及一般情况极差，无法耐受所需体位，无力排出分泌物；②抗凝治疗中；③胸廓或脊柱骨折、近期大咯血或严重骨质疏松、急性心肌梗死。

（吴飞飞　崔亚坤　任娜娜　梁彬）

第四节 >> 呼吸功能训练技术

科室：　　　　姓名：　　　　考核人员：　　　　考核日期：　　年　　月　　日

项目	总分	技术操作要求	标分	评分标准	扣分
仪表	5	仪表、着装符合护士礼仪规范	5	1项不合要求扣2分	
操作前准备	10	洗手	2	未核对扣3分 其余1项不合要求扣1分	
		用物准备：听诊器、弯盘、纸巾、沙袋、手握式阻力训练器、速干手消毒剂、病例、执行单、PDA	5		
		核对医嘱、执行单	3		
评估	10	携用物至床旁，查对患者，询问患者姓名，查看手腕带与执行单信息是否一致	2	未核对扣3分 未查对床头牌、手腕带各扣2分 未解释目的扣3分 查对患者姓名不规范扣2分 其余1项不合要求扣1分	
		核对患者，询问、了解患者身体状况，向患者解释呼吸功能训练的目的，取得配合	3		
		评估患者病情、年龄、呼吸状态、心理状态、胸腹部有无伤口等，听诊患者双肺呼吸音	3		
		环境清洁、安静、光线明亮、温湿度适宜。注意保暖，训练时间在两餐之间	1		
		与患者沟通时语言规范，态度和蔼	1		
操作过程	60	缩唇呼吸训练法：协助患者取端坐位，双手扶膝，口唇缩成吹口哨状，吸气时气体从鼻孔进入，吸气后不要急于呼出，稍屏气片刻，再行缩唇呼气，呼气时缩拢口唇呈吹哨状（示范），使气体通过缩窄的口型缓缓地呼出（示范正确的吸、呼），每次呼气4~6秒，吸气与呼气时间比为1∶2，每天练习3~4次，每次15~30分钟	11		
		吸气阻力、呼气阻力训练：患者持呼吸阻力训练器进行吸气、呼气训练，根据不同训练器的操作方法进行有效训练。开始训练每次3~5分钟，每天3~5次，以后训练时间逐步增至每次20~30分钟	11		

续表

项目	总分	技术操作要求	标分	评分标准	扣分
操作过程	60	腹式呼吸训练法：协助患者取半卧位或坐位，也可采用前倾坐位。让患者正常呼吸，尽量放松身体，先闭唇，用鼻深吸气，腹部隆起，膈肌尽量下移，稍屏息2~3秒，后缩唇缓慢呼气，腹部尽量回收，吹气持续4~6秒，一手放在胸前，一手放在腹部，感受是腹部挺起，不是胸部挺起。深呼吸训练的频率是8~10次/分，持续3~5分钟，每天数次，熟练后增加训练次数和时间。口述：腹式呼吸训练3~4次后，要正常呼吸，再进行下一次训练	11	未核对一次扣3分 查对患者姓名不规范扣2分 操作中未与患者交流扣5分 暴露患者隐私扣3分 体位选择不正确扣2分 护士示范错误一处扣2分 未给予患者及时有效的帮助扣2分 其余一项不合格扣1分	
		膈肌训练：护士用双手扶在患者腹部或肋弓两侧，指导患者腹式呼吸，在呼气末时双手逐渐向腹部加压，促进横膈上移，缩小胸廓，促进气体排出	10		
		腹肌训练：患者取仰卧位（护士协助摇下床），上腹部放置1kg~2kg的沙袋，吸气时肩和胸部保持不动，并尽力挺腹，呼气时腹部内陷	10		
		消毒手 核对，签名 询问患者感受、交代注意事项	1 4 2		
操作后	5	帮助患者取舒适体位、爱护体贴患者 物品处理正确 洗手、记录	2 2 1		
评价	5	查对规范，操作准确、熟练，步骤正确 爱伤观念强，患者无不适，与患者沟通有效 操作时间10分钟	2 2 1	1项不合要求扣1分 时间每延长2分钟扣1分	
理论提问	5	呼吸功能训练的目的是什么 呼吸功能训练时的注意事项有哪些	5	选择其中一项，少1条扣1分	
合计	100				

理论提问

1. 呼吸功能训练的目的是什么？

答：①通过对呼吸运动的控制和调节来改善呼吸功能，尽可能恢复有效的腹式呼吸；②增加呼吸肌的随意运动，提高呼吸容量，增加氧气吸入和二氧化碳排出；③通过主动训练增强胸廓的顺应性，改善患者心肺功能和体力活动能力。

2. 呼吸功能训练时的注意事项有哪些？

答：①缩唇呼吸时，全身放松，由鼻吸气，然后经缩起的嘴唇缓慢而完全的呼气；②腹式呼吸法需腹肌松弛，双手分别放于胸前、腹部，使胸廓尽量保持不动，做腹部的上下运动；③可将缩唇呼吸与腹式呼吸联合锻炼；④避免憋气和过分减慢呼吸频率，以防诱发呼吸性酸中毒；⑤每次练习腹式呼吸次数不宜过多，即练习2～3次，休息片刻再练，逐步做到习惯于在活动中进行腹式呼吸，各种训练每次一般为5～10分钟，以避免疲劳。若出现疲劳、乏力、头晕等，应暂时停止训练。

（张玉环　甘新盼）

第五节 >> 盆底肌功能指导训练技术

科室：　　　　姓名：　　　　考核人员：　　　　考核日期：　　　年　　月　　日

项目	总分	技术操作要求	标分	评分标准	扣分
仪表	5	仪表、着装符合护士礼仪规范	5	1项不合要求扣2分	
操作前准备	10	洗手 物品准备：病例、一次性手套、大毛巾2条、治疗巾、润滑剂、纸巾、PDA、执行单 核对医嘱、执行单	2 5 3	未核对扣3分其余1项不合要求扣1分	
评估	10	携用物至床旁，查对患者，询问患者姓名，查看手腕带与执行单信息是否一致 了解患者病情、合作程度；解释操作目的、方法及如何配合 患者评估：评估患者生命体征、意识状态、知识水平、日常生活情况、疾病、尿失禁类型、漏尿次数、漏尿量、饮水计划、日饮水量、平均膀胱容量、最大排尿量、排尿次数、残余尿量、有无痔疮、心理因素等。嘱患者排空膀胱，全身放松。注意保暖、保护患者隐私	2 3 3	未核对扣3分未查对床头牌、手腕带各扣2分查对患者姓名不规范扣2分其余1项不合要求扣1分	

项目	总分	技术操作要求	标分	评分标准	扣分
评估	10	环境安静、清洁、舒适，调节适宜温湿度，关闭门窗、遮挡屏风	1		
		与患者沟通时语言规范，态度和蔼	1		
操作过程	60	协助患者取平卧位，打开盖被，臀下垫治疗巾	5	未核对一次扣3分	
		脱近侧裤腿盖对侧腿上，近侧腿上盖大毛巾，腹部盖毛巾	5	查对患者姓名不规范扣2分	
		洗手，核对	5	操作中未与患者交流扣5分	
		盆底检查：右手戴双层手套，石蜡油润滑食指，将食指插入直肠。询问患者有无感觉，指导患者做收缩夹手指的动作，收缩及夹紧肛门口与尿道口	10	暴露患者隐私扣3分	
		脱外层手套、清洁肛门	5	其余一项不合格扣1分	
		盆底肌训练：操作者左手放在患者腹部，右手放在大腿内侧靠近会阴区，嘱患者不要收缩腹部、臀部及大腿肌肉，指导患者听口令收缩肛门5~10秒后放松，收缩和放松时间相同，重复5~10组，每组5~10个轮回。盆底肌收缩时保持正常呼吸	12		
		脱手套，撤毛巾及治疗巾	5		
		为患者整理衣裤，询问患者有无不适	5		
		整理床单	3		
		手消毒，核对，签字	5		
操作后	5	帮助患者取舒适体位、爱护体贴患者	2		
		物品处理正确	2		
		洗手、记录	1		
评价	5	查对规范，操作准确、熟练，步骤正确	2	1项不合要求扣1分	
		爱伤观念强，患者无不适，与患者沟通有效	2	时间每延长2分钟扣1分	
		操作时间10分钟	1		
理论提问	5	盆底肌功能训练的目的是什么 盆底肌功能训练的适应证和禁忌证分别有哪些	5	选择其中一项，少1条扣1分	
合计	100				

理论提问

1. 盆底肌功能训练的目的是什么?

答:盆底肌康复训练的目的是提高盆底核心肌群肌力,减少尿失禁发生,提高生活质量。妇女进行产后盆底肌肉康复训练,提高盆底肌肉核心力量,降低尿失禁发生率,改善盆腔器官脱垂状况。

2. 盆底肌功能训练的适应证和禁忌证分别有哪些?

答:适应证:①各类型性尿失禁;②良性前列腺增生术后康复;③尿道、生殖道修补术辅助治疗;④膀胱肿瘤根治、原位回肠代膀胱术后康复;⑤中、晚期妊娠及产后。禁忌证:①过度肥胖;②阿尔茨海默病;③严重的糖尿病;④心律失常或心功能不全;⑤膀胱出血、尿路感染急性期和肌张力过高。

（安贝贝　王蕊）

第六节 》 神经源性肠道康复护理指导训练技术

科室:　　　姓名:　　　考核人员:　　　考核日期:　年　月　日

项目	总分	技术操作要求	标分	评分标准	扣分
仪表	5	仪表、着装符合护士礼仪规范	5	1项不合要求扣2分	
操作前准备	10	洗手 物品准备:病例、执行单、润滑油、一次性手套、弯盘、纸巾、便盒、PDA、治疗巾 核对医嘱、执行单	2 5 3	未核对扣3分 其余1项不合要求扣1分	
评估	15	携用物至床旁,查对患者,询问患者姓名,查看手腕带与执行单信息是否一致 了解患者病情、合作程度;解释操作目的、方法及如何配合 患者评估:评估患者生命体征、意识状态、知识水平。评估有无影响排便的因素,如年龄、饮食习惯、排便习惯、个人习惯、疾病、药物因素、有无痔疮、便血、心理因素等。检查胸腹部、管路及伤口情况,触诊腹部有无粪便。注意保暖、保护患者隐私 环境安静、清洁、舒适,调节适宜温湿度,关闭门窗、遮挡屏风 与患者沟通时语言规范,态度和蔼	2 3 6 2 2	未核对扣3分 未查对床头牌、手腕带各扣2分 查对患者姓名不规范扣2分 触诊手法不正确扣5分 其余1项不合要求扣1分	

项目	总分	技术操作要求	标分	评分标准	扣分
操作过程	55	指导患者增强腹肌运动： 协助患者取平卧位 嘱患者深吸气，向下腹用力做排便动作 指导患者腹部按摩，训练患者排便时，操作者用单手或双手的食指、中指、无名指，自右向左，从盲肠部开始，依结肠蠕动方向，沿升结肠、横结肠、降结肠、乙状结肠做环形按摩，每次5~10分钟，每日2次 促进直结肠反射建立： 协助患者取左侧卧位 脱裤至臀下，暴露肛门，臀下垫治疗巾 手消毒，右手带双层手套，示指或中指涂润滑油 将涂润滑油的手指缓慢插入直肠，在不损伤直肠黏膜的前提下，沿直肠壁做环形运动，并缓慢牵拉肛门，分别在3、6、9、12点处，缓慢牵拉，每次刺激时间1分钟，间隔2分钟后可再次进行 训练过程中，询问患者训练效果，如患者有便意及时给予便盆 脱一层手套 摇高床头，指导患者使用增强腹肌的方法来排便 排便结束，抬起臀部，拿出便盒 观察大便颜色、硬度、量 清洁肛门 脱手套，撤治疗巾 为患者穿裤子，帮助患者取舒适体位，整理床单 手消毒，再次核对，签名 询问患者感受，交代注意事项	3 5 5 3 3 3 6 5 1 5 2 2 1 3 3 3 2	未核对一次扣3分 查对患者姓名不规范扣2分 操作中未与患者交流扣5分 暴露患者隐私扣3分 其余一项不合格扣1分	
操作后	5	帮助患者取舒适体位、爱护体贴患者 物品处理正确 洗手、记录	2 2 1	1项不合要求扣1分	

续表

项目	总分	技术操作要求	标分	评分标准	扣分
评价	5	查对规范，操作准确、熟练，步骤正确 爱伤观念强，患者无不适，与患者沟通有效 操作时间10分钟	2 2 1	1项不合要求扣1分 时间每延长2分钟扣1分	
理论提问	5	神经源性肠道指导训练的适应证和禁忌证分别有哪些 神经源性肠道指导训练的健康教育有哪些	5	选择其中一项，少1条扣1分	
合计	100				

理论提问

1. 神经源性肠道指导训练的适应证和禁忌证分别有哪些?

答：适应证：①神经源性肠道所致的大便失禁及便秘；②神志清楚并能主动配合治疗。禁忌证：①严重感染或损伤；②神志不清或不能配合；③伴有全身感染或免疫力极度低下；④有显著出血倾向。

2. 神经源性肠道指导训练的健康教育有哪些?

答：①合理安排饮食，增加水分和纤维素含量高的食物，减少高脂肪、高蛋白食物的大量摄入，病情许可时，每日液体摄入量不少于2000ml；②根据患者既往的习惯，安排排便时间，通过训练，逐渐建立排便反射，养成每日定时排便的习惯，也可每日早餐后30分钟后进行排便活动；③指导患者根据病情选择合适体位，采用可以使肛门直肠角增大的体位（蹲位或坐位），无法下床，必须卧床排便时，采取左侧卧位，双腿屈曲，抬高床头15°～30°。

（杜伟朋　张秀华）

第七节 ≫ 男性患者清洁导尿技术

科室：　　　　姓名：　　　　考核人员：　　　　考核日期：　　年　月　日

项目	总分	技术操作要求	标分	评分标准	扣分
仪表	5	仪表、着装符合护士礼仪规范	5	1项不合要求扣2分	
操作前准备	7	洗手 准备用物　治疗车上层：治疗盘内亲水涂层导尿管、生理盐水大头棉签、10ml 0.9%生理盐水，执行单、速干手消毒液；治疗车下层：弯盘、一次性尿垫、尿壶、医疗垃圾袋、生活垃圾袋；另备屏风 核对医嘱单、执行单	2 3 2	未核对扣3分其余1项不合要求扣1分	
评估	11	携用物至床旁，查对患者，询问患者姓名，查看手腕带与执行单信息是否一致 解释导尿的目的、方法，了解患者自理能力、合作程度、耐受力及心理反应 了解患者病情、膀胱充盈度（耻骨联合上2~3横指）、会阴部情况、患者饮水计划执行情况及排尿日记 环境：安静舒适，关闭门窗，调节适宜温度 与患者沟通时语言规范、态度和蔼	2 3 3 2 1	未核对扣3分未核对床头牌、手腕带各扣2分查对患者姓名不规范扣2分其余1项不合要求扣1分	
操作过程	62	洗手、戴口罩 协助患者取半卧位或坐位 拆同侧床尾盖被，协助患者脱对侧裤腿，盖在近侧腿上，盖被斜盖在腿上 协助患者两腿分开，暴露外阴 在臀下铺一次性尿垫，放置尿壶 左手戴手套，后推包皮，暴露尿道口，用大头棉签，依次清洁尿道口、龟头、冠状沟、阴茎至阴囊 脱手套，手消毒 选择合适导尿管，打开导尿管末端，导尿管凹槽朝下放于治疗车上 左手戴手套，倒掉导尿管包装内润滑液，零接触式打开导尿管	2 2 2 2 2 5 2 3 5	暴露患者隐私扣3分沾湿床单扣2分严重污染未停止操作扣60分	

续表

项目	总分	技术操作要求	标分	评分标准	扣分
操作过程	62	左手握住患者阴茎，与腹壁呈45°，右手持导尿管用零接触方式缓缓插入18~20cm，见尿液再插入2~3cm	10	未与患者交流扣5分 其余1项不合要求扣1分	
		当尿液停止流出时，轻轻退出1cm尿管，直至无尿液流出，拔除尿管（拔管时反折尿管末端，水平拔出），放入医疗垃圾袋内	10		
		应用大头棉签擦拭尿道口周围皮肤，还纳包皮	5		
		观察尿液情况	3		
		撤一次性尿垫，脱手套	3		
		协助患者穿裤子，盖被	2		
		手消毒，再次核对患者并签名	2		
		将尿量记录在排尿日记上	2		
操作后	5	协助患者取舒适卧位，整理床单，观察患者反应，交代注意事项	2	1项不合要求扣1分	
		正确处理用物	1		
		洗手，记录	2		
评价	5	查对规范，操作准确、熟练，步骤正确	2	1项不合要求扣1分 时间每延长2分钟扣1分	
		爱伤观念强，患者无不适，与患者沟通有效	2		
		操作时间10分钟	1		
理论提问	5	导尿时机及间隔时间 间歇导尿适应证有哪些	5	选择其中一项，少1条扣1分	
合计	100				

理论提问

1. 导尿时机及间隔时间

答：①病情基本稳定、无须大量输液、饮水规律、无尿路感染的情况下，一般于受伤后早期（8~15天）开始；②间歇导尿的时间根据残余尿量的多少而定，开始一般4~6小时导尿1次；残余尿>300ml时每日导尿6次；>200ml时每日导尿4次；<200ml时每日导尿2~3次；100ml时每日导尿1次；当残余尿量<100ml时，可停止间歇导尿。

2. 间歇导尿适应证有哪些?

答：①神经系统功能障碍，如脊髓损伤、多发性硬化、脊柱肿瘤等导致的排尿问题；②非神经源性膀胱功能障碍，如前列腺增生、产后尿潴留等导致的排尿问题；③膀胱内梗阻致排尿不完全；④常用于下列检查：获取尿液标本，精确测量尿量，经阴道或腹部盆腔超声检查前充盈膀胱，尿动力学监测。

（何亭亭　王金凤）

第八节 》膀胱容量及压力测定技术

科室：　　　姓名：　　　考核人员：　　　考核日期：　　年　月　日

项目	总分	技术操作要求	标分	评分标准	扣分
仪表	5	仪表、着装符合护士礼仪规范	5	1项不合要求扣2分	
操作前准备	10	洗手 用物准备：血压计、听诊器、胶布、导尿包、治疗巾、一次性手套、膀胱测压仪、病例、PDA、执行单、弯盘、引流袋、连接管、500ml生理盐水1瓶（加温至35℃~37℃），饮水计划，排尿日记，速干手消毒剂，医疗垃圾桶 核对医嘱、执行单	2 5 3	未核对扣3分其余1项不合要求扣1分	
评估	10	携用物至床旁，查对患者，询问患者姓名，查看手腕带与执行单信息是否一致 了解患者病情、合作程度；解释操作目的、方法及如何配合 患者评估：排尿方式，排尿时间，饮水计划，有无漏尿，心理状态，目前是否需要排尿，是否已禁食禁水2~3小时。检查膀胱是否充盈，会阴区是否皮肤完整、清洁。注意保暖、保护患者隐私 环境安静、清洁、舒适，调节适宜温湿度，关闭门窗、遮挡屏风 患者沟通时语言规范，态度和蔼	2 3 3 1 1	未核对扣3分未查对床头牌、手腕带各扣2分查对患者姓名不规范扣2分其余1项不合要求扣1分	

项目	总分	技术操作要求	标分	评分标准	扣分
操作过程	60	洗手、戴口罩	3	未核对一次扣3分 查对患者姓名不规范扣2分 操作中未与患者交流扣5分 暴露患者隐私扣3分 违反无菌操作原则一次扣2分 严重污染扣60分 工作面不洁扣2分 沾湿创面扣2分 其余一项不合格扣1分	
		打开机器开关	2		
		检查核对生理盐水、连接管、尿袋	3		
		打开连接管，关闭测压夹、调节阀，三通管调至灌注模式	3		
		排气，排气结束，关闭调节阀	3		
		安装灌注管道与机器之上，连接测压口，打开调节阀、测压夹	3		
		连接引流袋与灌注管排尿端，将引流袋置于称重台上，管道妥善安置，加保温袋	3		
		洗手，安置体位。脱裤，垫治疗巾，无菌导尿的方法置入导尿管。妥善固定，排净尿液	5		
		导尿管与灌注管连通	3		
		洗手，调节参数，校零，填写患者信息	3		
		测量血压，询问患者有无不适	3		
		点击开始键，嘱患者咳嗽，确认测压装置在位、通畅，做好标记，灌注100~200ml时询问有无尿意，测压进行过程中，动态观察患者血压及病情变化	4		
		口述：若数据显示操作液完毕，测压力大于40cmH$_2$O，患者出现漏尿或自排、自主神经反射亢进、血压急剧升高等或其他不适时，应及时停止，点击排尿键	4		
		灌注完毕，点击停止键	3		
		点击排尿键，调节三通阀至排尿模式	3		
		排尿结束，点击停止键，保存文件，打印	3		
		撤除导尿管，撤治疗巾，查看引流出尿液颜色、性质、总量	3		
		安置患者，测血压，记录测验结果。注意保护患者隐私，询问患者感受	3		
		再次核对，解释报告结果，向患者交代注意事项	3		
操作后	5	帮助患者取舒适体位、爱护体贴患者	2		
		物品处理正确	2		
		洗手、记录	1		

续表

项目	总分	技术操作要求	标分	评分标准	扣分
评价	5	查对规范，操作准确、熟练，步骤正确 爱伤观念强，患者无不适，与患者沟通有效 操作时间10分钟	2 2 1	1项不合要求扣1分 时间每延长2分钟扣1分	
理论提问	5	膀胱容量测定的目的是什么	5	少1条扣1分	
合计	100				

理论提问

膀胱容量测定的目的是什么？

答：目的是评估膀胱储尿期逼尿肌和括约肌的运动功能及膀胱感觉功能，了解逼尿肌活动性、顺应性及膀胱内压力变化，获得安全容量、残余尿量等信息，以指导膀胱康复训练及治疗。

（董玉霞　杨丹丹　李雪　李娜）

第九节 >> 膀胱残余尿量测定技术

科室：　　　　姓名：　　　　考核人员：　　　　考核日期：　　年　月　日

项目	总分	技术操作要求	标分	评分标准	扣分
仪表	5	仪表、着装符合护士礼仪规范	5	1项不合要求扣2分	
操作前准备	10	洗手 用物准备：膀胱残余尿测定仪、耦合剂、擦手纸、速干手消毒剂、病例、执行单、PDA 核对医嘱、执行单	2 5 3	未核对扣3分 其余1项不合要求扣1分	

项目	总分	技术操作要求	标分	评分标准	扣分
评估	10	携用物至床旁，查对患者，询问患者姓名，查看手腕带与执行单信息是否一致 询问、了解患者身体状况，向患者和家属了解沟通，取得配合：嘱患者测量前4小时饮水300~400ml，4小时内患者自行排尿后立即测量残余尿 患者评估：患者配合程度及膀胱区域皮肤情况、管路情况及心理状况。 环境安静、清洁、舒适，调节适宜温湿度，关闭门窗、遮挡屏风 患者沟通时语言规范，态度和蔼	2 3 3 1 1	未核对扣3分 未查对床头牌、手腕带各扣2分 查对患者姓名不规范扣2分 其余1项不合要求扣1分	
操作过程	60	核对患者床号、姓名、住院号 摇高床头30°~45°，双下肢屈曲 暴露下腹部（耻骨联合上2横指），涂耦合剂 将膀胱残余尿测定仪探头轻压膀胱区，笑脸方向朝向患者面部，与垂直方向呈10°~30°，按预扫描键，缓慢移动探头，寻找最大最清晰的膀胱液性暗区，按扫描键，进行测量，得出数值 擦净皮肤及探头 制订饮水计划 再次核对，整理床单位、用物 洗手，记录	5 5 5 25 5 5 5 5	未核对一次扣3分 查对患者姓名不规范扣2分 操作中未与患者交流扣5分 暴露患者隐私扣3分 其余一项不合格扣1分	
操作后	5	帮助患者取舒适体位、爱护体贴患者 物品处理正确 洗手、记录	2 2 1		
评价	5	查对规范，操作准确、熟练，步骤正确 爱伤观念强，患者无不适，与患者沟通有效 操作时间10分钟	2 2 1	1项不合要求扣1分 时间每延长2分钟扣1分	
理论提问	5	残余尿测定的定义是什么	5	选择其中一项，少1条扣1分	
合计	100				

理论提问

残余尿测定的定义是什么？

答：膀胱残余尿量测定是指排尿后立即检查测定膀胱内残余尿量。

（陈蕊　张云梅　杨秋玲　梁允芹）

第十节 ≫ 吞咽障碍筛查及直接摄食训练技术

科室：　　　　姓名：　　　　考核人员：　　　　考核日期：　　年　月　日

项目	总分	技术操作要求	标分	评分标准	扣分
仪表	5	仪表、着装符合护士礼仪规范	5	1项不合要求扣2分	
操作前准备	10	洗手 用物准备：压舌板、听诊器、手电筒、30ml凉开水或矿泉水、长柄小勺、舒食素S数袋、量杯1个、手表、EAT-10吞咽障碍筛查量表、擦手纸、垃圾袋、速干手消毒剂、病例、执行单、PDA 核对医嘱、执行单	2 5 3	未核对扣3分 其余1项不合要求扣1分	
评估	10	携用物至床旁，查对患者，询问患者姓名，查看手腕带与执行单信息是否一致 核对患者，询问、了解患者身体状况，向患者解释吞咽障碍筛查及直接摄食训练的目的，取得配合 患者评估：评估患者皮肤情况、管路情况及心理状况。通过沟通或饮水的方法初步判断吞咽功能或是否有误吸的风险 环境安静、清洁、舒适，调节适宜温湿度 患者沟通时语言规范，态度和蔼	2 3 3 1 1	未核对扣3分 未查对床头牌、手腕带各扣2分 查对患者姓名不规范扣2分 其余1项不合要求扣1分	
操作过程		协助患者取坐位或半卧位 评估患者意识状态和头部抬高的姿势：使用压舌板及手电筒，嘱患者张口评估咽部情况，嘱患者伸舌、鼓腮 颈部听诊：将听诊器放在喉的外缘，能听到正常呼吸、吞咽和讲话时的气流声，检查者用听诊器听呼吸的声音，在吞咽前后听呼吸音作对比，分辨呼吸道是否有分泌物或残留物	2 5 5		

项目	总分	技术操作要求	标分	评分标准	扣分
操作过程	60	使用EAT-10吞咽筛查量表问卷筛查（评估患者量表内容情况）	5	未核对一次扣3分 查对患者姓名不规范扣2分 操作中未与患者交流扣5分 未保护患者安全扣3分 喂食方法不正确扣5分 吞咽结束后未检查口腔有无食物残留1次扣2分 其余一项不合格扣1分	
		反复唾液吞咽试验方法：患者取坐位或半卧位，检查者将手指放在患者的喉结和舌骨处，嘱患者尽量快速反复做吞咽动作，喉结和舌骨随着吞咽运动，越过手指后复位，即判定完成一次吞咽反射	5		
		洼田饮水试验方法：先让患者一次喝下3汤勺水，如无问题再让患者像平时一样喝下30ml水，然后观察和记录饮水时间，有无呛咳，饮水情况等，饮水情况的观察包括啜饮、含饮、水从嘴角流出、呛咳、饮后声音改变及听诊情况等	5		
		根据评估结果判断患者目前的吞咽功能	2		
		食物调配 ①微稠（1%）：将1包舒食素S（3g）加入300ml水中，搅拌均匀，静置一分钟；②中稠（2%）：将1包舒食素S（3g）加入150ml水中，搅拌均匀，静置一分钟；③高稠（3%）：1包舒食素S（3g）加入100ml水中，搅拌均匀，静置一分钟	5		
		进食体位：协助患者取坐位或躯干30°仰卧位，头部前屈，偏瘫侧肩部倚枕垫起，喂食者位于患者健侧	2		
		食物在口中位置：食物放在口中健侧舌后部或健侧颊部，有利于食物的吞咽。	3		
		吞咽方法 侧方吞咽：让患者分别左右转头做侧方吞咽，可除去梨状隐窝处的食物残留	3		
		空吞咽与交替吞咽：每次进食吞咽后反复做几次空吞咽，使食团全部咽下，然后再进食	3		
		用力吞咽：让患者将舌用力向后移动帮助食物推进	3		
		点头样吞咽：颈部尽量前屈，形状似点头，同时做空吞咽动作	3		
		低头吞咽：颈部尽量前屈姿势吞咽	3		
		检查患者口腔有无食物残留	2		
		口述：进食后保持坐位或半卧位30分钟以上，勿剧烈运动或咳嗽	4		

项目	总分	技术操作要求	标分	评分标准	扣分
操作后	5	帮助患者取舒适体位、爱护体贴患者 物品处理正确 再次核对，洗手、记录	2 2 1	1处不合要求扣1分	
评价	5	查对规范，操作准确、熟练，步骤正确 爱伤观念强，患者无不适，与患者沟通有效 操作时间10分钟	2 2 1	1项不合要求扣1分 时间每延长2分钟扣1分	
理论提问	5	吞咽障碍指导训练技术的目的是什么 吞咽障碍训练防止误吸的注意事项有哪些	5	选择其中1项，少1条扣1分	
合计	100				

理论提问

1. 吞咽障碍指导训练技术的目的是什么？

答：①使吞咽功能的效率和有效性最大化，保证营养供应，改善与吞咽相关的生活质量；②规避吞咽障碍相关的风险：如患者体位、襁褓包裹婴儿，患者对辅助和监督的需要；③判断经口进食的安全性。

2. 吞咽障碍训练防止误吸的注意事项有哪些？

答：①重视初步筛查及每次进食期间的观察，特别是隐性误吸发生；②运用吞咽功能训练，保证患者安全进食，避免误吸；③患者不能单独进食时，进食或摄食训练前后应认真清洁口腔，防止误吸；④吞咽功能训练时，因人而异选择合适体位；⑤为避免训练时食物误入气管，可结合声门上吞咽训练方法。这样在吞咽时可使声带闭合，封闭喉部后再吞咽，吞咽后咳嗽可除去残留在咽喉部的食物残渣；⑥避免食用有碎屑的糕饼类食物和缺少内聚力的食物，防止误吸。

（石莹　徐彦娜　房芳芳　吴倩倩）

第十一节 ≫ 日常生活活动能力指导训练技术

科室：　　　　姓名：　　　　考核人员：　　　　考核日期：　　年　　月　　日

项目	总分	技术操作要求	标分	评分标准	扣分
仪表	5	仪表、着装符合护士礼仪规范	5	1项不合要求扣2分	
操作前准备	10	洗手 用物准备：梳子、两个水杯、碗、勺子、毛巾（治疗巾）、病员服、袜子、纸巾、软枕、速干手消毒剂、病例、执行单、PDA 核对医嘱、执行单	2 5 3	未核对扣3分 其余1项不合要求扣1分	
评估	10	携用物至床旁，查对患者，询问患者姓名，查看手腕带与执行单信息是否一致 评估病情询问、了解患者身体状况，向患者和家属解释操作目的、方法，取得配合 评估患者病情、皮肤情况、肌力、肌张力、管道情况、站位坐位平衡能力，心理状况 环境安静、清洁、舒适，调节适宜温湿度 与患者沟通时语言规范，态度和蔼	3 3 2 1 1	未核对扣3分 未查对床头牌、手腕带各扣2分 查对患者姓名不规范扣2分 其余1项不合要求扣1分	
操作过程	60	再次核对患者信息 摇高床头，协助患者取坐位（患侧肩下垫枕），双上肢放于床头桌上 梳头：患手4指并拢，拇指分开，健手将梳子通过手带固定在患手，用健侧手臂带动患侧手臂上举，完成梳头 漱口：垫治疗巾（毛巾），患手4指并拢，拇指分开，健手握住漱口杯将漱口杯把手套在患手4指上，患手拇指置于对掌的位置固定漱口杯，健手握住患手，用健侧手臂带动患侧手臂上举，将水送入口中，清洁口腔，健手拿杯子接漱口水（吐出） 洗脸：将毛巾平铺在餐板上，健手将毛巾包裹患手，健手带动患手完成脸部清洁，再清洁患手，最后清洁健手	2 2 8 8 8	未核对一次扣3分 查对患者姓名不规范扣2分 操作中未与患者交流扣5分 其余一项不合格扣1分	

续表

项目	总分	技术操作要求	标分	评分标准	扣分
操作过程	60	进食训练：健手将带有万能手带的勺子套在患侧4个手指上，拇指固定，健侧上肢辅助患侧上肢将食物送入口中，将卫生纸放入患手中，进行面部擦嘴动作，撤治疗巾（毛巾）	8	未核对一次扣3分 查对患者姓名不规范扣2分 操作中未与患者交流扣5分 其余一项不合格扣1分	
		床椅之间的转移：将餐板放至床尾，协助患者转移至床边座椅上坐稳	2		
		穿衣裤鞋袜训练：穿前开襟的衣服时，先穿患侧，后穿健侧，衣领朝外，衣袖放在两腿之间，患者取坐位，利用健侧手将患侧手臂放入袖筒内，健手将衣袖拉到肘关节，健手捏住健侧衣领环绕背后，穿上健侧，系扣子；穿裤子时，用健侧手从腘窝处将患腿抬起置于健侧腿上，健手将裤腿挽起套于患足踝关节，将裤腰沿踝、膝向上拉至膝上，健手将袜筒撑开套于患足5趾，上提袜筒穿好袜子，用健手为患足穿好鞋子，放下患腿，穿健腿裤子，袜和鞋，患者健手将裤腰尽量上提至臀下，护士协助患者取站立位，患者用健手将裤腰提上并系紧腰带，最后坐下，整理衣裤	8		
		脱衣裤鞋袜训练：患者取坐位，健手将患侧衣领拉至肩部以下，先脱健侧再脱患侧；脱裤子，站起时将裤子退至臀部以下，协助坐下后，按照先脱健侧再脱患侧的顺序依次将鞋、袜、裤子脱下	8		
		消毒手	2		
		再次核对，执行单签名	2		
		询问患者感受、交代注意事项	2		
操作后	5	帮助患者取舒适体位、爱护体贴患者	2		
		物品处理正确	2		
		洗手、记录	1		
评价	5	查对规范，操作准确、熟练、节力	2	1项不合要求扣1分 时间每延长2分钟扣1分	
		爱伤观念强，患者无不适，与患者沟通有效	2		
		操作时间10分钟	1		

续表

项目	总分	技术操作要求	标分	评分标准	扣分
理论提问	5	ADL训练指导的注意事项有哪些		少1条扣1分	
合计	100				

理论提问

ADL训练指导的注意事项有哪些?

答:①训练前做好各项准备:如帮助患者排空大小便、固定好各种导管等;②遵循循序渐进的训练原则,训练时从易到难,切忌急躁,并注意保护,以防意外发生;③训练时给予充足的时间和必要的指导:操作者要有耐心,对患者的每一个微小进步都应给予恰当的肯定和赞扬,从而增强患者的信心;④训练后要注意观察患者精神状态和身体状况:是否过度疲劳,有无身体不适,以便及时给予必要的处理;⑤辅助用具指导训练:由于残疾程度不同,护理人员要为患者选用适当的辅助用具,必要时需对环境条件做适当的调整,对患者家居环境给予建设性的指导意见。

(陈亚婷 李蒙蒙 刘秀 宗慧)

第十二节 ≫ 轮椅应用指导训练技术

科室: 姓名: 考核人员: 考核日期: 年   月   日

项目	总分	技术操作要求	标分	评分标准	扣分
仪表	5	仪表、着装符合护士礼仪规范	5	1项不合要求扣2分	
操作前准备	10	洗手 物品准备:轮椅、速干手消毒剂、执行单、病历夹、PDA 核对医嘱、执行单	2 5 3	未核对扣3分 其余1项不合要求扣1分	

项目	总分	技术操作要求	标分	评分标准	扣分
评估	10	携用物至床旁，查对患者，询问患者姓名，查看手腕带与执行单信息是否一致 了解患者病情、合作程度；解释操作目的、方法及如何配合，询问是否大小便 患者评估：患者病情、意识状态，患者上下肢肌力、肌张力、平衡能力、心理情况、皮肤情况、管路情况，有无骨盆骨折； 检查轮椅性能 环境安静、清洁、舒适，调节适宜温湿度 与患者沟通时语言规范，态度和蔼	2 2 2 2 1 1	未核对扣3分 未查对床头牌、手腕带各扣2分 查对患者姓名不规范扣2分 未解释操作目的、方法扣2分 少评估1项扣1分 其余1项不合要求扣1分	
操作过程		轮椅的性能检查及介绍：协助患者取坐位，检查及介绍轮椅把手、靠背、坐垫、横杆、大架、扶手、手闸、大轮、手动圈、手刹、脚托和脚踏板、安全带等组成部分 轮椅打开与收起的指导：打开时，双手掌分别放在坐位两边的横杆上（扶手下方），同时向下用力打开；收起时，先将脚踏板翻起，然后双手握住坐垫中央两端，同时向上提拉 根据患者需要择合适的轮椅：轮椅座高为腘窝距离椅缘4cm，座宽为臀部最宽处距椅缘5cm，座深为腘窝距离椅缘5cm，椅背高度为椅背最高处距腋窝10cm，扶手高度为上臂自然下垂，肘关节屈曲90°，前臂下缘距椅面的距离2.5cm，脚踏板高度距离地面至少5cm	3 3 4		

续表

项目	总分		技术操作要求	标分	评分标准	扣分
操作过程	60	截瘫	由床到轮椅的垂直转移：将病床调节至与轮椅齐平的高度，轮椅与床成直角，关闭手闸，协助患者以双手多次撑起动作，将臀部移至床边，背向轮椅，将双手放在轮椅扶手两侧，撑起上身，使臀部向后坐于轮椅内，再打开手闸，将轮椅移至足跟到床沿，关闭手闸，移回脚踏板，将双足放于脚踏板上面	10	操作中未与患者交流扣5分 未保护患者安全一次扣3分 未妥善安置导管扣3分 未及时给予患者帮助一次扣2分 操作过程未遵循节力的原则扣3分 其余一项不合格扣1分	
			体位：协助患者取坐位，指导正确坐姿：臀部紧贴后靠背，坐姿端正，双眼平视，上身稍向前倾，双手握住轮椅扶手，肘关节屈曲；下肢：双膝关节屈曲，髋与髋部处于同一高度，双足平行，双足间距与骨盆同宽	8		
			推进与后退训练：患者坐稳，身体保持平衡。后退：双手握住手动圈前方，身体微前倾，双手同时向后用力使轮椅缓慢后退。推进：双眼注视前方，双手握住手动圈后方，身体前倾，双臂同时向前用力使轮椅前行	8		
			转换方向训练：以转向右侧为例，患者先将右手置于手动圈的前方，左手置于手动圈的后方，向前向右移动，左侧反之	7		
			减压训练：指导患者每隔15~20分钟用双上肢支撑身体抬起臀部，进行减压，不能用手支撑起身体者，可将躯干侧倾，交替使一侧臀部离开坐垫，进行轮流减压	7		
			轮椅到床的侧方转移：患者将轮椅和床平行靠近，固定刹车，卸下靠床侧扶手，移开脚踏板，躯干前倾，双手各支撑床与轮椅，抬起上身，将臀部移至床上，再双手支撑床面，将身体移于床上中间位置，用上肢帮助摆正下肢的位置	10		

项目	总分		技术操作要求	标分	评分标准	扣分
操作过程	60	偏瘫	将轮椅放在患者健侧与床呈45°，刹住轮椅，侧移脚踏板或打开脚踏板，协助患者从仰卧位到床边坐位，双足平放在地面上	5	操作中未与患者交流扣5分 未保护患者安全一次扣3分 未妥善安置导管扣3分 未及时给予患者帮助一次扣2分 操作过程未遵循节力的原则扣3分 其余一项不合格扣1分	
			完全帮助转移技术： 患者偏瘦型转移方法：护理人员面向患者站立，双膝微曲，腰背挺直，用膝部抵住患膝，防止患膝倒向外侧，患者双臂抱住操作者颈部，或双手放于操作者肩胛部，护理人员双手托住患者臀部或拉住腰带，与患者一起向前向上用力，完成抬臀动作，将患者放在紧贴轮椅靠背处坐下	9		
			双手托住患者肩胛内缘，将患者向前上方拉起，患者双臂抱住操作者颈部，或双手放于操作者肩胛部，与操作者一起，向前向上用力，完成抬臀，把患者放在紧贴轮椅靠背处坐下。由轮椅返回病床，反之	9		
			协助转移技术：辅助下由床到轮椅的转移：将轮椅放在患者健侧与床呈45°，刹住轮椅，侧移脚踏板或打开脚踏板，护理人员站在患者患侧，面向患者，用同侧手握住患手，另一手托住患者肘部，患者患足位于健足稍后方，健手支撑于轮椅远侧扶手，同时患者手拉住护理人员的手站起，以双足为支点，协助患者臀部向后向下移动坐于轮椅上。由轮椅到床转移，反之	9		
			独立转移技术：由床到轮椅的转移：将床调至与轮椅齐平的高度，轮椅放在患者健侧与床呈45°，刹住轮椅，侧移脚踏板或打开脚踏板，患者坐在床边，双足平放于地面上，患者健手支撑于轮椅远侧扶手，患手支撑于床上，健手用力支撑，坐至轮椅上，翻下脚踏板，将患者双脚放于脚踏板上	9		
			由轮椅到床的转移：将病床高度调节至于轮椅齐平，使轮椅与床呈45°，刹住轮椅，打开脚踏板，患者双足前脚掌着地，向前倾斜躯干，用健腿支撑，健手扶住近侧轮椅扶手站起，再用健手扶住床面，维持平衡，以健腿为支轴，转动身体，使臀部在床边缓慢坐下，调整患侧肢体，保持坐位平衡	9		

项目	总分	技术操作要求	标分	评分标准	扣分
操作后	3	帮助患者取舒适体位、爱护体贴患者 再次核对患者信息，交代注意事项	2 1		
评价	7	查对规范，操作准确、熟练、节力，步骤正确 爱伤观念强，患者无不适，与患者沟通有效 注意保护患者安全 操作时间10分钟	2 2 2 1	1项不合要求扣1分 时间每延长2分钟扣1分	
理论提问	5	轮椅使用的禁忌证是什么	5	选择其中一项，少1条扣1分	
合计	100				

理论提问

轮椅使用的禁忌证是什么？

答：严重臀部压力性损伤或骨盆骨折未愈合。

（胡喜立　李冰倩　常飞　史大龙）

第十三节 >> 助行器应用指导训练技术

科室：　　　　姓名：　　　　考核人员：　　　　考核日期：　　年　　月　　日

项目	总分	技术操作要求	标分	评分标准	扣分
仪表	5	仪表、着装符合护士礼仪规范	5	1项不合要求扣2分	
操作前准备	10	洗手 物品准备：助行器、腋拐、手杖、病例、PDA、执行单、弯盘、速干手消毒剂 核对医嘱、执行单	2 5 3	未核对扣3分 其余1项不合要求扣1分	

续表

项目	总分	技术操作要求	标分	评分标准	扣分
评估	10	携用物至床旁，查对患者，询问患者姓名，查看手腕带与执行单信息是否一致	2	未核对扣3分 未查对床头牌、手腕带各扣2分 查对患者姓名不规范扣2分 未解释操作目的、方法扣2分 少评估1项扣1分 其余1项不合要求扣1分	
		了解患者病情、合作程度；解释操作目的、方法及如何配合，询问是否大小便	2		
		患者评估：患者病情、意识状态，患者上下肢肌力、肌张力、平衡能力、心理情况、皮肤情况、管路情况	2		
		环境安静、清洁、舒适，调节适宜温湿度	2		
		患者沟通时语言规范，态度和蔼	2		
操作过程	60	助行器15 介绍构造：扶手、横杆、直立杆	2	为保护患者安全扣3分 操作中未与患者交流扣5分 未妥善安置导管扣3分 未及时给予患者帮助一次扣2分 其余一项不合格扣1分	
		检查安全性能：螺丝是否拧紧，有无防滑垫、连接紧密性，是否处于备用状态	2		
		调节助行器高度：与身体两侧股骨大转子在同一水平面	2		
		起始点选择：双手握助行器自然前伸，自然放下的位置	2		
		交互型助行器：将患侧助行器先向前移动，健腿迈出，再向健侧助行器前移动，患腿跟上。交替移动前进	3		
		固定型助行器： （三点步）双手提起助行器两侧扶手同时向前放于地面，重心前移，双手支撑体重，患腿迈出，健腿跟上	2		
		（两点步）双手提起助行器两侧扶手与患腿同时向前放于地面，健腿跟上。	2		
操作过程		介绍构造：腋横把、扶手、楞脚	2		
		检查安全性能：螺丝是否上紧，有无防滑垫、连接紧密性，是否处于备用状态	2		
		调节腋杖高度：身高减去41cm。（楞脚放于小脚趾前外侧15cm处，腋横把在腋下4横指的位置）	3		

项目	总分	技术操作要求	标分	评分标准	扣分
操作过程	腋杖30	起始点选择：双手持腋杖自然前伸，自然放下的位置	2	未保护患者安全扣3分 操作中未与患者交流扣5分 未妥善安置导管扣3分 未及时给予患者帮助一次扣2分 其余一项不合格扣1分	
		腋杖的使用：			
		交替拖地步行：先将一侧拐向前伸出，再伸出另一侧拐，重心前移，双手支撑体重，双足同时拖地向前移动至拐脚附近。	3		
		同时拖地步行：将双拐同时向前方伸出，重心前移，双手支撑体重，双足同时拖地移动至拐脚附近	3		
		摆至步：将双拐同时向前方伸出，然后双手支撑身体重心前移，使双足离地，下肢同时摆动，将双足摆至双拐落地点临近着地	3		
		摆过步：将双拐同时向前方伸出，然后双手支撑身体重心前移，使双足离地，下肢向前摆动，将双足越过双拐落地点前方并着地，再使双拐向前伸出取得平衡	3		
		四点步：先将患侧拐向前伸出，重心移向患侧，迈出健腿，再将健侧拐向前伸出，重心前移，患腿跟上，每次移动一个点，保持四个点在地面，如此反复进行	3		
		三点步：将双拐同时向前伸出，重心前移，双手支撑体重，患腿迈出，健腿跟上	3		
		两点步：患侧拐与健腿同时向前迈出为第一落地点，重心移向患侧，然后健侧拐与患腿再向前迈出为第二落地点。如此反复进行	3		
操作过程	手杖15	介绍构造：扶手、直立杆、四角	2		
		检查安全性能：螺丝是否拧紧，有无防滑垫、连接紧密性，是否处于备用状态	2		
		调节四角型手杖高度：患者穿上鞋或矫形器站立，肘关节屈曲30°，腕关节背伸，小趾前外侧15cm处至背伸手掌面的距离即为手杖的长度	2		
		起始点选择：手握手杖自然前伸，自然放下的位置	3		

续表

项目	总分	技术操作要求	标分	评分标准	扣分
操作过程		手杖的使用： 三点步：手杖先向前一小步，患腿迈出，健腿跟上，以健腿为重心支撑，身体略向健侧倾斜，可减轻患侧负重 两点步：手杖与患腿同时向前迈出，健腿跟上	3 3		
操作后	3	帮助患者取舒适体位、询问患者感受 再次核对患者信息，交代注意事项	2 1		
评价	7	查对规范，操作准确、熟练、节力，步骤正确 爱伤观念强，患者无不适，与患者沟通有效 注意保护患者安全 操作时间10分钟	2 2 2 1	1项不合要求扣1分 时间每延长2分钟扣1分	
理论提问	5	助行器应用指导训练的健康教育有哪些	5	少1条扣1分	
合计	100				

理论提问

助行器应用指导训练的健康教育有哪些?

答：①使用助行器时应确保安全，步态训练应先在双杠内进行，再练习使用拐杖行走，最后再独立行走；②根据患者的实际需要选择助行器，患者使用助行器进行功能训练时，护士必须评估病情，有效地监督和指导；③老年人使用助行车时因有四个轮，移动容易，但要注意安全防范，指导患者身体应保持与地面垂直，防止滑倒；④使用助行器时患者腋下、肘部、腕部等部位长期受压，容易造成压力性损伤，应多观察，及早预防。

（曲莹璐　李丰丰　蒲盼盼　李静瑶）

第四章　常见神经系统疾病的康复护理

第一节 》 脑卒中的康复护理

案例引入：

患者王某，男性，66岁，因"发现右侧肢体活动不灵伴言语不清2小时"急诊入院。患者晨起时发现右侧肢体活动不灵伴言语不清就诊，无头痛、头晕，无恶心、呕吐，无抽搐及大小便失禁。既往高血压病12年，糖尿病5年，均未规律服药治疗。吸烟20年，约15支/天；少量饮酒。身体评估：体温36.2℃，脉搏64次/分，呼吸15次/分。神志清，双侧瞳孔等大等圆，对光反射灵敏。语言不清，右侧鼻唇沟变浅，伸舌右偏，饮水无呛咳。左侧肢体肌力Ⅴ级，右侧肢体肌力Ⅰ级，肌张力不高，腱反射可引出。急查头颅CT示未发现高密度灶，发病2天后复查CT示左侧基底节区片状低密度影。日常生活由护工照顾，患者情绪低落，睡眠差，常独自流泪。

讨论分析：

（1）该患者主要的康复诊断是什么？

（2）针对患者存在的功能障碍，应进行哪些方面的功能评定？如何进行？

（3）康复介入的一般步骤是什么？

（4）如何对该患者进行康复护理？

（5）如何对该患者进行健康教育及出院指导？

一、概述

脑卒中（stroke）是指突然发病、迅速出现局限性或弥漫性脑功能缺损的一组器质性脑损伤导致的脑血管疾病，临床常见缺血性脑卒中（脑梗死）和出血性脑卒中（脑出血、蛛网膜下腔出血）。

2015年世界卫生组织报道人类死亡的原因中，脑卒中居第二位。2008年卫生部公布的第三次全国死因调查，脑卒中（136.64／10万）已超过恶性肿瘤（135.88／10万）成为我国第一致死病因。我国脑卒中患病率400～700／10万，发病率为120～180／10万，每年新发病例＞150万，存活者600万～700万，且2/3的存活者有不同程度的功能障碍。康复介入不仅能促进机体功能恢复，预防并发症的发生，而且能引导患者以积极的态度对待疾病，改善患者的精神状态。

二、主要功能障碍

1. 运动功能障碍

运动功能障碍是指运动系统的任何部位受损所导致的骨骼肌活动异常，可分为瘫痪、不随意运动及共济失调等，也是脑卒中后最常见的功能障碍。脑卒中后运动障碍主要因运动神经元受损引起肢体瘫痪，多表现为单个肢体或一侧肢体不同程度的瘫痪或无力。运动功能恢复一般要经过三个时期：弛缓性瘫痪期、痉挛期、恢复期。

2. 言语功能障碍

脑卒中患者言语功能障碍发生率为40%～50%，是常见的功能障碍之一。言语障碍（language disorders）可分为失语症和构音障碍。失语症是指在意识清楚，发音和构音没有障碍的情况下，大脑皮质与语言功能有关的区域受损导致的语言交流能力障碍，是优势大脑半球损害的重要症状之一；构音障碍为发音含糊不清而用词正确，与发音清楚用词不正确的失语不同，是一种纯言语障碍，表现为发声困难，发音不清，声音、音调及语速异常。

3. 吞咽功能障碍

由于下颌、双唇、舌、软腭、咽喉、食管括约肌或食管功能受损，不能安全有效地把食物由口送到胃内的进食困难，称为吞咽功能障碍。脑卒中急性期吞咽功能障碍发生率为29%～64%。还可造成误吸、吸入性肺炎、支气管痉挛、气道阻塞、窒息、脱水和营养不良等，从而影响患者的预后，甚至增加病死率。

4. 感觉功能障碍

脑卒中患者中约有65%的人存在不同程度、不同类型的感觉障碍。临床上将感觉障碍分为抑制性症状和刺激性症状两大类。抑制性症状为感觉传导通路受到破坏或功能受到抑制时，出现感觉缺失或感觉减退；刺激性症状为感觉传导通路受刺激或兴奋性增高而出现感觉过敏、感觉过度、感觉异常、感觉倒错和疼痛。

5. 认知功能障碍

认知是人脑接受外界信息，经过加工处理，转换成内在心理活动，从而获取知识或应用知识的过程。认知功能障碍是指脑的器质性病变如脑卒中、肿瘤、外伤等所造成的患者在注意、记忆、语言、思维以及感知等高级皮层机能方面出现的障碍。认知功能障碍包括记忆障碍、注意障碍、执行力障碍、思维障碍、知觉障碍、失语症、失用症、失认症、轻度认知障碍和痴呆等。

6. 尿便障碍

尿便障碍包括排尿障碍和排便障碍，主要由自主神经功能紊乱所致，病变部位在大脑皮质、下丘脑、脑干和脊髓。

7. 心理障碍

由于患者脑卒中损伤的部位、面积及患者本身的性格特点、心理承受能力、家庭支持等不同，脑卒中后心理障碍表现也不同。脑卒中后患者心理变化可分为6个时期：震惊期、否认期、抑郁期、脑卒中后焦虑、反对独立期、适应期。患者可能经历6个时期的全部过程，也可能经历其中1～2个时期。

三、康复护理评定

（一）运动功能评定

运动功能评定主要是对肌力与肌张力、平衡能力、步行能力和整体运动功能等进行评定。

1. 肌力与肌张力评定

临床常用的肌力评定方法包括徒手肌力评定和器械评定。肌张力的临床分级评定量表较多，其中简单、易于掌握的肌张力评定量表包括肌张力临床分级量表、改良Ashworth痉挛评定量表和迟缓性肌张力分级量表，详见第二章第一节。

2. 平衡协调功能评定

平衡能力是指不同环境下维持自身稳定的一种能力；协调能力是指人体产生平滑、准确、有控制的运动能力。

（1）平衡功能评定：人体平衡可分为静态平衡（一级平衡）、自我动态平衡（二级平衡）和他人动态平衡（三级平衡）。静态平衡是指人体在无外力作用下，在睁眼和闭眼时维持某种姿势稳定的过程，如坐位；自我动态平衡，指人体在无外力作用下进行各种自主运动或各种姿势转换的过程，在整个过程中保持平衡状态，如行走、跑跳过程的平衡；他人动态平衡是指人体在外力作用下，当身体重心发生改变时，迅速调整重心和姿势，保持身体平衡的过程，如逆风行走。

评定方法：①观察法：观察患者在静止状态、运动状态是否能保持平衡，来进行粗略的筛选；②量表评定法：主观评定后的记录方法。对早期卧床和坐位平衡能力的评定可采用脑卒中姿势评定量表（posture assessment of stroke scale，PASS）（表4-1-1）。对有站立平衡能力的患者，可以采用Berg平衡量表（berg balance scale，BBS）（附录7）；③平衡测试仪评定，采用高精度压力传感器和电子计算机技术，来评定躯体感受、视觉、前庭系统对于平衡及姿势控制的作用与影响。

表4-1-1　脑卒中患者姿势评定量表（PASS）

一、姿势维持

1. 无支持下保持坐位（坐在一张高约50cm的检查台的边上或坐在椅子上，如Bobath床，双脚触地）

0分：不能保持坐位

1分：能在轻微的支持下（如用一只手）保持坐位

2分：能在没有支持下保持坐位＞10秒

3分：能在没有支持下保持坐位5分钟

2. 支持下保持站位（脚的位置随意，没有任何限制）

0分：不能保持站立，甚至在支持下也不能

1分：能在2个人强有力的支持下保持站立

2分：能在1个人中等强度的支持下保持站立

3分：能在仅一只手的支持下就可保持站立

3. 无支持保持站位（脚的位置随意，没有任何限制）

0分：没有支持不能站立

1分：能在没有支持下保持站立10秒，或用一条腿持重严重倾斜站立

2分：能在没有支持下保持站立1分钟，或身体轻微不对称站立

3分：能在没有支持下保持站立＞1分钟，同时手臂的运动可以超过肩关节水平

4. 用非瘫痪侧下肢站立（没有任何限制）

0分：不能用非瘫痪侧下肢站立

1分：能用非瘫痪侧下肢站立几秒

2分：能用非瘫痪侧下肢站立＞5秒

3分：能用非瘫痪侧下肢站立＞10秒

5. 用瘫痪侧下肢站立（没有任何限制）

项目和评分标准同4

二、变换姿势

项目6~12评分标准如下（项目6~11在一张高50cm的检查台子边上进行，如Bobath床；项目10~12在没有任何帮助支持下进行，没有任何限制）

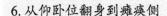

续表

6. 从仰卧位翻身到瘫痪侧

7. 从仰卧位翻身到非瘫痪侧

8. 从仰卧位到床边坐位

9. 从床边坐位回到仰卧位

10. 从坐位站起

11. 从站位回到坐位

12. 站位从地板上拾起一支铅笔

评分标准：

0分：不能完成该项活动

1分：在较多帮助下能完成该项活动

2分：在较少帮助下能完成该项活动

3分：在没有帮助下能完成该项活动

得分_____ 评定者_____

（2）协调功能评定：上肢协调评定常采用指鼻实验、对指实验、轮替实验；下肢协调评定常用的是跟-膝-胫实验。

3. 步行能力 观察患者行走中的表现，或采取量表如Hoffer步行能力分级、Holden步行功能分类等；或用"站起—走"计时测试、6分钟或10分钟步行测试评定。也可以采用步态分析系统测试。

4. 整体运动功能评估 了解患者对整体运动的控制能力，常采用Brunnstrom运动功能评定法（表4-1-2）、Fugl-Meyer评定法等。

表 4-1-2　Brunnstrom运动功能评定法

阶段	上肢	手	下肢
Ⅰ弛缓阶段	弛缓，无任何运动	弛缓，无任何运动	弛缓，无任何运动
Ⅱ痉挛阶段	出现痉挛及共同运动模式	仅有细微的屈曲	出现极少的随意运动

续表

阶段	上肢	手	下肢
Ⅲ联带运动阶段	屈肌异常模式达到高峰，可随意发起协同动作	可有钩状抓握，但不能伸直	伸肌异常模式达到高峰，坐位和站立位时，有髋、膝、踝的协同屈曲
Ⅳ部分分离运动阶段	出现脱离协同运动的活动。肩0°、肘屈90°，前臂可旋前旋后；肘伸直，肩可前屈90°，手臂可触及腰骶部	能侧捏和松开拇指，手指有半随意的小范围伸展	坐位可屈膝90°以上，足可向后滑动，足跟不离地的情况下踝能背屈
Ⅴ分离运动阶段	出现相对独立于协同运动的活动。肘伸直时肩可外展90°；肩前屈30°~90°时，前臂可旋前旋后；肘伸直，前臂中立位，上肢可举过头	可做球状或圆柱状抓握，手指同时伸展，但不能单独伸展	健腿站，患腿可先屈膝，后伸髋；伸膝位踝可背屈
Ⅵ接近正常运动阶段	运动协调接近正常，手指指鼻无辨距不良，速度比健侧慢（≤5秒）	所有的抓握动作均能完成，速度和准确性较健侧慢	站立位可使髋外展到抬起该侧骨盆所能达到的范围；坐位下伸直膝可内外旋下肢，合并足内外翻

（二）言语障碍评估

国内常用的失语症评定方法：包括汉语标准失语症检查，汉语失语症成套测验，详见第二章第四节。

（三）感觉障碍评估

感觉障碍评估应考虑到受影响的感觉类型，所涉及的肢体部位，感觉受损的范围，所受影响的程度。由患者配合，先评定浅感觉，再评定深感觉和复合觉，详见第二章第三节。

（四）认知障碍评估

脑卒中患者认知障碍主要表现在记忆、注意、定向、解决问题能力等方面。

简易精神状态检查量表（mini-mental state examination，MMSE）是国内外应用最广泛的认知筛查量表，内容覆盖定向力、记忆力、注意力、计算力、语言能力和视空间能力（表4-1-3）。

表4-1-3 简易精神状态检查量表（MMSE）

文化程度：□文盲　□小学程度　□中学或以上程度			
评估项目（一）：有以下任何一项的为高危对象			
既往史（近3年）	曾经发生走失		
医学诊断	认知功能障碍（智力障碍、老年痴呆、精神分裂）		
意识状态	有精神行为异常		
视力状态	失明		
评估项目（二）：简易精神状态评价量表（MMSE）			
定向力（5分）	1.现在是	星期几	1分
		几号	1分
		几月	1分
		什么季节	1分
		哪一年	1分
定向力（5分）	2.我们现在在哪里	省市	1分
		区或县	1分
		街道或乡	1分
		什么地方	1分
		第几层楼	1分
即刻记忆力（3分）	3.现在我要说三种东西，在我说完后，请你重复说一遍，请你记住这三样东西，因为几分钟后要再问你的	皮球	1分
		国旗	1分
		树木	1分
注意力和计算力（5分）	4.请您算一算100-7=？连续减5次。（若错了，但下一个答案正确，只记一次错误）	93	1分
		86	1分
		79	1分
		72	1分
		65	1分

回忆能力（3分）	5.请你说出我刚才告诉你让你记住的那些东西	皮球	1分
		国旗	1分
		树木	1分
语言能力（8分）	6.命名能力（2分）	出示手表，问这个是什么东西	1分
		出示钢笔，问这个是什么东西	1分
	7.复述能力（1分）	我现在说一句话，请跟我清楚地重复一遍（四十四只石狮子）	1分
	8.阅读能力（1分）	（闭上你的眼睛）请你念念这句话，并按上面意思去做	1分
	9.三步命令（3分）我给您一张纸，请您按我说的去做，现在开始	用右手拿着这张纸	1分
		用两只手将它对折起来	1分
		放在您的左腿上	1分
	10.书写能力（1分）	要求受试者自己写一句完整的句子（句子必须有主语、动词、有意义）	1分
语言能力（1分）	11.结构能力（1分）	（出示图案）请你照上面图案画下来	1分

评估总分

注：总分30分，分数值与受教育程度有关，文盲≤17分，小学程度≤20分，中学或以上程度≤24分为有认知功能缺陷，以上为正常。13~23分为轻度痴呆，5~12分为中度痴呆，＜5分为重度痴呆

项目评估（一）中有任何一项的认知功能缺陷都必须做家属告知及签名

知觉功能障碍是指在感觉输入系统完整的情况下，大脑皮质特定区域对感觉刺激的认识和整合障碍，分为躯体构图障碍和空间关系综合征。躯体构图障碍分为躯体失认、单侧忽略、疾病失认、手指失认、左右分辨障碍。左右分辨障碍：治疗师坐在患者对面，患者不能按照指令分别指出自己、对方或人体模型的左、右侧。躯体失认：不能执行需要区别

身体各部位的各种指令。手指失认：在患者面前出示一张手指图。嘱患者将手掌朝下放置于桌面上，检查者触及其某一手指后，要求患者从图中指出刚被触及的手指，要求患者睁眼和闭眼分别指认5次，然后进行比较。疾病失认：和患者交谈，患者否认肢体瘫痪的存在或编造各种原因来解释肢体不能正常活动。单侧忽略：分单侧空间忽略和单侧身体忽略，半侧空间忽略评定方法包括删除实验、绘图实验、二等分实验、拼版实验、阅读实验等。空间关系综合征包括图形背景分辨困难、空间定位障碍、空间关系障碍、地形定向障碍、距离与深度知觉障碍等。

（五）吞咽障碍评估

吞咽筛查与评估不仅筛查有无吞咽障碍，更重要的是评估吞咽安全性和有效性方面存在的风险及其程度，如果有或高度怀疑有风险，则应做进一步的临床功能评估和（或）仪器检查。脑卒中患者进食饮水之前须进行吞咽功能筛查，意识障碍患者则视为吞咽障碍。

1. 评估流程

评估流程建议作为工作常规，由筛查开始，初步判断是否存在吞咽障碍及其风险程度，如果有或高度怀疑有风险，则做进一步的临床功能评估和（或）仪器检查（图4-1-1）。

2. 常用吞咽障碍筛查方法

（1）反复唾液吞咽试验：可评估反复吞咽的能力，与误吸的相关性高，是一种安全的筛查方法。

（2）洼田饮水试验：由日本人洼田俊夫在1982年设计后提出，通过饮用30ml水来筛查患者有无吞咽障碍及其程度，安全快捷（表4-1-4）。

（3）改良饮水试验：采用饮用3ml水筛查，降低因筛查带来的误吸风险。可在饮水试验前实施。

表4-1-4 洼田饮水试验评定

级别	检查方法
1级	一次5秒内饮完，无呛咳停顿
2级	一次饮完，但超过5秒；分两次或以上饮完，无呛咳停顿
3级	能一次饮完，但有呛咳
4级	分两次或以上饮完，有呛咳
5级	多次饮完，难以饮完

结果： 正常：1级；可疑：2级；异常：3~5级。

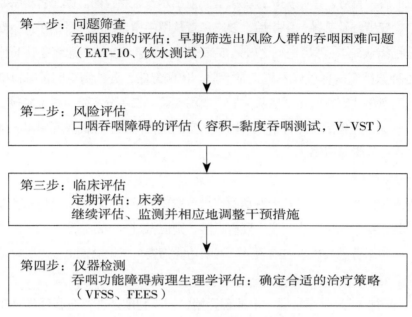

图4-1-1　吞咽筛查与评估流程图

（4）染料测试：气管切开患者，可使用蓝色/绿色食用染料测试。

（5）吞咽功能性交流测试评分（functional communication measure swallowing，FCM）：FCM由美国言语和听力协会编制，能敏感地反映出经口进食和鼻饲管进食之间的变化，治疗师根据临床检查结果来确定吞咽功能是否受损。目前已经得到国际认证并被广泛应用。

3. 临床吞咽评估

临床吞咽评估（clinical swallow evaluation，CSE）称为非仪器评估或床旁检查，为确诊或疑似吞咽障碍患者干预的必要组成部分，分为全面病史评估、口颜面功能和喉部功能评估及进食评估三个部分（图4-1-2）。

（1）全面病史评估

全面了解病史：吞咽相关的病史查阅包括患者的主诉、病史、服药史、疾病转归、医疗程序等一般情况的评估。主观评估包括患者精神状态、合作度、认知、沟通能力、目前营养状况、口腔卫生、呼吸功能、一般运动功能评估。其中患者本人和家属意愿也需要被纳入考量。

（2）口颜面功能和喉部功能评估

1）口颜面功能评估：指对唇、下颌、软腭、舌等与吞咽有关的解剖结构的检查，包括组织结构的完整性、对称性、感觉敏感度、运动功能等，以及咀嚼肌的力量。

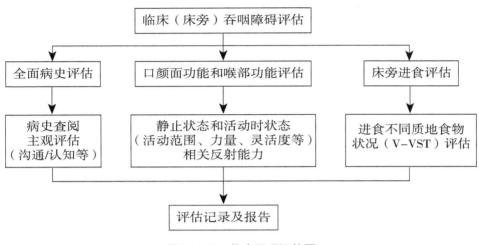

图4-1-2　临床吞咽评估图

2）吞咽相关反射功能：包括吞咽反射、咽反射、咳嗽反射等方面。

3）喉功能评估：包括音质/音量的变化，发音控制/范围，主动的咳嗽/喉部的清理，喉上抬能力等方面。

（3）床旁进食评估（容积-黏度吞咽测试）

所有的床旁进食评估都需要进行容积-黏度吞咽测试（volume-viscosity swallow test，V-VST）。容积-黏度吞咽测试是20世纪90年代西班牙的Pere Clave教授设计，敏感性94%，特异性88%；目的是帮助患者选择摄取液体量最合适的容积和稠度。测试时选择的容积分为少量（5ml）、中量（10ml）、多量（20ml），稠度分为低稠度（水样）、中稠度（浓糊状）、高稠度（布丁状），按照不同组合，完整测试共需9口进食，观察患者吞咽的情况，根据安全性和有效性方面的指标判断进食有无风险。

1）安全性方面的临床特征：以下指标可判断是否有必要增加稠度继续检测，或暂停测试。①咳嗽：吞咽相关的咳嗽提示部分食团已经进入呼吸道，可能发生了误吸；②音质变化：吞咽后声音变得湿润或沙哑，提示可能发生了渗漏或误吸；③血氧饱和度水平下降：基础血氧饱和度下降5%，提示发生了误吸。

2）有效性方面的临床特征：可提示患者未摄取足够热量、营养和水分，可能导致营养不良和脱水等相关风险，因其不会威胁患者的健康，故没有调整稠度的必要。基于有效性方面的特征，需进行以下相关记录：①唇部闭合：闭合不完全导致部分食团漏出；②口腔残留：提示舌的运送能力受损，导致吞咽效率低；③咽部残留：提示咽部食团清除能力受限；④分次吞咽：无法通过单次吞咽动作吞下食团，降低摄取有效性。

3）适应证与禁忌证：注意力良好、合作、没有呼吸问题或身体不适，在体格检查中有喉上抬的患者比较适合做进食评估。有保护气道的能力；有足够的体力/耐力完成进食评估。气管切开的患者在进行此项评估时应准备吸痰设备。患者若有呼吸道问题、精神状况下降和不合作的情形，不建议进行此评估。同时，是否需要做进食评估也受当时条件的影响。

4）V-VST测试方法及注意的问题：

①进食姿势：正常的姿势是进食的前提条件，应观察患者采取何种姿势，是否能保持坐位，进食时躯干是否能保持平衡，姿势的调整是否对进食会产生影响。

②黏稠度和量：一般选择风险程度居中的浓糊状食物开始，依次喂食5ml、10ml、20ml。鉴于中国人的进食习惯，也可把进食量改良为3ml、5ml、10ml。

③放入口的位置：评估患者喂食后张口是否正常、食物入口的顺畅性，是否有食物漏出等。需要注意患者有无吞咽失用、有无半侧空间忽略症、能否集中注意进食、能否听懂指令并执行指令。

④食团清除能力：指有效地移动口腔内食团的能力。重点在于评估食物在口腔中的咀嚼和控制能力、唾液分泌状况和咽下食团能力等，要求患者进食前后说自己的姓名或发声，可以观察口咽腔内有无食团残留及残留量并做判断。

⑤咽下食物的能力：指患者舌头将食团往后送启动吞咽动作的能力。观察吞咽反射是否顺利启动，是否有代偿动作，食团是否顺利地通过咽部、食管最终抵达胃部，整个过程是否有咽部残留、呛咳情形等。

⑥颈部听诊与血氧饱和度监测：测试过程中可以将听诊器放在颈部听诊，透过吞咽声音的特性来辅助判断是否有误吸；也可使用脉氧监测仪对患者的血氧饱和度（SpO_2）进行监测。两者同时使用可以得到更多显性与隐性误吸的相关信息。

⑦分泌物情况：主要是唾液和痰液。观察唾液分泌量是否正常、可否与食物充分搅匀形成食团。进食后痰液是否增多、咳出的痰液是否有食物。及时清理口腔及咽的唾液和痰液（有时含有食物），可减少吸入性肺炎的发生。

（4）直接摄食评估

除V-VST评估外，对有进食能力的患者，需要进行直接摄食评估。观察患者将食物送入口中的过程，是否有意识地进食，包括摄食过程中流畅地抓取食物、将食物正常地送入口中，进食哪种质地的食物，应重点观察以下问题。

1）一口量：评估患者一次安全进食和吞咽的食物量。在临床实践中，用一茶匙（5ml）液体评估患者吞咽功能是较普遍的做法。在吞咽造影检查程序中，甚至主张用更小的量（2~5ml）。

2）进食吞咽时间：包括一次吞咽的时间和用餐的进食时间。

3）呼吸和吞咽的协调情况：正常吞咽时需要瞬间暂停呼吸（喉口关闭0.3～0.5秒），让食物通过咽部。咀嚼时，用鼻呼吸。如果患者在进食过程中呼吸急促，咀嚼时用口呼吸或吞咽时瞬间呼吸，容易引起误吸，应避免此类情况发生。

4）适合患者安全吞咽的食物性状：食物的黏稠度、松散性等在一定程度上决定了吞咽的难易程度，对于吞咽困难患者应评估其适合什么样的食物，或者进食何种食物时易出现呛咳等问题，可参考V-VST方法。相关的质地分类有美国饮食协会发表的国家吞咽困难饮食、国际吞咽障碍食物标准倡议组织发表的国际吞咽障碍食物标准，将食品质地与增稠液体分为8个等级（0～7级）。

5）口服药物评估：患者可否安全吞服药物（如药片、胶囊或药水），中枢神经系统镇静剂（镇静药、阿片类药物和巴比妥类药物）有抑制保护性咳嗽和吞咽反射的不良反应，会导致气道风险。部分患者加用凝胶饮品可有助于正常吞咽。

（5）仪器检查

吞咽造影检查（videofluoroscopic swallowing study，VFSS）：是吞咽障碍检查和诊断的金标准。VFSS是在透视下动态地观察整个吞咽过程。借助软件也可对吞咽整个过程进行时间学和运动学参数分析。

软式喉内窥镜吞咽功能检查（flexible endoscopic examination of swallowing，FEES）通过软管喉镜，在监视器直视下观察患者基本自然状态下平静呼吸、用力呼吸、咳嗽、说话和食物吞咽过程中鼻、咽部、喉部各结构如会厌、杓状软骨和声带等功能状况；了解进食时色素食团残留的位置及量，判断是否存在渗漏/误侵或误吸。

（六）日常生活活动能力评定及生存质量评定

日常生活活动能力障碍是指更衣、进食、清洁、排泄、活动、各种用具的使用等能力障碍，常用的评估量表有改良Barthel指数量表、常用生存质量评定表健康状况SF-36等。

（七）二便障碍评定

1. 排尿障碍评定 包括病史、临床检查、辅助检查等。临床检查涉及全身体格检查、简易膀胱容量和压力测定、膀胱残余尿的测定等。排尿障碍的评定应参考实验室检查、尿流动力学检查、B超等辅助检查结果。

2. 排便障碍评定 包括排便次数、排便量、粪便性状、每次大便消耗时间、括约肌功能等。常用的评定方法包括病史及常规检查方法、肛门直肠直诊（肛门张力、肛门反射、自主收缩）、肛肠测压、排便造影、纤维结肠镜检查、便秘得分和自我观察日记等。

（八）心理评估

应用多种方法获得对个体某一心理现象进行全面、系统和深入的客观描述信息，称为心理评估。方法有心理测验法、观察法、会谈法、调查法、医学检测法等，多种方法结合达到更好的效果。心理测验量表有许多，智力测验常采用韦氏智力量表；精神卫生测验，采用汉密尔顿焦虑量表（附录2）、Zung焦虑自评量表等；人格测验采用的艾森克人格问卷是国际公认的，也是临床上常用的人格测验工具。

四、康复护理原则与目标

（一）康复护理原则

脑卒中患者病情稳定（生命体征稳定，症状、体征不再进展）后，应尽早介入康复治疗护理。脑卒中轻到中度的患者，发病24小时后可进行床边康复、早期离床期的康复训练，训练应循序渐进，必要时在监护条件下进行。康复训练强度需考虑到患者的体力、耐力和心肺功能情况，在条件许可的情况下，开始阶段每天至少45分钟的康复训练，适当增加训练强度，有益于改善患者的各项功能。建议应用标准有效的量表来评价患者脑卒中相关的障碍和功能情况，以决定适当的治疗护理水平，制订个体化的治疗护理方案，并实施康复护理。评价结果和预期结果都应告知患者及其家庭成员或照顾者，获取家庭支持。

（二）康复护理目标

脑卒中康复的根本目的是预防并发症，最大限度地减轻障碍和改善功能，提高日常生活能力，其最终目的是使患者回归家庭，回归社会。

知识点导入

脑卒中早期康复

早期康复干预（early rehabilitation intervention）是指脑卒中急性期当临床症状稳定后24～72小时后可以给予部分离床干预，鼓励患者并逐渐增加康复治疗的主动参与成分。极早期康复干预（very early rehabilitation intervention）是指脑卒中24小时内给予的部分离床康复干预。禁忌证：合并严重脑水肿、神经功能恶化、颅内压增高、频发癫痫、严重心肺功能不全者。

五、康复护理措施

（一）弛缓性瘫痪期（Brunnstrom Ⅰ期）康复护理

指发病1～3周内（脑出血2～3周，脑梗死1周），生命体征平稳，患侧肢体肌力、肌张力、腱反射降低，即Brunnstrom Ⅰ期，此期护理措施主要是早期床上活动，从被动活动开始，至自主助力活动，逐渐过渡到主动运动，同时患者心理状态，预防并发症和继发损害，积极诱发肢体的随意运动，为下一步功能训练做准备。

1. **良肢位**　在脑卒中的恢复过程中，患者会出现肢体痉挛、共同运动和联合反应，限制其主动活动。而早期利用或抑制某些基础反射、注意正确体位会预防和减轻这种痉挛模式的出现和发展，为下一步更积极的治疗奠定良好基础。良肢位正是由此出发，以运动生理学、运动条件反射形成和消退的原理为依据，为防止或对抗异常痉挛模式的出现而设计的一种治疗性体位。

（1）仰卧位：该体位可作为一种替换体位或在发病初期患者不能耐受其他体位时采用。患侧肩胛骨尽量向前伸，在肩胛骨下面垫一软垫；肩关节向外展与身体呈45°；肘关节、腕关节伸展，前臂旋后，掌心向上；手指伸展略分开，拇指外展。患侧臀部下面垫一个软垫，髋关节稍向内旋；膝关节稍弯曲，膝下可垫一小枕；踝关节背曲，保持90°，足尖向上，防止足下垂，在床尾放置枕头。头部避免使用过高的枕头，不要有明显的左右偏斜（可以稍偏向患侧）（图4-1-3）。

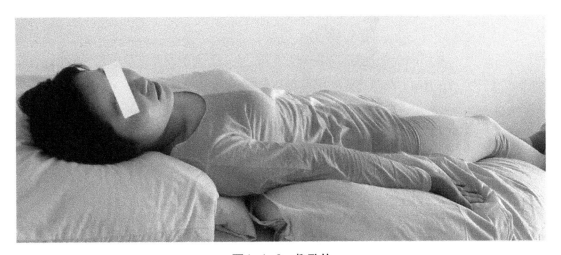

图4-1-3 仰卧位

（2）患侧卧位：该体位增加了患肢的感觉刺激，并使整个患侧上肢拉长，从而减少痉挛，且健手能自由活动。斜侧卧40°～60°，背后用枕头塞稳，患侧上肢前伸，使肩部向前，确保肩胛骨的内缘平靠于胸壁。上臂前伸以避免肩关节受压和后缩。肘关节伸展、前臂旋后，手指张开，掌心向上。手心不应放置任何东西，否则会因抓握反射的影响而引起手内肌的痉挛。患者下肢健肢在前，患肢在后。患侧膝、髋关节屈曲，稍稍被动背屈踝关节；健侧下肢髋、膝关节屈曲，由膝至足部用软枕支持，避免压迫患侧下肢肢体。患侧卧位躯干应稍稍后仰，患侧肩部略向前伸，避免患侧肩部过多承受身体压力而引起疼痛。保持患侧肩胛骨前伸位时，不能直接牵拉患侧上肢，以避免对患侧肩关节的损伤（图4-1-4）。

（3）健侧卧位：患侧上肢下垫一软枕，肩前屈90°～130°，肘和腕关节保持自然伸

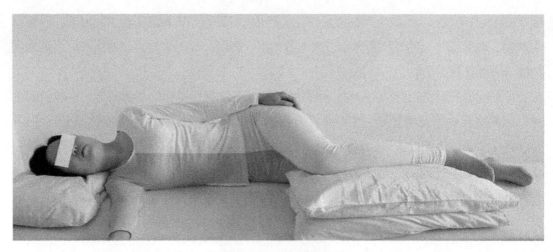

图4-1-4　患侧卧位

展，前臂旋前，腕关节背伸，手心向下自然伸展。患侧骨盆旋前，髋、膝关节呈自然半屈曲位，置于枕上。患足与小腿尽量保持垂直位，身后可放置枕头支撑，手腕呈背伸位，防止手屈曲在枕头边缘；足不能内翻、悬在枕头边缘；两腿之间用枕头隔开（图4-1-5）。

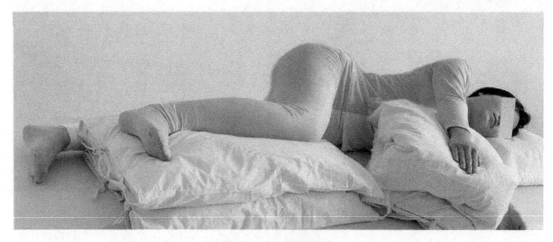

图4-1-5　健侧卧位

　　2. 肢体被动运动　目的是防止或减轻水肿，刺激屈伸肌群，放松痉挛肌肉，牵张挛缩和粘连的肌腱和韧带，维持和恢复关节活动范围，为主动运动做准备。

　　被动运动原则：操作者应参照健侧关节活动范围进行全关节无痛活动，其活动范围是正常的50%～60%，活动先从大关节再到小关节，从健侧开始，再活动患侧，直至主动运动恢复，发病后3~4天进行患肢所有关节全范围被动活动，每日2~3次。

3. 主动运动 弛缓性瘫痪期的所有主动训练都是在床上进行的，主要原则是利用躯干肌的活动以及各种手段，促使肩胛带和骨盆带的功能恢复。

（1）Bobath握手：Bobath技术是由英国物理治疗师Berta Bobath和她的丈夫Karel Bobath探讨创立的一项治疗技术，主要运用与痉挛模式相反的运动模式进行治疗并利用关键点的控制促进运动过程的掌握。Bobath握手是手的抗痉挛模式，广泛用于脑卒中的临床康复治疗。具体方法是双手交叉相握，掌心相对，患手拇指置于健手拇指掌指关节以上。偏瘫早期使用Bobath握手，肘关节伸直，肩胛骨前屈，上举，以活动双上肢，从而维持肩关节活动度，防止痉挛。痉挛期肌张力增高，此时采用Bobath握手，伸直肘关节，可以抑制屈肌异常模式，防止手的屈曲畸形（图4-1-6）。

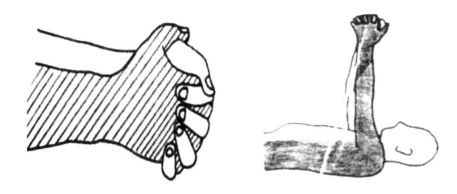

图4-1-6　Bobath握手

（2）床上翻身训练：翻身动作包括被动翻身和主动翻身。翻身前可采用Bobath握手，双上肢腕肘伸展位，保持肘关节尽量伸直。

被动翻身：由仰卧位向患侧翻身：护士首先将患侧上肢保护好，患肢肩部向前伸，伸肘，伸腕，护士用一手掌顶住患肢手掌，另一手拉住患者健手，翻向患侧，而后将患肢置于良肢位。由仰卧位向健侧翻身：护士首先将患侧下肢屈曲，双手分别置于患侧肩部与臀部，用适当力量将患者翻向健侧，而后将患肢置于良肢位。

主动翻身：①摆动翻身法：年轻或能伸肘的患者建议采用此翻身法。患者仰卧位，采用Bobath握手即双手交叉，患手拇指放在健侧拇指上方，双上肢伸展并向头的上方上举，下肢屈膝，双上肢伸展，在头上方水平摆动，借助摆动的惯性，带动身体翻向患侧。②健腿翻身法：患者上肢肌张力高，屈曲挛缩不能伸肘时，建议采用此翻身法。患者仰卧，双上肢屈曲抱胸；健腿屈曲，用健侧脚钩住患侧腿的下方；利用健侧伸膝的力量带动患侧身体翻向健侧。

（3）桥式运动：目的是加强患侧伸髋屈膝肌的练习，避免患者恢复期行走时出现偏瘫步态。

1）双侧桥式运动：仰卧位，上肢放于体侧伸展撑于床面，或双手十指交叉，双上肢上举；双腿屈膝，足支撑在床上，然后将臀部主动抬起，并保持骨盆呈水平位，维持一段时间后慢慢放下。早期训练，可由护士协助固定患侧膝关节和踝关节并拍打刺激患侧臀部，引导患者完成桥式运动（图4-1-7A）。

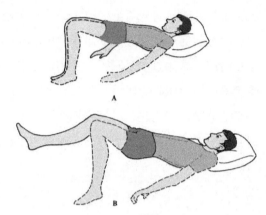

图4-1-7　桥式运动

2）单侧桥式运动：在患者能完成双侧桥式运动后，训练单侧桥式运动，患者健侧下肢伸展悬空，患侧下肢屈膝，患足踏床、伸髋、抬臀完成单侧桥式运动（图4-1-7B）。

3）动态桥式运动：可进一步增强下肢内收、外展的控制能力。仰卧屈膝，足支撑在床上，双膝平行并拢，健侧下肢保持不动，患侧下肢进行内收和外展动作，并控制动作的幅度和速度。然后患侧下肢保持中立位，健侧下肢进行内收、外展动作。

（二）痉挛期（BrunnstromⅡ、Ⅲ期）康复护理

发病2周以后，肢体开始出现运动，同时伴随着痉挛，大约持续3个月，相当于BrunnstromⅡ、Ⅲ期，此期主要是控制肌痉挛和异常的运动模式，训练运动控制促进分离运动出现。

1. 抗痉挛训练

上肢抗痉挛训练：患者取仰卧位，以Bobath握手，用健手带动患手上举，伸直和加压患臂，这样被动活动肩关节和肩胛带，帮助上肢功能恢复，也可预防肩痛和肩关节挛缩。

下肢控制能力训练：包括屈膝、屈髋训练。踝背屈练习，下肢内收、外展控制训练等。踝背屈训练：患者仰卧位，双腿屈曲，足踏床，护士用一只手固定踝部，另一只手使患者足背屈外翻，抵抗消失后，让患者主动背屈踝关节，使患者被动和主动背屈踝关节。

2. 坐位训练　在病情允许的情况下，鼓励患者及早坐起，以预防压疮、深静脉血栓形成、坠积性肺炎等并发症的发生。

（1）床上正确坐姿：当床头抬高30°，体位保持30分钟无不适时逐渐抬高至45°、60°、90°。注意保持身体两侧平衡，躯干端正。髋关节屈曲90°，背部软枕垫好，保持躯干伸展，双上肢伸展位放在床前桌上。臀下可置一坐垫，双膝屈曲50°～60°，膝下垫一软枕，患侧足底放一软枕，保持踝关节背屈或足中立位（图4-1-8）。

（2）轮椅坐姿

上肢：患者上身直立，在轮椅靠背处垫一木板；臀部尽量坐在轮椅坐垫的后方；患侧要避免肘关节的过度屈曲；患侧前臂和手用软枕支撑，以免患侧肩关节受到上肢重量向下牵拉的力量；手指自然伸展，避免过度屈曲。

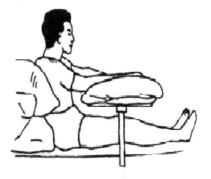

图4-1-8　床上坐姿

下肢：双腿自然下垂，在患侧下肢外侧置软垫，纠正患侧腿的外旋，达到两侧足尖对称，避免患侧足尖外旋（图4-1-9）。

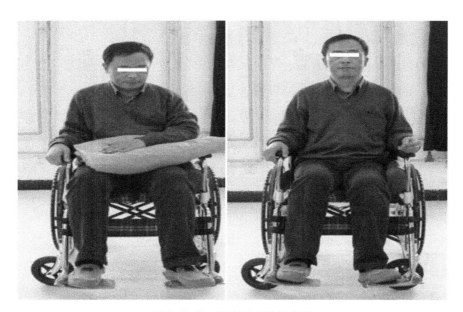

图4-1-9　偏瘫患者轮椅坐姿

（3）从卧位到床边坐位训练：

将患者移至护士侧，护士一手辅助患者头部向上抬起，另一手帮助患侧下肢移向床边并沿床缘垂下，使患者的双足踏地或踏在支撑台上。训练患者独立起坐，先翻身至健侧卧位，健腿支撑患腿，将患侧上肢置于体前，患者用健侧上臂支撑躯干，同时抬起上部躯干（图4-1-10）。

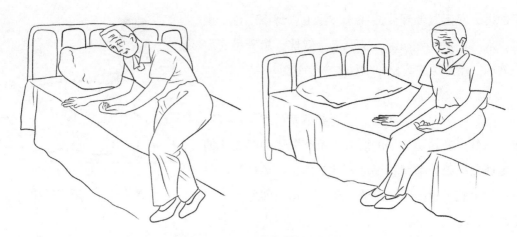

图4-1-10　偏瘫患者独立起坐

保持正确的坐姿：要求头、颈、躯干保持左右对称，躯干伸直，无扭转现象，尤其患侧肩部不得偏向后方。髋关节、膝关节、踝关节均保持屈曲90°。

（三）恢复期（Brunnstrom Ⅳ期、Ⅴ期）康复护理

恢复期相当于Brunnstrom Ⅳ期、Ⅴ期，患侧肢体和躯干痉挛明显减轻，肌力弱，平衡协调能力差，需进行平衡训练，逐步加强肌力和耐力训练。

1. 平衡训练　平衡训练应在保证患者安全的原则下，循序渐进，因人而异。由易到难，支持面由大到小，从静态平衡到动态平衡，逐渐增加训练复杂性。训练顺序：截瘫患者：前臂支撑下的俯卧位→肘膝跪位→双膝跪位→半跪位→坐位→站立位；偏瘫患者：仰卧位→坐位→站立位。

（1）仰卧位下平衡训练主要以桥式运动训练为主，前文已经介绍。

（2）坐位平衡训练：患者自动平衡训练，患者独立静坐，头部和躯干为中立位，肩关节外展，外旋，肘关节伸展，腕关节背伸，髋关节、膝关节、踝关节屈曲90°，双足踏地与肩同宽，保持数秒后，慢慢倒向健侧，自己能调整至原位，必要时协助者给予帮助，防止跌倒。静态坐位平衡训练后，患者进行Bobath握手，向各方向拉伸身体，不要增加支撑面，完成自动平衡训练直至他动态平衡训练。

（3）立位平衡训练：立位前应做坐位提腿踏步训练增强肌力。站立时动作要领为双足后移，屈膝稍＞90°，躯干伸直前倾，肩和双膝前移过脚尖，然后髋、膝伸展站起。患者站起后，双手垂于体侧，膝关节不能过伸或过屈，保持站立位。坐下时，躯干前倾，膝前移及髋、膝屈曲坐下。患者可逐步进行扶持站立、平衡杠内站立、除去支撑站立，徒手站立，达到自动立位平衡。当患者在受到外力推拉的情况下能调整重心保持平衡，说明已达到他动态立位平衡。

2. **步行训练** 立位平衡是为步行做准备，当患者达到自动立位平衡，患侧肢体持重达体重的一半以上，可进行步行训练。脑卒中患者步行训练不宜过早，训练量不宜过大，有出现膝反张、足内翻等的可能。年纪较大的患者易出现废用综合征或患肢负重改善缓慢，可借助支具提早进行步行训练。

（1）步行周期：一侧足跟着地到该侧足跟再次着地称为一个步行周期。步行周期分为支撑相和摆动相。支撑相是指足与地面接触和承受重量的时期，占步行周期的60%。摆动相指足离开地面向前摆动的时期，占步行周期的40%。步行训练的条件：站立平衡2级以上；患侧下肢能支撑体重的3/4以上；能主动屈伸髋、膝关节。按照步行动作，分解进行分步训练，然后在步行练习中纠正错误动作，逐步提高患侧下肢的运动功能。

（2）针对摆动相问题的训练方法：肌力练习：髂腰肌、腘绳肌、胫前肌及腓骨长短肌，重点练习屈髋、屈膝、踝背屈的分离运动；床上本体神经肌肉促进技术；杠内治疗师引导迈步（控制膝足的引导，控制躯干的引导）；下蹲动作训练等。

（3）针对支撑相问题的训练方法：相关肌力训练：胫前肌，臀中肌，选择性练习小腿三头肌、腘绳肌、股四头肌；膝关节控制能力训练；患侧负重能力训练；坐起及蹲起训练（注意控制重心及防止患腿外旋）；杠内健侧踩板凳，患侧负重训练；上下楼梯训练等。

辅助下行走：步行早期常有患侧膝关节过伸和膝关节打软现象，注意膝关节的控制。侧方辅助行走：护士站在患侧，一手握住患者的患手，使其掌心向前，另一只手放在患者胸前，帮助患者缓慢行走，并注意纠正异常姿势。后方辅助行走：护士站在患者的后方，双手分别放在患者髋部两侧，防止在行走时出现髋关节上抬、划圈步态等异常姿势。

上下楼梯训练：按照"健腿先上，患腿先下"的原则，主要控制腰、髋、膝关节的稳定性及上下台阶时重心转移。

3. **上肢及手功能训练** 上肢功能的康复效果没有其他部位明显，忽略对上肢的康复训练，会产生一系列偏瘫上肢问题，如关节活动受限、肩关节半脱位、肩痛、肩手综合征、水肿等。

（1）肩关节和肩胛带活动：诱发肩胛带肌肉的主动运动和控制能力，预防软组织缩短，肩胛骨后缩、下降，肩痛和肩关节半脱位等。采用Bobath握手，进行上肢的主动辅助运动，手臂向不同方向摆动如触摸前额、头顶、左右肩部等。

（2）肘关节活动：进行肘关节屈伸，前臂旋前旋后训练。患者仰卧位，肩关节轻微外展，一手扶肘关节，另一手握腕关节，屈伸肘关节训练。

（3）腕关节活动：进行腕关节的屈伸及向桡侧、尺侧偏移活动。

（4）手指关节活动：屈伸、对掌、对指、手指爬升练习。

（5）手指灵活性、协调性和精细动作训练：用患肢写字、梳头、拍球等。通过限制患者的健侧上肢，集中强化训练患侧上肢。

4. ADL训练　包括运动与转移，从坐位训练开始，逐步进行日常生活动作训练，进一步进行家务和社交活动训练。先进行单侧活动，再进行双侧协调活动，先粗大后精细，先简单再复杂，分解动作掌握后再进行组合运动。功能训练是反复学习、实践，并逐渐加强的过程。对患者取得的微小进展给予评价和鼓励，以保证训练顺利进行。

进食指导：进食时，坐位为佳，全身放松，头略前倾，颈稍弯曲，躯干伸直，上肢伸展平放于餐桌上，掌心向下，健手进食。切忌将患侧手臂下垂或屈曲放置在胸前，以防肩关节半脱位或加重脱位。建议餐具防滑处理，以免餐具滑动，增加患者取食难度。

更衣指导：评估患者动态坐位平衡和认知功能良好，方可进行穿、脱衣服的训练。穿时，先穿患肢，后穿健肢；脱时，先脱健肢，后脱患肢。上衣，建议穿宽松、纯棉质地、开衫为宜；裤子，建议穿松紧裤。

清洁：患者具有坐位平衡能力，建议到洗手间洗脸、刷牙。清洗指甲使用带吸盘的指甲刷。患者能完成站立洗漱时，上肢伸直，患手扶于洗手池边；当上肢无力不能伸直或支撑不住时，由家属扶住患肢肘部伸直，切忌不可自然下垂患侧上肢或将其屈曲放置胸前。

如厕动作：完成独立如厕的前提是教会患者掌握轮椅到便器（马桶）的转移动作以及握持扶手和身体转移动作。建议使用便器（马桶），卫生间内安装扶手。

大、小便管理：协助处于脑卒中恢复期、运动功能障碍轻的患者到厕所进行大、小便。生活不能自理者，男性可用集尿器，使用尿壶或塑料小袋系于外生殖器上等；女性患者可用塑料便盆帮助完成大、小便。鼓励患者多吃粗纤维蔬菜。养成定时大便的习惯，每日一次为宜，如大便困难或3日无大便应使用缓泻剂或开塞露等，便秘严重者可用低压肥皂水灌肠，排便时按摩腹部或屏气增加腹压利于大便排出。

淋浴：采用坐位、站立位的淋浴。用健侧肢体测试水温，以免发生烫伤或着凉，淋浴时间不超过30分钟。建议患者使用加长的刷子，或者将毛巾两端固定环扣，健侧手在后背上方，拉动毛巾擦洗后背。使用专门淋浴用椅，防止滑倒。

5. 感觉障碍康复训练　脑卒中患者运动障碍同时常伴有感觉障碍，感觉功能和运动功能有密切关系，因此必须建立感觉-运动训练一体化的概念。训练时，同一动作或同一种刺激反复训练，不要频繁更换训练用具。训练要循序渐进、由易到难、由简单到复杂；避免因感觉丧失或迟钝造成烫伤、创伤、跌倒、压力伤以及感染等。

（1）浅感觉训练：训练时先进行睁眼训练，待进步后再闭眼训练，反复练习。弛缓性瘫痪期对患肢进行轻拍、叩打、用毛刷快速刷拂。用棉签轻触皮肤或黏膜，或用大头针针尖以均匀的力量轻刺患者皮肤，并与健侧对比。用浸过热水（40℃～50℃）和冷水

（5℃～10℃）的毛巾交替贴敷，训练温度觉。

（2）深感觉训练：良肢位保持，适当增加患侧卧位时间。进行被动和主动肢体位置的摆放，让患者感受肢体的位置，对肌张力低下的肢体控制不良时尤为有用。患侧负重训练。

（3）复合感觉训练：手指触觉恢复时，逐步开始训练。让患者闭眼触摸辨认常见或熟悉的物品，如钥匙、杯子、笔等。若辨认困难可以睁眼触摸。将纸张、布料、砂纸等不同质地的物品，让患者先睁眼辨别，然后闭眼辨别。记录正确识别时间，触摸识别应从形状简单、体积较大且质地相同的目标开始，逐步过渡到形态复杂、体积较小且质地不同的目标。

6. 吞咽障碍康复训练　旨在通过改善生理功能来提高吞咽的安全性和有效性。如提高吞咽肌肉收缩力量、速率和肌肉的协调能力，以达到安全有效的吞咽。专家推荐使用的康复训练与治疗手段包括口腔感觉训练、口腔运动训练、气道保护方法、低频电刺激、表面肌电生物反馈训练、食管扩张术、针刺治疗、通气吞咽说话瓣膜的应用等。口腔训练是恢复吞咽功能的基础训练，通过大脑皮层感觉运动的神经调控机制，改善舌的感觉及功能活动。

（1）口腔感觉训练技术　针对口腔期吞咽障碍患者的口腔浅深感觉、反射异常设计的一系列训练技术，旨在帮助改善口腔器官的各种感觉功能。包括冷刺激训练、嗅觉刺激、味觉刺激、口面部振动刺激等。

1）冷刺激训练：使用冰棉棒刺激或冰水漱口是一种特别的感觉刺激，适用于口腔感觉较差的患者。

2）嗅觉刺激：嗅觉刺激多用芳香味刺激物，故又称芳香疗法。通过芳香物质中的小分子物质（芳香小分子）刺激嗅觉来达到对嗅觉的调节及对嗅觉信息传递的促进作用，包括黑胡椒、薄荷脑刺激等。

3）味觉刺激：舌的味觉是一种特殊的化学性感觉刺激，通常舌尖对甜味敏感，舌根部感受苦味，舌两侧易感受酸味刺激，舌体对咸味与痛觉敏感。将不同味道的食物放置于舌部相应味蕾敏感区域，可以增强外周感觉的传入，从而兴奋吞咽皮质，改善吞咽功能。

4）口面部振动刺激：用改良的振动棒刷擦口腔内颊部、舌部或面部，给予这些部位深感觉刺激，提高口颜部的运动协调能力。此方法的刺激范围较手工操作刺激广，振动频率和强度可随时调节，适用于不同年龄段的吞咽障碍患者。

5）气脉冲感觉刺激：通过气流冲击刺激口咽腔黏膜诱发吞咽反射，提高口咽腔黏膜敏感性，加快吞咽启动。尤其适用于因严重认知障碍不能配合其他治疗的成人及儿童。

6）冰酸刺激：吞咽前在腭舌弓给予冰酸刺激，可以提高口咽对食团知觉的敏感度，减少口腔过多的唾液分泌，并通过刺激脑干的激活系统，提高对食物的感知和对进食吞咽的注意力。本训练适用于口腔温度觉和味觉较差的患者。

7）K点刺激：K点位于后磨牙三角的高度，腭舌弓和翼突下颌帆的中央位置。可选择专用的小勺、普通棉棒或手指等方法刺激该点。目的是促进张口和诱发吞咽反射，适用于上运动神经元损伤后张口困难的患者，对于认知障碍及理解力下降的患者也适用。

8）深层咽肌神经刺激疗法（deep pharyngeal neuro-muscular stimulation，DPNS）：该方法利用一系列的冰冻柠檬棒刺激，改善咽喉的感觉运动功能，刺激时着重强调3个反射区：舌根部、软腭、上咽与中咽缩肌，达到强化口腔肌肉功能与咽喉反射面的目的。

9）改良振动棒深感觉训练：改良振动棒可提供口腔振动感觉刺激，通过振动刺激深感觉的传入，反射性强化运动传出，从而改善口腔颜面运动协调功能。此种训练在临床实践中并未出现任何不良反应，配合度高、依从性好的患者也可以在家中训练。

（2）口腔运动训练技术

1）口腔器官运动体操：徒手或借助简单小工具做唇、舌的练习，借以加强唇、舌、上下颌的运动控制、稳定性及协调、力量，增强进食咀嚼的功能。

2）舌压抗阻反馈训练：通过应用舌抗阻反馈训练装置改善舌流体静压，提高舌活动能力的。常用工具有美国爱荷华口腔行为仪（Iowa oral porformance instalment，IOPI），也可以使用带有水囊的自制导管。这是一种直观地将患者舌的抗阻上抬能力通过压力值显示的正反馈训练技术。

3）舌肌的康复训练：使用舌肌康复训练器（吸舌器）被动牵拉或在舌活动时施加助力和阻力，提高舌肌力量。不仅用于牵拉舌，也可在唇、舌、面颊部等肌肉运动感觉训练中使用。

4）Masake训练法：吞咽时，通过对舌的制动，使咽后壁向前运动与舌根部相贴近，增加咽的压力，加快食团推进。可增加舌根的力量，延长舌根与咽喉壁的接触时间，促进咽后壁肌群代偿性向前运动。

5）Shaker锻炼：又称抬头训练，目的是提高食道上段括约肌开放的时间和宽度，促进清除吞咽后因食道上段括约肌开放不全而引起的咽部残留食物。

口腔感觉运动训练适应证包括：①唇闭合障碍、张口障碍、舌无力无法伸出唇外、软腭上抬幅度不足等运动障碍；②口腔感觉障碍；③流涎、食物在口腔弥散不能形成食团、食物无法被运送到咽部等口腔期吞咽障碍。强化感觉刺激通过增加吞咽中枢的感觉信息输入，更早触发吞咽活动，对吞咽的启动和调节至关重要。

（3）气道保护手法

气道保护手法旨在增加患者口、咽、舌骨喉复合体等结构的运动范围，增强运动力度，增强患者的感觉和运动协调性，避免误吸。主要包括延长吞咽时间的Mendelsohn吞咽法；保护气管的声门上吞咽法及超声门上吞咽法；增加吞咽通道压力的用力吞咽法等。正确应用保护气道的徒手操作训练方法，可提高吞咽的安全性和有效性。

1）Mendelsohn吞咽法：该法通过被动抬升喉，来增加环咽肌开放的时长与宽度，避免误吸，改善整体吞咽的协调性。

2）声门上吞咽法：在吞咽前及吞咽时通过呼吸道关闭，防止食物及液体误吸，吞咽后立即咳嗽，清除残留在声带处的食物的一项气道保护技术。要求患者是在清醒且放松状态下施行，还必须能遵从简单指令。

3）超声门上吞咽法：指患者在吞咽前或吞咽时，将杓状软骨向前倾至会厌软骨底部，并让假声带紧密闭合，使呼吸道入口主动关闭。适用于呼吸道入口闭合不足的患者，特别适合喉声门上切除术后的患者。

4）用力吞咽法：为了在咽期吞咽时增加舌根向后的运动而制订。多次用力吞咽，可使少量残留在咽喉的食物被清除掉。

（4）低频电刺激疗法

体表的低频电刺激只是作为吞咽障碍治疗的辅助手法，并无循证支持的效果，不提倡广泛使用。目前使用较多的有神经肌肉电刺激（neuromus cular electrical stimulation，NMES）、经皮神经电刺激（transcutaneous electrical nerve stimulation，TENS）、电针灸等。

（5）表面肌电生物反馈训练

吞咽动作是口腔、咽部和喉部许多小肌肉复杂的协调运动过程，由于直接观察这些复杂的肌肉运动比较困难，故一般通过电子仪器记录口咽喉部表面肌肉的肌电信号，以视、听觉信号等方式显示并反馈给患者，根据这种反馈信号及治疗师的语言提示，患者学会控制这些肌肉以提高吞咽肌群的力量和协调性。对于依从性较好的吞咽障碍患者，表面肌电生物反馈训练有较多的循证支持，配合用力吞咽法或Mendelsohn吞咽法效果更好。

（6）食管扩张术

包括改良的导管球囊扩张术、内镜下扩张术、胃咽橡胶梭子扩张术和支架置放术。分别适用于环咽肌或贲门失弛缓症，食管良性狭窄如先天性狭窄、手术后吻合口狭窄、化学灼伤性狭窄、肿瘤放疗后单纯瘢痕性狭窄、消化性狭窄等引起的吞咽障碍。

（7）针刺治疗

电针除了常规的中医穴位作用之外，还有低频电刺激作用，国内大量的文献报道有效，基于经验推荐使用，应强调辨证施治。

（8）通气吞咽说话瓣膜

气管切开患者中，在气管套管口安放一个单向通气阀，吸气时瓣膜开放，吸气末瓣膜关闭；呼气时气流经声带、口鼻而出，可改善吞咽和说话功能。这种装置称为通气吞咽说话瓣膜，简称说话瓣膜。除直接恢复语言交流外，它还具有以下作用：①改善咳嗽反射：上呼吸道有气流通过，改善呼吸道的感觉功能，使患者能感受到有分泌物的存在，并意识到必须清除；②增强嗅觉和味觉功能：呼气时气流流经鼻腔或口腔可刺激相应的嗅觉和味觉感受器，从而增强嗅觉和味觉的功能；③增强呼吸功能：安装说话瓣膜后，可进行正常咳嗽和呼吸训练，减少肺部感染，加快拔除气管套管的进程；④改善患者的焦虑和躁动等心理障碍。

说话瓣膜的适应证：①清醒且有恢复语言交流的愿望；②需要吞咽治疗，如神经系统疾病；③没有明显气管阻塞的双侧声带麻痹；④闭合性头颅损伤或创伤，不能耐受全部堵住气管套管开口。

（9）神经调控技术

包括重复经颅磁刺激（repetitive transcranial magnetic stimulation，rTMS）、经颅直流电刺激（transcranial direct current stimulation，tDCS）等，通过改变脑的兴奋性诱导脑可塑性的变化，结合吞咽训练对吞咽功能的恢复有好的效果。目前正处于临床研究与初步应用阶段，值得关注与应用。

（10）代偿性方法

旨在用一定的方式代偿口咽功能，改善食团摄入，且不会改变潜在的吞咽生理。常用的代偿手段包括以下几种。

1）食物调整

食物的性状影响吞咽的过程，通过调节食物的性状，可以让部分吞咽障碍患者安全有效地进食。

液体稠度的调整：根据吞咽造影检查结果，针对单纯饮水呛咳的患者，可以加凝固粉（目前市面此类产品基本上分为改良淀粉和黄原胶两类，但商品名称不一）将液体（果汁、牛奶、茶、汤等）增稠，减少误吸和呛咳的机会。

食物质地调整：根据进食评估来选择食物质地，如软食、切碎的食物、爽滑的浓流质、稀流质。食物质地可参照国际吞咽障碍者膳食标准行动委员会建议的质构等级，依据质构特性可把食物分为8个等级。

一口量的调整：调整每口进入口腔的食物，旨在利于口腔期食团形成、食团向咽腔推送，以及顺利进入食道，推荐的进食一口量5～20ml为宜。建议进行V-VST或VFSS检查后选择合适的一口量。

2）吞咽姿势的调整

吞咽时，通过头颈等部位的姿势调整，可使吞咽通道的走向、腔径的大小和某些吞咽器官组成结构（如喉、舌、杓状软骨）的位置有所改变和移动，避免误吸和残留，消除呛咳等症状。此方法能保持患者的正常生理功能，不需要患者在吞咽时特别用力。适用于神经系统疾病（如脑卒中）、头颈部肿瘤术后等情况。不同年龄的患者均可采用，无明显不良反应。吞咽姿势调整的方法及其预期作用与适用对象见表4-1-5。

表4-1-5　吞咽姿势的调整方法和预期效果及适用对象

代表性的姿势	咽期障碍	姿势调节的预期效果	适应对象
头颈部伸展	咽部食团输送障碍	利用重力促进食团向咽移动，但会增加误吸的危险	舌运动障碍患者、摄食吞咽障碍患者
头颈部屈曲	吞咽反射延迟，喉闭锁延迟	减少误吸的风险	神经功能障导致的摄食吞咽障碍患者
	吞咽反射延迟，喉闭锁延迟	喉入口处狭小化等形态变化	各种原因造成的摄食吞咽障碍患者
	咽食团通过延迟	减少吞咽后咽残留、喉入口处狭小化，强化喉头闭锁，增强舌根部的驱出力等	摄食吞咽障碍患者
	喉闭锁延迟	喉闭锁功能的代偿（减少误吸的危险）	摄食吞咽障碍患者
	吞咽时咽通过时间变化 吞咽时压舌的变化	缩短食团通过咽的时间 不局限躯干后倾角度，通过颈部前屈固定舌压	
颈部旋转（障碍侧）	咽食团通过障碍	使食团通过非障碍一侧，促进食团的移动	延髓背侧梗死患者
	咽食团通过障碍	使食团通过非障碍一侧，促进食团的移动	头颈部手术患者
	吞咽后梨状窦残留	通过颈部旋转使旋转对侧的梨状窦开放	吞咽后咽腔残留患者
头颈侧屈（非障碍侧）	咽头食团通过障碍	使食团通过非障碍侧，促进食团的移动	摄食吞咽障碍患者
半卧位	喉闭锁延迟	减少误吸的危险	神经功能障碍导致的摄食吞咽障碍者

代表性的姿势	咽期障碍	姿势调节的预期效果	适应对象
	喉闭锁延迟	减少误吸的危险	外伤性脑损伤
	喉闭锁延迟	减少误吸的危险	脑损伤性麻痹导致的摄食吞咽障碍者
	延髓性麻痹；咽期障碍	减少误吸量	脑干出血延髓性麻痹患者
	假性延髓性麻痹；口腔期输送障碍	利用重力将食团输送到咽	多发性脑血管障碍者
躯干垂直体位		减少误吸的危险	摄食吞咽障碍患者
躯干侧倾	显著的吞咽后咽残留	促进食团通过咽，减少吞咽后咽头残留	摄食吞咽障碍患者

3）进食工具的调整

成人选择杯子、勺子、吸管、缺口杯或运动水杯等。应充分考虑安全、方便适用。

4）环境改造

环境的调节如减少干扰、降低噪声、增强照明、促进社交互动等可以改善进食体验。医务人员应学会行为干预治疗，辨别哪种行为策略能改良饮食过程并告知小组其他人员，其中包括进食前、中、后的情境策略、言语提示、书面提示和标志、身体提示、视觉提示等。

7.言语障碍康复 言语是交流沟通的重要手段。言语障碍康复是促进言语障碍者交流能力的获得或再获得。主要是给予某种刺激，使患者做出反应，正确的反应要强化（正强化），错误的反应要矫正（负强化），如此反复进行以形成正确的反应，纠正错误的反应。

（1）失语症康复护理：患者先从听、理解和呼吸训练开始，逐步进行语言表达和书写训练。失语症的治疗形式可分为直接疗法和间接疗法，个别训练和集体训练。治疗过程中将几种方法结合应用，还要发挥患者自主训练的积极作用。根据患者的失语类型和程度制订适当的训练计划，然后进行评定以决定计划的继续或修改。

1）直接训练：是与患者进行特定的语言功能训练，通过反复和适当的刺激以激发语言功能的恢复和未受损区域的功能代偿，促使患者做出特定的反应。

2）Schuell刺激法：是语言训练中最常用的方法，通过反复的语言刺激促进脑内语言模式的组织、储存和提取。原则是给予患者能接受的合理的语言单位及刺激长度、难度、速度，并提高音量；恰当运用感官刺激，如视觉、触觉、嗅觉的刺激；给予患者反复的刺激，提高反应性。每次刺激应引起相应的反应，如对刺激产生的用手指示、复述、读音、写字等反应，不能激起反应则说明给予的刺激不恰当，应做相应的调整；若患者有正确的反应，通过鼓励、赞许进行强化，对错误的反应可以沉默或改变刺激内容，不应强行矫正。

3）阻断去除法：即利用未受阻断的较好语言形式中的语言材料作为"前刺激"，来引出对另一语言形式有语义关联的语言材料（被阻断者）的正确反应，从而去除阻断。如对命名障碍而听理解相对完好的命名性失语的患者，将练习命名的目标词如"铅笔"一词，夹在一系列单词如"钥匙、铅笔、苹果"中进行听理解练习后，诱使患者将以前不能命名的目标词"铅笔"说出。

4）功能重组法：通过对功能系统残存成分重新组织或再加上新的成分，以便产生一个适合操作的新功能系统，从而达到语言能力的改善。如言语失用的患者用手指敲打，作为促进流畅言语产生的方法。

5）补偿技术：失语症的恢复有一定的限度，为使患者具有日常生活中所必需的实用交流能力，让患者充分利用残存的语言功能，学会实用的、基本的、适合自身水平的交流技术。如利用文字及图片、画图、手势等。

6）听理解训练：指导患者进行听语指图、物；执行指令；回答是非题等。

7）言语表达训练：复述单词、句子、文章；称呼练习，联想呼名；描述物品的功能，叙述事件等。

8）读解训练：进行词图匹配等卡片和图片配合训练；语句重排，朗读后回答文章问题等训练。

9）书写训练：促进患者对语言的理解，分为抄写、默写和听写。

10）间接训练：强调安排患者的交流环境，促进使用交流能力，而不是直接单一的言语处理过程，常用方法为失语交流促进法。采用代偿手段，如手势、画图表意、交流板或交流手册、电脑说话器的应用。鼓励患者在日常生活中与伙伴进行沟通互动，提升失语症患者的沟通能力。

（2）构音障碍康复护理：构音障碍是指由神经病变、言语有关的肌麻痹、肌力减弱或运动不协调等所致的言语障碍。包括痉挛型、迟缓型、运动过强型、运动过弱型、失调型、混合型构音障碍。

1）松弛训练：目的是通过随意肌群的放松，使非随意咽喉肌群的肌紧张松弛。从足部开始逐步到口面部肌肉放松。

2）呼吸训练：增强呼气流量、延长呼气的时间，并改善气流的控制。腹式呼吸、膈肌促通手法、用力呼吸等。

3）发音训练：采用示教-模仿方法，让患者对镜子练习，先发韵母，后发声母，先学喉音，后学唇音。

4）发音器官训练：包括唇、舌、软腭等发音器官训练。唇部的开合、龇牙、抿嘴、抗阻训练；舌操运动；指导患者发"h、h"音，训练软腭发音。

言语障碍患者在训练时，护士要语速减慢，使用简洁、易懂的句子；给予患者充分的时间，不断调整，发现患者最佳的交流时间；并注意伴随言语障碍的任何影响交流的因素，如听觉和视觉障碍等。

8. 认知障碍康复

（1）感知力训练：感知力障碍主要表现为失认症和失用症。失认症：①听觉失认：向患者展示熟悉的内容图片并同时在录音机内播出相应的语音；②视觉失认：包括颜色失认、物品失认、形状失认、面容失认、身体失认和视空间失认。可进行颜色配对；让患者找出多种物品内相同的物品；经常拿出患者熟悉的家人和朋友的照片辨认，并练习正确认知身体各个部位的名称；指导患者如何看地图，找出指令的地点；③单侧空间忽略：护士和家属在日常生活中应及时提醒注意忽略侧，并经常触摸忽略侧。用粗糙的毛巾或毛刷刺激患侧肢体、冷热交替刺激患侧感知；进行划削、分段线、字母删除作业等；阅读书刊报纸，指导患者从左侧开始，以鲜艳的颜色为标记，提示患者见到标记时开始阅读。各种训练尽可能在忽略侧进行，使患者更多地转头或转动眼睛，增强注意力。失用症：包括意念性失用、意念运动性失用、穿衣失用、运动性失用、步行失用。在进行特定活动前，给予患者本体觉、触觉、运动觉刺激，用动作帮助指导，而不是通过语言；把语言命令降低到最低的程度，可手把手教会完成动作，根据完成的情况减少帮助，说话时注意语气和方法；功能代偿，鼓励患者自己穿衣，利用商标区分服装的前后，不同颜色标记区分服装的上下。

（2）定向力障碍训练：患者对时间、地点、人物、环境以及自身状态的认识能力缺乏达3～6月以上。协助患者经常看日历、钟表，耐心解释上午、下午等纠正患者的时间定向力障碍；每到一地方向患者介绍周边环境，减少陌生感，在常去的房间门口悬挂颜色鲜艳、简单的标志物；帮助患者认识环境；为患者佩戴身份识别腕带。

（3）解决问题能力：涉及推理、分析、综合、比较、抽象、概况等多种认知过程的能力。从简单的物品分类训练到复杂的概括能力等。

（4）注意力训练：可进行分类训练，目的是提高患者不同程度的注意力，包括连续性、选择性、交替性及分别注意力训练。采用删除训练、猜测游戏、时间感训练等方法。治疗过程要从简单到复杂，分级完成训练。训练要严格、精准把握时间。采用计算机辅助训练是常用的手段。开始训练时应在有组织、整齐和安静的环境中进行，如训练刷牙时将无关的物品拿走，所需的物品颜色要鲜艳。

（5）记忆力训练：记忆障碍的患者周边环境要简化，物品摆放井井有条。突出要记住的事物，避免常用的物品遗失，以保证患者处于安全的环境。

外在记忆辅助工具：利用身体外在的辅助物品或提示来帮助记忆。常用的方法有记事本记录、将活动建立日程表；采用记忆提示工具，如标签、记号等。

内在记忆辅助工具：①助记术，将学习的字词幻想成图像来帮助记忆。联想法，试图回忆一件事或一个事实时，想到有关联的信息，或将新学的信息联系到已存在和熟悉的记忆中。编故事法，将要记忆的重点转化为一个简单的故事，通过语义加工，使故事中包括所有要记忆的内容。还有现场法、倒叙法、关键词提示法、自问法等，②书面材料的学习，采用PQRST法，是预习（previewing）、提问（questioning），评论（reviewing）、陈述（stating）、测试（testing）的缩写。是一种完整理想的学习方法。

9. 心理障碍 脑卒中后偏瘫使患者失去自理能力，给患者身心带来巨大痛苦，产生不同程度的心理变化。根据患者心理变化，将认知心理学、行为学、支持心理疗法融为一体，制订相应的心理康复治疗。

（1）震惊期：关注患者的情绪变化。一般采取解释、安慰为主的支持疗法，减轻患者恐惧不安的情绪。

（2）否认期：护士不要过早告知患者预后不良的后遗症，应逐步让患者对自己的病情有所认识。常采用行为疗法和认知疗法，系统应用强化手段增进适应性行为，运用鼓励的方式，使好的行为模式表现出来并保持下去。

（3）抑郁期：鼓励患者完成自身可以做的事情，并及时给予表扬，燃起患者的信心，对极度个别有自杀倾向患者采取心理治疗方法。

（4）对抗独立期：可采用行为疗法、认知行为疗法等重新概念化的内部语言使不适应行为去习惯化，为产生新的适应行为提供基础。在治疗中随时用强化、放松、行为限制等心理治疗技术。

（5）适应期：以行为疗法和认知行为疗法为主，帮助患者巩固疗效，坚持采用正确的方式进行康复训练，争取恢复到最佳状态。

知识点导入

脑卒中患者的长期预后影响因素

1. 恢复时间与过程 与损伤性质（缺血，出血）、损伤部位与程度及年龄等多种因素有关。

肢体功能恢复的顺序一般为：先下肢后上肢，先近端后远端，如上肢的恢复顺序为肩、手、拇指。WHO组织多国专家进行的一项脑卒中专题调查报告指出，单纯运动障碍患者，发病后14周有可能独立行走，运动障碍伴感觉障碍者，发病后18周有35%的患者可能会独立行走，如在此期间未恢复行走功能，以后恢复独立行走的可能性较小，但在28周（7个月）内仍有可能达到借助助行工具如手杖行走的水平。

2. 影响恢复的因素　与病情轻重、脑血管病变的部位、范围、发病时是否有意识障碍及其程度、患者的年龄、治疗的早晚、合并症以及患者对康复治疗的积极性等因素有关。

3. 最终目标　脑卒中患者康复的最终目标是回归社会，提高患者的生活质量。

六、健康教育

（一）预防脑卒中复发

1. 干预高危因素　有发病危险因素或病史者，应积极干预各种高危因素，包括：控制血压、血糖、调节血脂、积极治疗原发病。戒烟酒，合理饮食，有规律生活，合理运动。

2. 学会快速识别卒中，及时就医　"FAST"判断法：F（face）：脸，要求患者笑一下，看看患者嘴歪不歪，脑卒中患者无法露出微笑，嘴巴或眼睛下垂；A（arm）：手臂，要求患者举起双手，看患者是否有肢体麻木无力或无法顺利举手；S（speech）：说话，无法流利对答或话语不清；T（time）：时间，明确记下发病时间。出现上述前3条中的任意一条或多条，应立即拨打120，并立刻将患者送往附近有溶栓能力的医院救治。

（二）安全教育

避免发生二次损伤，如跌倒、坠床以及误用、过用综合征等造成骨折、肌肉损伤等。

（1）落实防跌倒措施

（2）认知障碍患者的管理　失认症、失语症患者口袋内放置信息卡和佩戴腕带，注明姓名、联系人电话，以防走失。患者常去的地方贴有明显的标识，不同的标识代表不同的房间；并反复告知患者进行强化记忆，需留陪人。

（3）伴有感觉和精神障碍患者的管理　患者周围禁止放置刀、剪及过冷、过烫物品等，以防意外发生。保持情绪稳定，避免不良刺激。按时督促患者服药和休息。患者24小时有人陪伴。

（4）加强与患者的交流，教育患者正确对待疾病、早期康复，后遗症的康复是一个长期的过程；持续训练可有效防止功能退化；对长期卧床的患者并发症的预防。

（三）自我管理教育

1. 指导自我管理的知识和技能，让患者了解脑卒中的高危因素、诱发因素、三级预防、功能锻炼、合理饮食结构、自我检测方法。

2. 制订锻炼计划和日记，记录语言、肌力、锻炼的时间、日常生活能力等。帮助患者利用好媒体视频、图书等工具，指导功能锻炼。

3. 建立健康生活方式

1）戒烟 吸烟者戒烟，不吸烟者避免被动吸烟；动员全社会参入戒烟活动；公益宣传教育，提高公众对吸烟危害性认识。

2）控制体重 超重或肥胖者减轻体重，体重指数（BMI）目标为$18.5 \sim 23.9 kg/m^2$。

3）合理饮食 提倡多吃蔬菜、水果，适量进食谷类、牛奶、豆类和肉类等，限制红肉摄入量，减少饱和脂肪（<10%总热量）和胆固醇（<300mg/d）摄入量；限制食盐摄入量（<6g/d）；不喝或尽量少喝含糖饮料。

4）适量体力活动 （1）中老年人和高血压患者制订个性化运动方案；（2）年轻人每周≥3次适度体育活动，每次时间≥30分钟（如快跑、慢跑或其他有氧运动等）。

5）限制饮酒 不饮酒；饮酒应适度，一般男性每日酒精摄入量不超过25g，女性减半，不酗酒。

（四）出院随访

康复是一个漫长的过程，需要终身坚持康复训练，防止功能障碍进一步加重和并发症发生。患者出院前2~3天，根据患者的病情和功能障碍情况，制订适合患者的康复训练、护理计划，与患者和家属共同讨论，达成共识，增加依从性。采用电话、微信、门诊复诊等方式进行随访，做到及时指导、及时发现。随访时间、随访内容根据患者病情及功能障碍情况制订。随访内容：了解一般状况如血压、血生化指标、并发症、功能障碍、ADL等，给予相应的教育指导。

（陈红华　杨珊　王晶　庄欠秀　许红　刘萌萌）

第二节 >> 颅脑损伤的康复护理

案例引入：

患者男性，40岁，因"外伤5小时，昏迷1小时"急诊入院，患者家属诉患者于5小时前被摩托车撞倒在地，当场昏迷约15分钟，随后清醒，感头晕，头痛剧烈，尚能自行回家，不能回忆当时经过，1小时前再次昏迷，呕吐2次，呼之不应，由120送入医院。查体：T 38.3℃，R 17次/分，P100次/分，BP 120/85mmHg。浅昏迷，格拉斯格评分10分，双瞳孔不等大，左侧 5mm，对光反射弱，右侧3mm，右侧枕部可见一3cm×2cm软组织挫伤区，血迹已干，局部肿胀明显，压痛明显，右侧肢体肌力3级，左侧肢体肌力5级。头颅X线片示右枕骨骨折。未行其他检查。

讨论分析：

（1）该患者的主要康复诊断是什么？

（2）针对患者存在的功能障碍，应进行哪些方面的功能评定？如何进行？

（3）康复介入的一般步骤是什么？

（4）如何对该患者进行康复护理？

（5）如何对该患者进行健康教育？

一、概述

颅脑损伤（traumatic brain injury，TBI）是因外力导致大脑功能的改变或者病理的改变引起的暂时性或永久性神经功能障碍。TBI发病率仅次于四肢创伤，主要见于交通事故、坠落、和运动损伤等，占全身系统创伤的10%～20%。当今颅脑损伤的发病率呈继续增高趋势，其死亡率、致残率高。

TBI主要有3个要素：外界暴力、大脑功能改变和大脑病理改变的证据。外界暴力主要包括：头与物体撞击；头部没有直接的外部创伤，但大脑处于加速或减速的运动中；异物穿透大脑；爆炸等产生的冲击力等大脑功能改变指伴有以下临床症状中的一种：意识的丧失或下降；记忆的丢失；神经损伤的症状（偏瘫、失语、感觉缺失等）；损伤时精神状态的改变（如思维减慢）。

按伤后脑组织与外界相通与否，分为闭合性损伤和开放性损伤。按损伤病理机制，分为原发性损伤和继发性损伤。颅内血肿是一种较为常见的致命的继发性损伤，可引起颅内压增高导致脑疝。按照部位不同，分为硬膜外血肿、硬膜下血肿及脑内血肿等。早期识别，及时处理及早期全面康复，可在很大程度上改善患者的预后。

二、主要功能障碍

（一）意识障碍

颅脑损伤后绝大多数患者伤后会出现不同程度的意识丧失，意识障碍程度直接反映颅脑损伤的严重程度，是颅脑损伤发生发展的可靠指标。意识障碍由常见神经系统疾病根据患者清醒度分为嗜睡、昏睡、浅昏迷、中昏迷和深昏迷。

（二）运动功能障碍

颅脑损伤后造成运动功能障碍包括脑器质性损害造成的运动功能障碍和由并发症造成

的继发性运动功能障碍。前者如肢体瘫痪，肌张力的改变，平衡、协调障碍等。后者如关节活动度受限，关节强直、挛缩、变形等。

（三）言语障碍

颅脑损伤后的言语障碍有构音障碍和失语症。构音障碍，是由于言语发音肌群受损后不协调、张力异常所致言语运动功能失常。表现为言语缓慢、费力、吐字不清、鼻音加重或分节性言语等。失语症指与语言功能有关的脑组织病变，造成患者对人类交流符号系统的理解和表达能力的减退和功能的损害，分为运动性、感觉性、命名性、完全性及混合性失语。

（四）认知功能障碍

认知是机体认识和获取知识的智能加工过程，包括学习、记忆、语言、思维等过程。颅脑损伤后常见表现有注意力分散，思想不能集中，记忆力减退，对外界感知及适应困难等。

（五）日常生活功能障碍

日常生活活动指一个人为了满足日常生活的需要每天所进行的必要活动，包括进食、穿衣、洗漱、如厕等，功能性移动包括翻身、坐起、床与轮椅转移、行走、上下楼梯等。颅脑损伤后其活动能力将有不同程度下降，甚至丧失。

三、康复护理评定

颅脑损伤患者的意识功能障碍评估可用格拉斯哥昏迷量表来评定。格拉斯哥昏迷量表（glasgow coma scale，GCS）是国际上普遍采用的来判断急性损伤期的意识状况的一种评定量表。通过睁眼反应、运动反应、言语反应3项指标来判断患者意识障碍的程度，GCS总分为15分，根据GCS计分和昏迷时间长短分类：13~15分，昏迷20分钟以内为轻度脑损伤；9~12分，昏迷时间20分钟~6小时为中度脑损伤；8分以下，伤后24小时内出现意识恶化并昏迷6小时以上为重度脑损伤（表4-2-1）。

表4-2-1 Glasgow昏迷量表

	项目	患者状态评分
睁眼反应	有自发性睁眼反应	4
	言语声音刺激有睁眼反应	3
	疼痛刺激有睁眼反应	2
	任何刺激均无睁眼反应	1

续表

项目		患者状态评分
运动反应	可按指令动作	6
	能确定疼痛部位	5
	对疼痛刺激有肢体退缩反应	4
	疼痛刺激时肢体屈曲	3
	疼痛刺激时肢体过伸	2
	疼痛刺激时无反应	1
言语反应	能回答对人物、时间、地点等定向问题	5
	对话混淆不清，不能回答有关人物时间、地点等定向问题	4
	言语不流利，但字意可辨	3
	言语模糊不清，字意难辨	2
	任何刺激均无言语反应	1

运动功能障碍评估、言语功能障碍评估、认知功能障碍评估及日常生活功能障碍评估详见第二章第一节。

四、康复护理原则与目标

（一）康复护理原则

1. 早期介入原则　密切观察病情，维持营养，保持水和电解质平衡，预防各种并发症。病情稳定后，进行早期康复。

2. 个性化原则　颅脑损伤引起的功能障碍是多种多样的，个体之间差异甚大，应根据具体功能障碍，制订针对性的康复护理方案。

3. 全面康复原则　患者身体、心理和社会康复达到最大化的康复，减少残疾，回归家庭和社会。

（二）康复护理目标

1. 最大限度地促进患者功能障碍的恢复。

2. 预防各项并发症。

3. 提高患者ADL，全面提高生活质量，减少残疾，使患者最大限度地回归家庭和社会。

五、康复护理措施

（一）急性期康复护理

1. 保证患者安全，注意休息，尽早给予被动活动。

2. 正确评估患者意识、各项功能及营养状态等。

3. 严密观察患者生命体征，及时发现病情变化，及时处理。

4. 遵医嘱正确用药，降低颅内压，控制脑水肿。

5. 做好气道管理，按时翻身、叩背、吸痰，预防肺部感染。

6. 保持良肢位，维持关节活动度，预防足下垂及关节挛缩、僵硬等并发症。

7. 维持水、电解质平衡，给予营养支持。

8. 早期促醒　应用各种信息刺激，加速患者的苏醒和意识的恢复进程。包括家人与之交谈，定期的交流和重复；根据患者的喜好选择不同类型的音乐；触摸患者肢体，定时变化体位，被动活动患者偏瘫侧，增加感觉输入等。

（二）恢复期康复护理

1. 运动功能康复护理

（1）良肢位摆放：　原则是上肢各关节置于伸展位，下肢置于屈曲位，让患者感到舒适，起到对抗痉挛的作用。

（2）被动活动：　保持关节的活动度和防止关节挛缩。操作时，被动运动的肢体肌肉应放松，利用外力固定关节的近端和活动关节的远端，根据病情需要尽量做关节各方向的全幅度运动，但要避免动作粗暴，每日4~5次，每个关节至少活动10分钟。

（3）主动运动：　患肢恢复到 Brunnstrom Ⅱ 级以上，鼓励患者进行各关节主动运动。Brunnstrom Ⅲ 以上可以做抗阻训练，每天2~3次，每次20~30分钟。

（4）ADL指导：　指导患者用健侧肢体带动患侧肢体共同完成翻身、坐起、食、洗漱、穿脱衣服、如厕、写字、拿取物品、体位转移等。

2. 言语障碍康复护理

（1）利用手势、笔记、交流板、电子设备等交流工具与患者进行沟通，及时了解患者的需求。

（2）开始时注意语速要慢，语言要通俗易懂，最好使用简单（是、否）问题与患者交流，不能回答的，应指导患者学会用手势、点头、摇头、画画、电子设备等方式。

（3）对于构音障碍的患者，指导患者放松全身肌肉如肩部、颈部、声带，尤其咽喉部肌肉群。

（4）通过听广播、音乐等刺激患者的听觉，强化应答能力，刺激思维，增加语言的理解力。

（5）指导患者反复跟着唱歌，唤醒对语言的理解和发音。

3. 认知障碍康复护理 认知障碍主要的训练包括：注意力、定向力、记忆力、计算力、推理能力等。使用的训练方法主要有：图片法、电脑软件等。

（1）记忆训练护理： 督促患者每日记忆训练，通过交流加强患者日常生活活动记忆，如询问患者每餐进食的内容和时间、每次服药的种类等。患者回答正确时及时强化，给予鼓励，反复刺激以提高记忆能力。

（2）感知障碍护理： 让患者了解自己本身存在的感觉障碍，教会患者家属每天有顺序触摸患者感觉障碍侧肢体，让其判断触及部位，增加该侧肢体的感觉输入。

（3）单侧空间忽略护理： 在环境上要将餐具、食物、闹钟、手机、台灯等放在忽略侧。与患者交谈时，站在患者的忽略侧，增加其对忽略侧的关心和注意。

（三）后遗症期康复护理

1. 日常生活活动能力方面 根据患者各项功能恢复情况，利用家庭及社区加强训练其独立完成自我照护的能力，并逐渐学习与外界社会的交流，如看电视、购物参加社区活动等。

2. 矫形器的使用护理 指导患者正确使用矫形支具，掌握穿戴支具的注意事项。如定期检查矫形器的功能是否良好，穿戴松紧适宜，关注穿戴肢体的皮肤有无压力性损伤。

3. 职业技能护理 关注患者本身的职业，对其进行职业相关的技能训练。

六、健康教育

1. 休息及饮食指导 生活规律，适当活动，劳逸结合；加强营养，合理健康膳食，戒烟限酒。

2. 肢体活动指导 良肢位摆放，加强肢体主动被动活动促进肢体功能的恢复。

3. 日常生活活动能力指导 对患者进行饮食、如厕、穿衣、轮椅使用等方面的指导。穿衣时尽量穿宽松、纯棉质地的衣服，开衫为宜，裤子用松紧带而不用皮带，鞋最好穿带尼龙扣的旅游鞋，禁止穿拖鞋以防摔倒。穿衣时先穿患侧，后穿健侧；脱衣服时先脱健侧，后脱患侧。

4. 并发症预防指导 预防废用综合征、下肢深静脉血栓、压力性损伤、肺部感染等并发症。

5. 安全指导 增强安全意识，防止跌倒、烫伤等意外事故，外出时应有人陪同。

6. 心理护理 保持积极乐观的心态，正确对待疾病和残疾，增强信心，积极康复。

（林森森　陈媛丽　脱淼　潘虹）

第三节 >> 帕金森病的康复护理

案例引入：

患病女性，62岁，自述右上肢有僵硬感并伴不自主抖动10余年，情绪紧张时症状加重，睡眠时症状消失，7年前左上肢亦出现类似症状，并逐渐出现起身落座动作困难，行走时前冲，易跌倒，步态幅度小，转身困难，近1年来记忆力明显减退，情绪低落。服用美多巴3/4片/次，一天3次。普拉克索1片/次，一天3次。半小时后起效，一般维持效果在2~3小时。患者神志清，面具脸，面部油脂分泌较多，伸舌居中，鼻唇沟对称，四肢肌张力呈齿轮样增高，腱反射双侧正常，四肢肌力均正常，双手放置时呈搓丸样。不自主震颤，无明显共济失调。双侧病理征（-），交谈时语音低沉，写字时可见字越写越小。头颅CT：双侧基底节区有腔隙性低密度影。冲击试验效果评分65分。

讨论分析：

（1）该患者主要的康复诊断是什么？

（2）针对患者存在的功能障碍，应进行那些方面的功能评定？如何进行？

（3）如何对该患者进行康复护理？

（4）如何对该患者进行健康教育及出院指导？

一、概述

帕金森病（Parkinson's disease，PD）又称震颤麻痹，是中老年人常见的神经系统疾病，帕金森病起病缓慢，临床上以静止性震颤、运动迟缓、肌强直和步态异常为主要特征。主要病理改变是黑质多巴胺能神经元变性和路易小体形成。而由感染、脑动脉硬化、脑炎、外伤、中毒、基底核附近肿瘤以及吩噻类药物等引发的震颤、强直等症状称继发性帕金森综合征。2014年Meta分析1983—2009年PD流行病学的调查结果显示：我国人群患病率为190/10万，男性高于女性，好发年龄在60~80岁。我国65岁以上人群中，PD的患病率为1700/10万，目前我国PD患者有200万人以上，占全球PD患者的一半以上。帕金森病的致残率较高，国外报道发病1~5年后，致残率为25%；5~9年时达66%；10~14年时超过80%。帕金森病的确切病因至今未明。遗传因素、环境因素、年龄老化、氧化应激等均可能参与PD多巴胺能神经元的变性死亡过程。

二、主要功能障碍

（一）静止性震颤（static tremor）

静止性震颤是帕金森病的特有表现，常为首发症状，多始于一侧上肢远端，再波及对侧上肢及下肢，常在静止或休息时出现，应激状态下或情绪紧张时加重，随意运动或疲劳时减轻，睡眠或麻醉状态时消失。典型的表现是拇指与食指呈"搓丸样"动作，频率为4~6Hz，远端较近端重。患者的主诉常为："我的一只手经常抖动，越是放着不动越抖得厉害，干活拿东西的时候反倒不抖了，紧张的时候更严重，睡着了就没事了。"令患者一侧肢体运动如握拳或松拳，可使另一侧肢体震颤更明显，该试验有助于发现早期轻微震颤。

（二）运动迟缓（bradykinesia）

运动迟缓是帕金森病一个最重要的运动症状，表现为动作缓慢、笨拙和随意运动减少。早期以精细动作缓慢，逐渐发展成全面随意运动减少，迟钝。晚期因合并肌张力增高而导致翻身起床困难。体检见表情呆滞、双眼凝视，酷似"面具脸"；书写字体越写越小，呈现"小字征"。早期患者的典型主诉为："我最近发现自己的右手（或左手）不舒服，不如以前利落，写字不像以前那么漂亮了，打鸡蛋的时候觉得手不听使唤，不如另一只手灵活。走路的时候觉得右腿（或左腿）发沉，似乎有点拖拉。"

（三）肌强直（rigidity）

肌肉强直表现为被动运动关节时阻力增高，且呈一致性，类似弯曲软铅管的感觉，故称"铅管样强直"。有静止性震颤的患者可出现断续停顿，称"齿轮样强直"。若四肢、躯干、颈部强直则表现头前倾，屈曲姿势站立，可出现拖行步态，并逐渐加剧。早期活动明显笨拙，常主诉全身僵硬和紧张，后期逐渐出现木僵甚至植物状态。

（四）姿势障碍（postural unstability）

姿势障碍表现为起步困难，一旦启动即呈现快速、小碎步向前冲，越走越快，不能及时停步或转弯，又称"慌张步态"；有时起步困难，足底似乎被冻结在地面上，不能迅速跨步向前，又称"冻结足"。容易跌倒，影响生活质量，也是致残的原因之一。晚期随病情加重可丧失行走能力。

（五）心理障碍

心理障碍早期表现为丧失自信、无用感和无望感，随残疾程度加重后期出现抑郁，对社会活动缺乏兴趣，甚至有自杀倾向。

（六）其他

可出现言语、认知、吞咽及自主神经功能障碍。表现为声音发颤、音调高或嘶哑、语速快、重复且吐字不清。空间定向能力丧失、集中力和注意力缺乏、信息处理能力低下。进食速度减慢，易噎食和呛咳。还可出现便秘、失禁等自主神经功能障碍，以及肌肉萎缩、关节挛缩、骨质疏松、体位性低血压、压力伤、营养不良、下肢静脉回流不畅和循环障碍等继发性功能障碍。

三、康复护理评定

通常于康复训练前、3个月后、半年后进行评定，以此评估病情进展和康复训练的效果。

（一）统一帕金森病评定量表（UPDRS）

目前国际上普遍采用的量表，包括精神行为情绪状态、日常生活活动能力、运动检查和治疗并发症四部分。包括42个项目，每一项的计分值用0，1，2，3，4五个等级，分值越高，PD症状越严重。统一帕金森病量表（UPDRS）常用于评估患者的病情进展（见附录）。

（二）韦氏帕金森病评定量表

此量表将不同的临床表现及生活能力，按4级3分制进行评定，其中0为正常，1为轻度，2为中度，3为重度。总分评估为每项累加分，1~9分为早期残损，10~18分为中度残损，19~27分为严重进展阶段（表4-3-1）。

表4-3-1　韦氏帕金森病评定量表

临床表现	生活能力	评分
1. 手动作	不受影响	0
	精细动作减慢，取物、扣纽扣、书写不灵活	1
	动作中度减慢、单侧或双侧各动作中度障碍、书写明显受影响，有"小字征"	2
	动作严重减慢，不能书写、扣纽扣、取物显著困难	3
2. 强直	未出现	0
	颈、肩部有强直，激发症阳性，单侧或双侧腿有静止性强直	1
	颈、肩部中度强直，不服药时有静止性强直	2
	颈、肩部严重强直，服药仍有静止性强直	3
3. 姿势	正常，头部前屈<10cm	0
	脊柱开始出现强直，头前屈达12cm	1
	臀部开始屈曲，头前屈达15cm，双侧手上抬，但低于腰部	2
	头前屈>15cm，单侧、双侧手上抬高于腰部，手显著屈曲，指关节伸直、膝开始屈曲	3
4. 上肢协调	双侧摆动自如	0
	一侧摆动幅度减少	1
	一侧不能摆动	2
	双侧不能摆动	3

临床表现	生活能力	评分
5. 步态	跨步正常	0
	步幅44～75cm转弯慢，分几步才能完成，一侧足跟开始重踏	1
	步幅15～30cm，两侧足跟开始重踏	2
	步幅<7.5cm，出现顿挫步，靠足尖走路转弯慢	3
6. 震颤	未见	0
	震颤幅度<2.5cm，见于静止时头部、肢体，行走或指鼻时有震颤	1
	震颤幅度<10cm，明显不固定，手仍能保持一定控制力	2
	震颤幅度>10cm，经常存在，醒时即有，不能进食和书写	3
7. 面容	表情丰富，无瞪眼	0
	表情有些刻板，口常闭，开始有焦虑、抑郁	1
	表情中度刻板，情绪动作时现，激动阈值显著增高，流涎，口	2
	唇有时分开，张开>0.6cm	3
8. 言语	清晰、易懂、响亮	0
	轻度嘶哑、音调平、音量可、能听懂	1
	中度嘶哑、单调、音量小、乏力、呐吃、口吃不易听懂	2
	重度嘶哑、音量小、呐吃、口吃严重、很难听懂	3
9. 生活自理能力	能完全自理	0
	能独立自理，但穿衣速度明显减慢	1
	能部分自理，需部分帮助	2
	完全依赖照顾，不能自己穿衣进食、洗刷，起立行走，只能卧床或坐轮椅	3

备注：韦氏帕金森病评定法：根据患者功能情况，每项得分均分为四级：0为正常，1为轻度，2为中度，3为重度，总分为每项累加分，1~9分为轻度，10~18分为中度残损，19~27分为严重进展阶段。

四、康复护理原则与目标

康复治疗不能改变疾病的进程和结局，只能减轻继发性功能障碍及由此所带来的残损，提高基线水平，延缓病情进展，延长患者生活自立的时间。

（一）康复护理原则

1. 观察并分析患者的运动模式，指出异常之处，努力抑制异常运动模式。

2. 通过进行大量简单正常的动作、反复训练，促进患者重新学会正常的运动方式。

3. 充分利用患者的视、听反馈来帮助训练，鼓励患者积极主动地参与锻炼以延缓病情的进展。

4. 运动训练时要缓慢，有节奏；从被动到主动；从小范围到全范围。避免过度疲劳、疼痛和抗阻运动。

（二）康复护理目标

1. 改善关节活动度以满足功能性活动的需要，通过肌肉的牵伸与放松、感觉刺激、治疗性活动来增加持续运动的协调性、速度和灵活性。预防挛缩等畸形发生。

2. 改善患者躯干肌肉的运动、姿势控制、粗大的运动协调能力和手的灵活性，提高平衡能力，预防发生跌倒或减少跌倒次数。

3. 在功能受限的情况下，发展患者完成自理性生活的惯常程序，教育和指导患者掌握独立、安全的生活技巧，增加安全意识，改善或维持患者的独立生活能力和生活质量。

4. 增加安全意识，防止便秘、骨质疏松、下肢循环障碍、压力性损伤等并发症。

5. 改善患者心理状况，减轻患者及家属的焦虑情绪，帮助患者对慢性残疾进行心理调整和生活模式的修正。

6. 设法维持或提高日常生活活动能力，延长寿命，提高生命质量。

五、康复护理措施

（一）放松和呼吸锻炼

保持安静，放暗灯光，尽可能取舒服坐位或仰卧，双手放于胸前或身体两侧。闭上眼睛，开始深而缓慢地呼吸。腹部在吸气时鼓起，并想象气向上到打头顶，呼气时腹部放松，想象从头顶至脚底顺序放松身体肌肉，如此反复练习5～15分钟。

（二）ROM训练

1. 在肘膝位支撑下，重心分别向前、向后、向左、向右移动，使肩、肘、髋、膝得到锻炼。还可以采用三点支撑，将空出的一侧上肢分别向各个方向抓取物品。

2. 坐位下外展双肩、屈肘用手掌触摸头枕部、再弯腰伸手触摸对侧足尖，左右交替进行；坐位下，双手置于巴氏球上，双上肢带动球像各个方向滚动，或将球体向各个方向，要求踢后尽量伸直膝关节。

3. 立位下双上肢平推墙面，分别向前、向后、向侧方迈步；墙面站立，双上肢沿墙面尽量摸高；直立位下扩胸、挺胸、肩外展、伸肘等，还可借助棍棒体操、投掷、骑自行车、上下楼梯等活动，改善机体的关节活动度。

注意事项：避免过度牵拉及出现疼痛；注意骨质疏松的可能，防止造成骨折；强调整体运动功能模式，应与躯干及肩、骨盆训练结合起来。

（三）日常生活活动能力的训练

1. 保留患者的生活习惯和兴趣爱好，与家人和社会正常交往。

2. 肢体运动的训练通过协调粗大和精细活动、肌力、身体姿势，加强上肢活动及上、下肢配合训练。重点训练穿、脱衣服，坐姿与站姿体位转换，进出厕所、淋浴间或出入浴池，携物行走，上、下车等内容。后期加强日常活动的监督和安全性防护，维持其原有的功能和活动能力，提供简单、容易操作、省力的方法完成各种活动。如对自行起床有困难者，可在床尾结绳，便于牵拉起床。

3. 语言功能训练包括发音、朗读和唱歌训练。从声、韵母开始，及单音节字、词发音，逐步增加到短句，逐渐进行递增式训练。通过缓慢而大声地朗读报纸或散文，克服语言障碍。唱歌可锻炼肺活量，改善说话底气不足的现象，预防肺炎的发生。

4. 吞咽功能训练

（1）口颜面肌肉放松训练：采用按摩、牵拉等手法沿口轮匝肌方向进行被动运动，联合音乐疗法，嘱患者唱歌，或对着镜子做微笑、皱眉、眨眼等表情动作，促进面部肌肉活动。

（2）唇舌运动训练：包括鼓腮、撅唇、吹口哨及双唇夹物训练。舌运动包括左右顶腮、舌伸展回缩、伸舌够物及舌抗阻力训练。如主动运动困难，则可被动牵拉按摩。

（3）冰刺激训练：用冰棒对口轮匝肌、唇、舌进行刺激，促进肌肉敏感性。

（4）门德尔松吞咽训练：让患者空吞咽或吞咽口水数次，然后让患者吞咽时用舌抵住硬腭，屏住呼吸，维持喉部抬升数秒再吞咽。

（四）恢复步行和平衡功能训练

1. **步态训练**　有计划地进行原地站立以及高抬腿踏步，站立位、坐位做左右交替踝背屈；向前、向后跨步移动身体重心；在行走时可通过地板上加设标记的方法控制步幅及宽度，如行走线路标记、转移线路标记或足印标记等，按标记指示行走控制步态；可设置5～7.5cm高的障碍物，让患者行走时跨越。

2. **平衡训练**　如在垫上用臀向前、后、左、右"行走"，嘱患者坐于稳定、柔软的垫子上，先前移左臀，后前移右臀，左臀前移时左腿稍上抬以便重心转移到右臀上，右臀前移时右腿稍上抬，交替进行；坐在巴氏球上晃动躯干；坐位下双侧交叉伸腿、击掌；立位下沿直线行走、交叉侧步移动。

（五）增强肌肉协调性和肌力训练

1. **头颈部的锻炼**

上下运动：头向后仰，双眼注视天花板约5秒，然后头向下，下颌尽量触及胸部。左右转动：头面部向右转并向右后看大约5秒。然后同样的动作向左转。面部反复缓慢地向左右肩部侧转，并试着用下颌触及肩部。左右摆动：头部缓慢地向左右肩部侧靠，尽量用耳朵去触到肩膀。前后运动：下颌前伸保持5秒，然后内收5秒。帕金森病患者多为老年人，多伴有程度不同的颈椎病，在锻炼时动作要缓慢轻柔，循序渐进，逐步加大动作幅度。

2. 躯干的锻炼

（1）侧弯运动：双脚分开与肩同宽，双膝微曲，右上肢向上伸直，掌心向内，躯干向左侧弯，来回数次，然后左侧重复。转体运动：双脚分开，略宽于肩，双上肢屈肘平端于胸前，向右后转体两次，动作要富有弹性，然后反方向重复。

（2）腹肌锻炼：平躺在地板上或床上，两膝关节分别屈向胸部，持续数秒，然后双侧同时做这个动作。平躺在地板上或床上，双手抱住双膝，慢慢地将头部伸向两膝关节。腰背肌的锻炼：俯卧，腹部伸展，腿与骨盆紧贴地板或床，用手臂上撑维持10秒。俯卧，手臂和双腿同时高举离地维持10秒，然后放松。

（六）增强关节活动度训练

1. 上肢及肩部的锻炼 两肩尽量向耳朵方向耸起，然后尽量使两肩下垂。伸直手臂，高举过头并向后保持10秒。双手向下在背后扣住，往后拉5秒。手臂置于头顶上，肘关节弯曲，用双手分别抓住对侧的肘部，身体轮换向两侧弯曲。

2. 帮助训练 重点是要对颈、腰、四肢各关节及肌肉全面进行按摩，加强患者伸展肌肉范围，牵引缩短的、僵直的肌肉。被动活动时，动作要轻柔和缓，每日3～5次，每次15～30分钟，尽量保持关节的活动幅度，训练过程注意避免过度牵拉以免出现疼痛和骨折。

（七）辅助装置的应用和环境改造

为预防畸形，需让患者穿必要的矫形支具。穿衣困难时可以借助穿衣辅助器，防止跌倒可配备合适的助行稳定用具，注意调整助行器的高度，不要让患者驼背；坐位时尽量腰背挺直；睡硬板床；尽量去掉房间的障碍物，防止跌倒，卫生间尽量在墙壁上安装把手及放置浴凳。

六、健康教育

帕金森病是慢性进展性疾病，药物治疗及康复治疗均只能减轻症状，延缓病情发展，延长病程，提高生活质量，而不能改变最终结局。所以为了延缓疾病的进展，必须给予长期药物及康复治疗。

（一）安全护理

1. 对患者的居住环境和房间进行无障碍设施的改造，使之适合老年帕金森病患者居住。日常用品轻巧结实；衣服选用按钮、拉链、自粘胶等容易穿脱、不须套头的宽松款式。

2. 提供带刹车的推车，利用手杖限制前冲步态及维持平衡；准备带扶手的椅子，便于患者扶握，控制震颤。

3. 指导患者在日常生活中保持正确的坐姿、站姿，纠正前倾、屈曲等不良姿势，预防畸形。

4. 让患者及家属了解患者吞咽功能现状，了解吞咽障碍可能导致的风险。坚持吞咽功能康复训练，避免进食呛咳、噎食及窒息等意外情况发生。

（二）饮食护理

1. 指导患者平衡进食含糖、蛋白质、脂肪、维生素的食物，食物品种多样化。

2. 摄食中要注意进食要规律，时间要固定，不宜过饱，给予患者充分的咀嚼进食的时间；喝冷饮可选用有弹性的塑料吸管，喝热饮使用宽把手，盘子下放一块橡皮垫以防滑动。

3. 提供切成小块、磨碎或糊状的食物便于吞咽和咀嚼，使用易于持握的粗大把手的叉子或汤勺。

4. 进食或饮水时呛咳明显的吞咽障碍患者，不可勉强进食，可采用鼻饲营养。

（三）运动护理

1. 鼓励患者独立完成日常生活活动，如洗脸、刷牙、进食等。参与各种形式的活动，保持身体和关节的活动强度与最大活动范围。

2. 根据患者的喜好，鼓励轻度运动障碍的帕金森病患者选择太极拳、气功拳击及水中运动等综合锻炼方法，全方位地活动关节和肌肉，提高平衡能力和姿势稳定性。

（四）睡眠异常的护理

1. 创造良好的睡眠环境，保持室温和光线适宜，床旁放置尿壶，利于夜间如厕。

2. 因肢体震颤，肌肉强直，不宜睡柔软无支撑性的床垫。为减轻肌肉挛缩，保持肌肉生理特性，睡硬板床为宜。

3. 不在床上阅读、看电视或工作，可更换房间或等待有睡意时上床。无论睡眠长短，准时起床，白天尽量不补觉。

4. 药物助眠，必要时使用镇静催眠药物助眠，用药原则为最小剂量、间断、短期用药，注意停药反弹、规律停药。

（五）排便护理

保持排便通畅，饮食中增加膳食纤维食物，养成定时排便的习惯，必要时给予通便药物或外用开塞露等辅助。保证每日1次，连续3天未解大便可使用通便药物。

（六）药物副作用的观察

1. 观察有无恶心、呕吐等胃肠道不良反应的发生，准时服药，不可自行停药或减少药量。

2. 服用苯海索、金刚烷胺等药物后可能会出现幻觉，应及时就医调整，做好安全防护，避免发生意外。

3. 预防感染，帕金森病患者易发生呼吸道感染，出现咳嗽或发烧时要立刻就医，避免感染加重。

（七）心理护理

1. 指导患者学会肯定和鼓励自己，保持正向情绪，尽量参与和维持社会活动。鼓励患者自己安排娱乐活动，培养兴趣。

2. 家庭支持家庭成员应积极鼓励患者倾诉自己的不良情绪，支持患者寻找业余爱好，保持愉悦的心情。鼓励患者即使速度很慢也要坚持继续工作，提高自信心。

（邹晓君　孟平平）

第四节 ≫ 脑性瘫痪的康复护理

案例引入：

患儿女，12个月，孕34周无产兆剖宫产儿，出生体重1.9kg，新生儿黄疸、新生儿贫血等经对症治疗20天好转出院，7个月时，家属发现右侧肢体活动少，来医院就诊，行头MRI检查异常，查体：颈项软，右下肢及左小腿三头肌肌张力增高，右上肢1+级，双侧肱二头肌反射（++），右侧跟、膝腱反射（+++），左侧跟、膝腱反射（++），左侧巴宾斯基征（—），右侧巴宾斯基征（±）。化学及辅助检查：头部MRI：左侧额颞顶叶及左侧基底节区大片状软化灶；左上颌窦黏膜增厚。

讨论分析：

（1）该患者主要的康复诊断是什么？

（2）针对患者存在的功能障碍，应进行那些方面的功能评定？如何进行？

（3）如何对该患者进行康复护理？

（4）如何对该患者进行健康教育及出院指导？

一、概述

中国脑性瘫痪康复指南（2015）将我国脑性瘫痪定义为：脑性瘫痪（cerebral palsy，CP）是一组持续存在的中枢性运动和姿势发育障碍、活动受限综合征，这种综合征是由于发育中的胎儿或婴幼儿脑部非进行性损伤所致。脑性瘫痪的运动障碍常伴有感觉、知觉、认知、交流和行为障碍，以及癫痫和继发性肌肉、骨骼问题。临床分型：痉挛型四肢瘫、痉挛型双瘫、痉挛型偏瘫、不随意运动型、共济失调型、混合型。

脑瘫是当代社会患病数最多的小儿运动功能障碍性疾患之一。1993年世界卫生组织（WHO）报道，目前在世界发达国家每产下1000个活婴中有2～3例患脑瘫。据美国1985年统计全国脑瘫患者近75万人。1996年日本脑瘫发生率为1.4‰。发达国家的流行病学资料表明，由于对早产儿和低体重儿治疗抢救技术的改善，尤其是对重症新生儿的监护，脑瘫的发生率有上升的趋势。我国脑瘫发生率尚缺乏全国性资料报道，据不同地区流行病学调查，为1.5‰～5‰。关于我国小儿脑瘫患病率于1998年国家"九五"攻关课题研究结果公布，中国0～6岁儿童脑瘫患病率为1.86‰，全国目前有31万0～6岁脑瘫患儿，并且每年新增4.6万例。目前我国脑瘫患儿流行病学特点为，发生率和患病率高，大部分为中轻度患者；全国分布不均，以农村为多；患病者男孩多于女孩。康复训练是整个脑瘫康复治疗过程中是最重要的一个方面，须贯穿始终。

二、主要功能障碍

脑瘫症状在不同年龄段有不同的表现。新生儿期有无原因的哭叫、睡眠过多或过少、吸吮无力等。婴幼儿表现为不能按照正常生长发育规律而出现应有的运动能力和认知能力等。但主要表现为中枢性运动障碍及姿势异常。

（一）中枢性运动障碍

表现有运动发育落后，如小儿抬头、翻身、坐、爬、跪、站、走等躯干和四肢运动发育落后或停滞。主动运动困难、分离运动不充分、动作僵硬、不协调、不对称，出现各种异常的运动模式，姿势异常，出现了联合反应和不随意动作、共济失调、运动缓慢等。

（二）姿势异常

由于脑性瘫痪有异常肌张力，肌肉或紧张或松弛，以及缺乏大脑高级中枢上位神经元对下位神经元的控制，粗大的原始反射就会释放出来，持续存在。还有病理反射的出现，使得脑瘫患儿不能完成正常的活动。例如患儿头和四肢不能保持在中位上，四肢或全身痉挛、角弓反张、头颈扭曲，躯干过伸，不能保持姿势平衡等。

（三）感觉障碍

视力缺损，如斜视、视野缺损等；听觉障碍，据统计约有20%脑性瘫痪患者伴有听力受损；触觉障碍，可见于某些偏瘫型脑性瘫痪。

（四）癫痫发作

40%左右脑性瘫痪可发生癫痫，任何年龄段均会发作。

（五）日常生活障碍

常见饮食困难，患儿由于吸吮反射受损，坐位平衡能力低下，上肢运动功能障碍及口腔运动与吞咽不协调等，出现进食与饮水问题，穿衣困难，不能完成穿、脱衣及日常生活动作；跌伤，由于脑瘫患儿平衡反应能力差，较正常儿童易于摔倒致伤。

（六）言语与语言障碍

有口吃、发音不清、失语及构音障碍。

（七）智力障碍

脑瘫患儿中大约25%有智力正常，约有75%发生不同程度的智力低下。

（八）情绪及行为障碍

脑瘫患儿多数比较内向、畏缩、紧张，容易有发怒、破坏、攻击、自残等情绪和行为。也有的好动、无片刻安宁，而手足行动型的则比较外向，不惧怕。

三、康复护理评定

（一）健康状况评估

1. **一般情况**　出生日期，身高，体重，有无药物过敏史、抽搐史、跌倒坠床史、手术史等。

2. **母亲孕期情况**　有无先兆流产，孕早期有无感染、接触射线、服药史；孕中晚期有无妊娠期并发症。

3. **母亲分娩时情况**　是否是足月儿，有无早产或过期产；是顺产还是剖宫产；出生后Apgar评分情况。

4. **出生后情况**　是否有窒息、是否住院治疗；出生后黄疸出现及消退时间、喂养、睡眠、生长发育等情况。

5. **家长的情况**　对疾病的了解程度、对脑性瘫痪康复的预期目标，家长的心理状况、家庭及社会支持系统的情况。

（二）残疾儿童综合能力评估表

该量表共包括认知功能、语言功能、粗大运动功能、自理动作和社会适应五个方面，共50项内容。采用百分制评分标准。2～7岁正常儿童的正常值为：2岁以上儿童综合功能评定达60分以上；5岁以上儿童运动功能，生活自理能力均应达到满分（表4-4-1）。

表4-4-1 残疾儿童综合能力评估表

项目	分数		
	月日	月日	月日
一、认知功能			
1.认识常见形状			
2.分辨常见概念			
3.基本空间概念			
4.认识四种颜色			
5.认识画上的东西			
6.能画圆、竖、横、斜线			
7.注意力可集中瞬间			
8.对经过事情的记忆			
9.寻求帮助表达意愿			
10.能数数和加减法			
合计			
二、言语功能			
1.理解如冷、热、饿			
2.有沟通的愿望			
3.能理解别人的表情动作			
4.能表达自己的需求			
5.能说2~3个字的句子			
6.能模仿口部动作			
7.能发b，p，a，o，ao等音			
8.能遵从简单指令			
9.能简单复述			
10.能看图说简单的话			
合计			

续表

项目	分数		
	月日	月日	月日
三、运动能力			
1. 头部控制			
2. 翻身			
3. 坐			
4. 爬			
5. 跪			
6. 站			
7. 走			
8. 上、下楼梯			
9. 伸手取物			
10. 拇、示指取物			
合计			
四、自理动作			
1. 开水龙头			
2. 洗脸、洗手			
3. 刷牙			
4. 端碗			
5. 用手或勺进食			
6. 脱、穿上衣			
7. 脱、穿裤子			
8. 脱、穿鞋袜			
9. 解、系扣子			
10. 便前、便后处理			
合计			

续表

项目	分数		
	月日	月日	月日
五、社会适应			
1. 认识家庭成员			
2. 尊敬别人，见人打招呼			
3. 参与集体性游戏			
4. 自我称谓和所有关系			
5. 能与母亲离开			
6. 知道注意安全不动电、火			
7. 认识所在环境			
8. 能否与家人亲近			
9. 懂得健康和生病			
10. 能简单回答社会性问题			
合计			
总分/测试人			

四、康复护理原则与目标

（一）康复护理原则

1. 早期发现、早期干预、预防并发症。

2. 家长参与。

（二）康复护理目标

1. 家长掌握脑性瘫痪患儿的正确抱姿、正确体位，预防关节挛缩等继发障碍及预防跌伤的方法，最大限度地减少障碍，促进脑瘫患儿全身心的发育，提高生活自理能力。

2. 脑瘫患儿通过综合康复，最终达到重返家庭、重返社会的目标。

五、康复护理措施

采用适当的康复护理措施帮助脑性瘫痪患儿获得最大程度的功能改善，发挥其代偿潜能，从而改善其生活自理能力。

（一）安全护理

1. 安全环境　脑性瘫痪运动功能及平衡反应能力差，较正常儿童易于摔倒致伤。加之智低下，为其创造一个安全的环境尤为重要。

2. 病床要求 小床应高护栏，间隙应小于5cm，约80cm高；大床需加床挡，以防患儿坠床掉伤。

3. 轮椅要求 经常检查轮椅，保持性能处于良好使用状态，患儿坐在轮椅上必须加保护性安全约束带。

4. 训练场所要求 要有扶手及软地毯。

（二）保持正确姿势

1. 床、枕头与被子的选择

脑瘫患儿常常不能保持头的中间位置而将头转向一侧，常常以头推、顶枕头。床在房间的位置摆放，一定要考虑到患儿的卧位，如果是经常转向右侧，则摆放床的位置要考虑到对患儿的所有刺激物，包括窗户、门、光源、电视、玩具等应该都放置在患儿的左侧，有利于患儿将头部转向左侧，抑制经常右转的倾向。避免将刺激物都放在右侧，这样会加重头向右转的姿势，久而久之导致身体不对称和头部呈固定向右扭转的姿势。被子不宜太厚，以免限制患儿的活动。对于不随意运动型患儿，被子常常滑落，因此可在被子的四角缝上带子，绑在床沿上。一般不建议用枕头，必须用时枕头需牢固，避免患儿活动时顶掉。如全身屈曲状态或头部小能正中位保持的患儿可以适当用枕头，使颈部伸展，促使全身伸展，同时，对于头部只向一侧扭转的患儿也可以起到矫正作用。应根据患儿颈部轮廓量身设计制作颈部垫。

2. 卧位选择

（1）仰卧位：一般情况下，选择能使患儿自己翻身且舒服的体位，最佳睡眠姿势为侧卧位。侧卧位适合于各种脑性瘫痪。痉挛型患儿侧卧时，可改善痉挛状态；非对称颈紧张反射的患儿侧卧时可抑制原始反射，患儿双手易伸向中位线，有利于伸展肘关节和促进上肢运动；紧张性迷路反射的患儿，除采取侧卧，还可间歇地仰卧于悬吊床内，利用宽松床面的中间凹陷，限制患儿过度伸展的躯干，使之变成屈曲，同时，还可控制患儿头部背屈和向侧面偏转的倾向，使头部保持在中线位置。

（2）俯卧位：俯卧位是脑性瘫痪经常采用的体位，此姿势有利于抬头及保持身体各部分对称，但对肌张力极低的弛缓性瘫痪儿，俯卧位时有发生呼吸道堵塞，窒息的危险，应注意避免。

3. 正确抱姿

（1）痉挛型抱姿

1）以伸展为主的痉挛型抱姿：身体多处在僵直状态，抱起前，先使其对称地坐起来，髋部向前适当屈曲，协助者双手握住患儿两腋下以控制患儿双肩，使之内收。肩胛带拉伸，双臂稍上举。协助者双手插入两腿之间，使其保持两腿分开，以便抱起，再根据其情况给予不同的帮助（图4-4-1）。

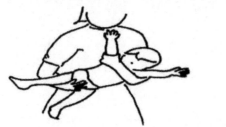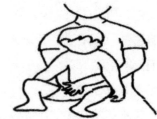

图4-4-1　痉挛型抱姿

2）以屈曲为主的痉挛型抱姿：对以屈曲为主的痉挛型脑性瘫痪，抱姿以头部、上肢、躯干、髋部和膝部均保持伸展状态。

（2）不随意运动型抱姿：对于不随意运动型脑性瘫痪，除上述原则外，应着重控制患儿的不自主运动，以保持姿势和体位的稳定性。使膝、髋关节充分屈曲。可以使其头部和躯干伸展，为患儿提供较好的稳定性，同时也控制了患儿的不自主运动（图4-4-2）。

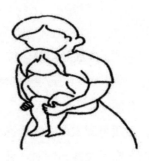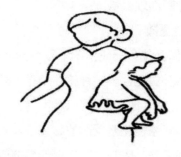

图4-4-2　不随意运动型抱姿

（3）肌张力低下型抱姿：见于肌张力低下型脑瘫患儿，也可见于不随意运动型脑瘫患儿的婴儿期。因此，抱法与不随意运动型抱姿基本一致，要让患儿双下肢屈曲，并拢，头与躯干伸展，双上肢保持中线位。

4. 纠正不正确坐姿　错误的坐姿可导致痉挛加重、脊柱弯曲、尖足等，发现应及时纠正，并指导家长认识正确坐姿的重要性。

（1）W型坐姿：指患儿两腿过度屈曲似跪地姿势，臀部坐落在屈曲、内旋的两大腿之间。这种姿势的支持面积大，容易获得身体的稳定性。但长期采用这种姿势，会加重或导致两腿屈曲性痉挛、尖足，甚至诱发髋关节脱位。

（2）圆背坐姿：患儿腰背肌或下肢伸肌张力异常。头颈控制差、能持久坐稳，可造成脊柱弯曲畸形。

（3）盘腿坐姿：双下肢膝关节痉挛，长期采用此姿势只能加重痉挛。

（三）日常生活活动训练

1. 进食动作训练

脑瘫患儿均具有不同程度的进食困难，尤其是重症脑瘫患儿在咬与咀嚼食物、吞咽等方面存在异常的模式。在对进食困难患儿进行进食动作训练时首先要考虑进食时的姿势与体位。进食体位：①采取坐位进食，选择后有靠背、前面附有桌板的餐椅。椅子要根据患儿的坐高、身高定做。进餐的椅子，要求靠背的高矮、角度等可以抑制患儿头后仰及保持身体的姿势对称，使髋关节屈曲成直角，膝关节屈曲90°，略高于髋关节，全足着地。②不能采取坐位进食者，需有他人辅助完成。辅助者取坐位，患儿侧坐于辅助者双下肢之间，患儿身体侧向辅助者。辅助者用一侧下肢固定患儿的双下肢，使髋关节屈曲，辅助者的另一侧下肢稍屈曲，以支撑患儿的背部，同时一侧上肢固定患儿的头部并抬起，使之呈前屈姿势，避免头部的过度伸展。辅助者还可以将肘部靠到桌子上，使辅助者更加轻松。辅助者还可以将患儿仰卧于三角垫上，将垫子高的一方放于一张桌子上，适当增加患儿头部的高度，使头部及髋关节均量屈曲状态。这样辅助者的双手可以解放出来，喂食时就更轻松一些。但是该体位对患儿的固定性会差一些，辅助者应根据患儿的具体情况，考虑采取一种适合患儿的进食体位。

吞咽咀嚼功能训练：在使用勺子之前，患儿要有上、下颌控制能力，勺子的选用，不可过大，也不可过深。食物应盛少一些。将食物从在患儿口部正中送入舌的后1/3处，然后用勺子轻轻向下压一下，诱导双唇合拢，出现吞咽反射。训练中患儿出现咬合反射时，绝对不能将勺子硬向外拉，以免加剧咬合反射，越咬越紧，耐心等待几秒会自动松开，或轻轻将舌向下压则会松口。

2. 饮水训练

喂水时，体位与进食训练相同。确保处于正确体位外，头部不可有过伸展的现象出现。头后仰，不但饮水咽下困难，还会引起全身性的肌紧张，饮水不能很好地控制流量时，家长可把水杯（塑料制的）剪一半圆形或V形缺口，家长可从另一侧来观察水面高低、水量多少（图4-4-3）。为了避免咬合反射出现，水杯边沿最好不要碰到患儿牙床。

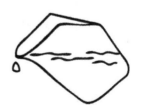

图4-4-3　饮水杯

3. 穿、脱衣训练

衣服要求颜色单一、宽松、穿脱方便，手感舒适、柔软、无刺激的布料。

穿、脱衣时要注意患儿的姿势，肢体肌紧张不对称患儿采取仰卧位穿衣姿势是不正确的，应使患儿趴在母亲膝上，保持肢体左右对称和充分伸展姿势。一旦头的控制能力和坐位平衡能力出现，即可在坐位姿势下穿、脱衣服。

更衣时应注意患儿的体位，通常坐着脱衣较为方便。穿衣一般病重侧肢体先穿、后脱，要注意培养患儿独立更衣能力。

4. 清洁训练

根据患儿障碍程度、性别、年龄等不同制订出切实可行的计划，家居环境改造等，例如：洗手台高度要根据患儿的身高进行改造，洗手间要有防滑垫、扶杆、毛巾、牙刷等要容易拿到，拧毛巾可把毛巾夹在患侧或缠在水龙头上完成，洗澡选择坐在椅子上或浴盆中比较安全，墙上安装柔软的毛刷方便自己清洗背部等。

5. 大、小便训练

二便训练是综合动作训练之一，包括穿、脱裤子，站立，坐位平衡训练，甚至蹲起、便后处理等。一般可从2岁开始，便盆前面或两旁有扶手，以保持稳定的姿势。另外养成定时大、小便的习惯，学会控制大、小便，每次大、小便都是一次训练机会。

（四）粗大运动康复训练

粗大运动康复训练：按照运动的发育正常顺序循序操作。发育的正常顺序：抬头、手支撑、翻身、腹爬、坐、四位爬、扶站、扶走、独站、跪立、独走。

1. 抬头训练 仰卧位抬头：双手握住患儿双肩，缓慢拉起至45°，停留片刻，前后左右调节，再放平。俯卧位抬头（肘支撑）：响铃逗引，言语逗引，使其肘支撑，家长可扶住患儿头两侧，锻炼患儿抬头及手支撑能力；也可用Bobath球训练（两肘与肩同宽，肩关节、肘关节屈曲90°）。抱球姿势训练：家长将患儿双下肢屈曲、双手交叉呈抱球姿势，适用于头背屈，四肢肌张力增高的患儿。

2. 手支撑训练 家长跪在患儿后侧，双手握住患儿肘关节，尽可能使其上肢与地面垂直，保持3～5分钟，也可俯卧于母亲胸前，或利用斜面板，并可左右摇动，训练其平衡能力。

3. 翻身的训练 抑制非对称姿势：躯干回旋运动：俯卧位时，以患儿下肢促进躯干回旋，仰卧位时，以一侧上肢促进躯干回旋。

手口眼协调训练：4～5个月时，使患儿两手抓足入口，可促进四肢对称屈曲及仰卧位平衡反应，增强翻身能力。单臂支撑训练：翻身的最后完成动作，必须经过单臂支撑体重再到双臂支撑。方法：将一侧上肢固定于与躯干呈45°的位置，握住另一侧上肢沿45°的方向，将患儿拉起，先以肘支撑体重，再拉至以手支撑体重的姿势，然后推回至肘支撑及仰卧位。

抑制头低臀高位姿势训练：以全身伸展模式训练。

搭桥、划船训练：搭桥：患儿仰卧位，两腿屈曲，双足平放在床上，家长托起髋部使臀部抬高离开床面，使髋部充分伸展。划船：俯卧位，能四点支撑位，家长握住髋部使前后移动，增加手支撑及平衡能力。

4. 坐的训练 坐的发育顺序：扶坐，前倾位坐（拱背坐），直背坐，直腰、盘腿坐，分腿坐（缓解下肢肌痉挛）。

侧坐位训练：分别从仰卧位、俯卧位到侧坐位进行转换训练。扶坐训练：患儿双腿分开，家长扶住患儿肩背部，一手按住下肢，使患儿成直坐位，双髋关节屈曲、外展、外旋、足不交叉、腿背伸直，一般膝关节伸直呈伸腿坐位。

座位叩击训练：患儿前倾坐，双臂支撑，家长一手扶肩，另一手5指轻轻叩击患儿腰背部，让患儿渐呈直背坐位，慢慢松开扶肩的双手，继续叩击，训练直背坐位姿势。独坐训练：让患儿坐在角椅上，或靠坐在椅背上，减少扶坐，慢慢成独坐。

座位平衡训练：取伸腿座位，家长位于患儿前侧，双手握住患儿的踝关节，上抬、下放下肢，使患儿重心前后、左右移动，诱发出患儿上肢的方向伸出动作。也可坐在滚筒上，左右轻微滚动，使其体验重心移动的感觉并保持身体平衡。

5. 爬的训练

手支撑训练：同抬头训练。四爬位脊柱、骨盆分离训练：滑船运动。

侧卧位单手支撑训练：使患儿侧卧，以下肢臀部下侧、上肢肘关节两点支撑体重，上侧下肢屈曲，上侧下肢伸展。

下肢交互运动训练：三点、两点支撑：摆好四爬位，使一侧上肢抬起变成三点支撑、持重，交叉两点持重。侧坐位—四爬位—侧坐位训练：姿势变换调节训练。

侧向体重移动训练：患儿俯卧位，两臂前伸，家长在患儿侧面，一手扶肩。一手扶住腿部，将患儿分别左右推动，使其重心左右移动，负重侧上肢外旋内收，下肢内收内旋，头部轻度背曲，左右交替进行。

扶助爬行训练：让患儿爬着，家长将患儿的一侧膝关节弯曲，并抵到腹部，另一下肢伸直，轻轻按压膝关节弯曲侧的臀部，让他的臀部碰到足跟，先一侧，再练另一侧下肢，再同时进行。然后四肢交互运动模式完成，标准的爬行运动必须是一侧上肢和对侧下肢同时伸、屈，两侧交替进行。

6. 立位及步行训练 爬行不完善时需爬行训练：爬行是立位的必要前提阶段。坐位到站立训练：从坐位到站立训练立位平衡训练：扶住骨盆，促进正确站立，然后前后左右移动重心，帮助患儿主动保持平衡。

跪位平衡训练：双膝持重，跪稳后，突然放手，要倒时，再扶助，反复进行。分别行直跪、单腿跪立、跪位前行训练。扶站、独站及扶走训练：使患儿双手扶住床栏，椅背等物体站立，双手扶10秒钟上后，单手扶物站立，然后进行独站训练，再进行扶走训练，再独走训练，再跨越障碍物训练。

（五）精细动作训练

1. 伸手训练 视物伸手训练，用鲜艳的玩具逗引，在患儿眼前15~20cm处摇动，可引患儿注视，然后用玩具轻触患儿手背，诱其伸手，如无伸手动作，家长可用手扶着其肘部帮助将手向玩具伸出，反复多次进行（3~4个月时进行）。

2. 手指抓物训练 拉头巾训练：患儿清醒时，用头巾轻轻盖在脸上，让患儿用手将头巾拉下，引起患儿大笑，反复多次进行。细柄玩具让患儿抓握训练：用细柄玩具接触其手部或腕部，让患儿抓握。

知识点导入：

脑瘫患儿的康复预后评定：

1. 偏瘫患儿大都在18~21个月会走。

2. 24个月前出现降落伞反射者87%可行走，行走能力在7岁达到一个平台。

3. 4岁不能坐或6岁仍不能独立跪位行，是将来不能独立行走的可靠指标。

4. 年龄≥12月进行评估预后：a ATNR，b 颈翻正反射，c STNR，d 伸肌伸张反射，e 紧张性迷路反射，f 足放置反射。上述6项，每项有反应1分，2分以上预后不良，0分预后好，1分预后要慎重考虑。

5. 3岁前如果患儿还没有形成优势手或上肢仍不能超过躯干中线活动时，上肢功能预后不良，智力与上肢功能指数相平衡。

6. 年龄越小，预后越好，一般不要大于9岁。

7. IQ＞70预后好，若大于80预后更佳。

8. 智力低下，视觉障碍也将影响步行能力。

六、健康教育

（一）家庭参与

对于患儿来说，父母及家庭成员形成了患儿所处的环境，初期的生长依赖于母亲而存在，由母亲喂哺、照料、同患儿嬉戏、教患儿说话，患儿的运动、语言、智力，行为等方面的能力是否能够充分地发挥，与家庭成员所营造的环境与各种刺激有密切的联系。对于脑瘫患儿，如果照料者不掌握正确的抚育方式，不正确的抱姿，错误的喂饭、穿衣方法等，反复地进行会加重异常姿势与异常运动，最终导致这些异常成为持久的，定型的姿势，会成为学习新的、复杂动作的障碍。另一方面，由于脑瘫患儿存在异常的运动与异常姿势，不能很好地完成日常生活动作，家长可能会包办代替。当患儿对刺激给予过敏或缺乏反应时，家庭成员就会在与患儿玩耍时感到吃力，而逐渐失去与之游戏的欲望。这些都会使脑瘫患儿丧失了许多在日常生活中学习的机会，从而影响了脑瘫患儿的身心发展。患儿与照料者的情绪和行为会出现恶性循环，影响康复治疗效果。因此，在脑瘫患儿的康复治疗中，家庭的参与至关重要。

此外，家庭成员参与治疗应在医生，治疗师，护理人员的指导下进行，根据患儿的实际情况制订具体的计划，指导家长学会正确的带养方法。

（二）寓教于乐

寓教于乐的形式是多样的，在实践中创新。例如：将康复训练与游戏相结合，使脑瘫患儿乐于接受。在患儿缺乏使用语言工具以表达内心感受能力的情况下，通过游戏活动可以较好地把握患儿的心智水平和情感状况。

（三）日常生活活动能力培养

因异常的姿势与运动障碍不能很好地完成日常生活动作，正确对待患儿的方式是创造条件，设法发挥其潜在能力，变被动为主动，使其有机会体验各种日常生活动作，为其自立做准备。

（四）预防癫痫

1. 注意观察患儿的情绪变化，保证足够的睡眠，保持大便通畅。

2. 在训练中要注意劳逸结合，不要过度疲劳，减少癫痫发作的诱因。

3. 有随时发生癫痫的可能，要有专人陪同，以防意外。

4. 当癫痫发作时应使患儿侧卧位，解开衣领，保持呼吸道通畅。

（五）安全教育

1. 向家长讲解安全保护的重要性，取得家长的理解与配合。

2. 家长应随时看护患儿，在床上时要上好床挡，坐轮椅时要系好安全带，防止患儿跌倒等意外的发生。

3. 选择适合患儿的鞋，扶站、扶行时，要注意地面的情况，防止摔伤。

4. 要远离电、火、刀剪等危险物品。3岁以下及进食困难的患儿不要喂食花生，瓜子、豆子等容易引起窒息的食品。

（赵宝春　李晓慧　王晓娟　李坤）

第五节 》 周围神经病损的康复护理

案例引入：

患者男性，50岁，主因"四肢无力1天，进行性呼吸困难2小时"急诊入院。查体：意识丧失，双瞳孔等大，等圆，直径3mm，光反应好，额纹对称，四肢肌力Ⅰ级，双下肢膝反射、跟腱反射均消失。头颅CT未见异常，患者呼吸微弱，双肺呼吸动度减弱，口唇发绀。

讨论分析：

（1）该患者主要的康复诊断是什么？

（2）如何进行准确的量化评定？

（3）康复介入的一般步骤是什么？

（4）如何对患者进行康复护理？

（5）如何对该患者进行健康教育？

一、概述

周围神经是指嗅、视神经以外的脑神经和脊神经、自主神经及其他神经节，包括10对脑神经和31对脊神经，从功能上分为感觉传入和运动传出两部分。周围神经疾病是原发于周围神经系统结构和功能损害的疾病，是由于周围神经的某些部位的炎症、创伤、感染、中毒、缺血、营养缺乏、代谢障碍等引起导致周围运动、感觉和自主神经障碍和结构改变的一组疾病。最常见的有特发性面神经麻痹、三叉神经痛、面肌痉挛、多发性脑神经损害和脊神经疾病以及多发性神经病和格林-巴利综合征等。周围神经病病因复杂，可能与营养代谢、药物及中毒、血管炎、肿瘤、遗传、外伤或机械压迫等原因有关。它们选择性地损伤周围神经的不同部位，导致相应的临床表现。在周围神经发病机制中轴索运输系统意义重大。轴索内有纵向成束排列的神经丝和微管，通过横桥连接，从神经元胞体运输神经生长因子和轴索再生所需的多种物质至轴索远端，起营养和代谢作用；也可影响神经元传递信号，增强其代谢活动。轴索对毒物极其敏感，病变时正向运输受累可致轴索远端细胞膜成分及神经递质代谢障碍；逆向运输受累可引起轴索再生障碍。目前认为病毒感染是最可靠的致病因素，寒冷和冷风的刺激为本病常见的诱因。积极的、合适的康复处理不仅预防和减轻并发症，而且能促进神经的修复和再生，最快地恢复实用的功能，减少残疾的发生。

二、主要功能障碍

（一）感觉障碍

最早出现表现为主观感觉障碍和客观感觉障碍。主观感觉障碍指没有任何外界刺激的情况下出现的感觉障碍，主要表现为感觉异常如烧灼感、麻刺感、蚁行感、触电感。自发疼痛。客观感觉障碍主要包括感觉丧失、感觉减退、感觉过敏、感觉倒错。

（二）运动功能障碍

1. 神经刺激症状 肌束震颤、肌纤维颤搐、痛性痉挛等。

2. 麻痹症状 肌力减退或丧失、肌肉萎缩。肌肉萎缩是运动神经元或运动轴索损坏的一个显著特征。

（三）反射障碍

深、浅反射减弱或消失。

（四）自主神经功能障碍

可发生出汗减少甚至无汗、竖毛障碍及直立性低血压，严重者可出现无泪，无涎、阳痿及膀胱直肠功能障碍等。或伴有心动过速、排尿困难等。

（五）畸形和营养障碍

病变肢体的皮肤变紧、变薄，皮下组织变厚，指（趾）甲弯曲、起皱，毛发减少。

上述症状通常同时出现，呈四肢对称性分布，由远端向近端扩展。

三、康复护理评定

（一）感觉功能障碍评估

感觉功能障碍评估详见第二章第三节，周围神经病损后感觉功能恢复评定可参考英国医学研究会的分级评定表（表4-5-1）。

表4-5-1　周围神经损伤后的感觉功能恢复等级

恢复等级	评定标准
0级（S0）	感觉无恢复
1级（S1）	支配区皮肤深感觉恢复
2级（S2）	支配区浅感觉和触觉部分恢复
3级（S3）	皮肤痛觉恢复和触觉恢复，且感觉过敏消失
4级（S3$^+$）	感觉达到S3水平外，两点辨别觉部分恢复
5级（S4）	完全恢复

（二）运动功能障碍评估

1. 患肢外观及周径的测量 观察肌肉有无肿胀和萎缩，肢体有无畸形、步态和姿态有无异常。测量患肢周径，必要时用尺测量或容积仪测量对比。

2. 肌力评定和关节活动范围测定 肌力和关节活动范围的测定是评定肌肉、骨骼、神经病损患者的基本步骤，是评定关节运动功能损害的范围与程度的指标之一。其主要目的是：确定是否有关节活动受限，发现影响关节活动的原因；确定关节活动受限的程度；确定适宜的治疗目标，判定可能康复的程度；为选择适当的治疗方式、方法提供客观依据；客观测量关节活动范围的进展情况，以评价康复治疗、训练的效果；为患者及治疗师提供动力，为科研提供客观资料等。对昏迷的患者可进行轻瘫实验、坠落实验。

3. 运动功能恢复情况评定 英国医学研究会将神经损伤后的运动功能恢复分6级（表4-5-2）。

表4-5-2　周围神经损伤后的运动功能恢复等级

恢复等级	评定标准
0级（M0）	肌肉无收缩
1级（M1）	近端肌肉可见收缩
2级（M2）	近、远端肌肉均可见收缩
3级（M3）	所有重要肌肉能抗阻力收缩
4级（M4）	能进行所有运动，包括独立的或协同的
5级（M5）	完全正常

4. 日常生活能力评估 常用改良Barthel指数量表评估。

（三）反射检查

检查需要患者及家属充分合作，并进行双侧对比检查，采用的反射有肱二头肌反射、肱三头肌反射、肱桡肌反射，膝反射、踝反射等。

（四）自主神经功能障碍评估

常用自主神经功能障碍检查方法为发汗实验。清洁患者皮肤并保持干燥，用含碘溶液涂于体表，待皮肤晾干后撒以淀粉，当皮肤出汗时，碘使淀粉变蓝色，观察其颜色变化及分布情况。

（五）营养评估

应用成人住院患者营养风险筛查表，即营养风险筛查初筛表（表4-5-3）和营养风险筛查复筛表（表4-5-4）。入院时带有肠内/肠外营养的患者，在初筛表中，"最近1周膳食摄入量是否减少"评估结果为"是"。复筛表中总分=营养评分+疾病评分+年龄评分。高风险≥3分。不能测量身高体重的患者如严重水肿、胸水、腹水等患者白蛋白<30g/L者，营养受损状况直接评为≥3分。

表4-5-3　成人住院患者营养风险筛查初筛表

问题	是	否
1.体重指数（BMI）<20.5		
2.最近3个月体重是否减少		
3.最近1周摄食是否减少		
4.是否患有严重疾病		

表4-5-4　成人住院患者营养风险筛查复筛表

营养状态受损评分　　　　　　　　　　　　　　　　　　　小结_____分

项目	是	否	评分	评分标准
BMI				<18.5（3分） 若严重胸腹水、水肿得不到准确BMI值时，用白蛋白替代，即<30g/L（3分）
在最近3个月是否有体重减轻				体重下降>5%是在： 3个月内（1分）；2个月内（2分）；1个月内（3分）
在最近一周内有膳食摄入减少				较从前减少： 25%~50%（1分）；50%~75%（2分）75%~100%（3分）

注：小结得分取表中1个最高评分值；若以上项目均不符合评分标准者，小结得分为0分。

疾病严重程度评分　　　　　　　　　　　　　　　　　　　小结_____分

NRS2002列出了有文献支持的疾病诊断		否	是	评分
营养需要量轻度增加	髋骨骨折，慢性疾病有急性并发症，肝硬化，COPD，血液透析，糖尿病			1
营养需要量中度增加	腹部大手术，脑卒中，严重肺炎，血液恶性疾病			2
营养需要量重度增加	颅脑损伤，骨髓移植，ICU住院患者（APACHE>10分）			3

注：（1）对于符合上述列出的明确诊断者，则无须评价下表。

（2）对于不符合上述列出的明确诊断者，请参考下表标准，依照调查者的理解进行评分。

小结 _____ 分

疾病严重程度	评价标准	否	是	评分
轻度	慢性病患者因出现并发症而住院治疗。患者虚弱但不需卧床。蛋白质需要量略有增加，但可以通过口服和补充来弥补			1
中度	患者需要卧床，如大手术后。蛋白质需要量相应增加，但大多数人仍可以通过人工营养得到恢复			2
重度	患者在加强病房中靠机械通气支持。蛋白质需要量增加而且人工营养支持不足以弥补，但是通过适当的人工营养可以使蛋白质分解和氮丢失明显减少			3

注：小结得分取表中相应的评分值；若以上项目均不符合疾病营养需要量程度者，小结为0分。

（六）年龄评分

评分标准：年龄≤70岁（0分）；年龄＞70岁（1分）。

（七）营养风险总评分

_____ 分（营养状态受损评分+疾病严重程度评分+年龄评分）

结果判断：

（1）营养风险总评分≥3分：患者处于营养风险，制订营养支持计划；

（2）营养风险总评分＜3分：每2周复查营养风险筛查。

（八）电生理学评定

周围神经电生理学检查可作为辅助的检查手段，可了解周围神经损伤的部位、程度及恢复情况。对损伤后功能评价，预后评估及指导康复治疗过程有着重要意义。常用的评定有肌电图，体感诱发电位，神经传导速度测定。强度-时间曲线检查等。

四、康复护理原则与目标

（一）康复护理原则

1.康复护理除包括一般基础护理内容外，还应用各科专门的护理技术，对患者进行残余机能的恢复。其康复治疗应根据病情早期介入，越早介入恢复效果越佳，并采取针对性的护理措施，促进病损神经的修复。

2.早期防治各种并发症，注重整体，即整个人的康复，防止肢体挛缩，畸形。

3.恢复期主要是促进患者受损神经的再生，从而促进感觉功能和运动功能的恢复，早日回归社会。

（二）康复护理目标

改善日常生活活动和工作能力，解除心理障碍，提高患者生存质量，早日回归家庭和社会，体现自我价值。

五、康复护理措施

（一）早期康复护理

早期一般为发病后3～10天，首先去除病因，减少对神经的损害，预防关节挛缩，为神经再生做准备。

1.饮食护理 选择高蛋白，高热量，丰富维生素的易消化饮食，多食蔬菜和水果，多饮水。保证充足的休息，睡眠与营养。

2.用药护理 大量B族维生素用来治疗各种原因引起的多发神经炎，炎性脱髓鞘病变。还会使用肾上腺皮质激素，应注意观察用药后的不良反应。观察有无骨质疏松症，有无消化道出血，慎用镇静催眠药，因其可产生呼吸抑制，以免掩盖或加重病情。

3.病因治疗 尽早去除致病因素，减少对神经的损伤。如果为中毒或药物的因素影响应尽早脱离中毒环境或停药。营养代谢障碍者，应补充营养，纠正代谢障碍。

4.预防肢体并发症和畸形

（1）各个关节功能位的摆放：应用枕头、矫形器、体位垫等物品，将受累肢体关节保持在功能位。早期防止挛缩等畸形发生，恢复期矫正畸形和助动功能。

（2）肢体被动和主动运动：周围神经受损后应尽早进行被动运动。保持和增加受损部位关节的活动度，防止肌肉挛缩变形，保持肌肉的生理长度和肌张力，改善局部循环。注意只在无痛范围内进行，在关节正常活动范围内进行，不能过度牵拉麻痹肌肉，运动速度要慢。

（3）受损肢体肿痛的护理：抬高患肢，弹力绷带包扎，做轻柔的向心方向按摩，必要时可进行物理因子治疗如温热疗法、激光疗法、水疗法。

（4）受损部位的保护：因病损神经所分布的皮肤、关节的感觉丧失，易继发外伤，因此对受损部位应加强保护，如戴手套、穿袜子、早期被动活动，必要时夹板固定功能位等。

（二）恢复期康复护理

周围神经病急性期一般为5～10天，当炎性水肿消退后，即进入恢复期。此期康复的重点为促进神经再生、保持肌肉质量，防止肌肉萎缩、增强肌力和促进感觉功能恢复。

1. 促进神经再生

（1）物理疗法包括：超短波、微波、紫外线、超声波、电流法、脉冲电磁场法等，消肿消炎，促进神经再生。

（2）药物治疗包括：神经营养因子、维生素B族、烟酸、辅酶A，ATP等营养神经。

2. 肌力训练

运动疗法包括：①当肌力为1～2级时，使用助力运动，可以由治疗师帮助患者做也可患者健侧肢体辅助患侧肢体运动。②当肌力为2～3级时，采用范围较大的助力运动、主动运动，逐渐减少辅助力量，但应避免肌肉过度疲劳。③当肌力增至3～4级时，就进行抗阻运动，同时进行速度、耐力、协调性和平衡性的训练。

电疗法及作业疗法如ADL训练、编织、打字、木工、雕刻、缝纫、刺绣、文艺和娱乐活动等。

3. 感觉训练

（1）理疗：离子导入、低频。

（2）针灸、按摩。

（3）感觉再教育训练：在直视下或闭眼时触摸各种不同形状、大小的物体，如硬币、纽扣、绒布、手表等常用物品，使患者能区分物品大小、形状、重量、质地等。

4. 观察病情

观察患者活动情况及对疼痛、温度刺激的感知度、观察患肢肌力及肌张力的改变、注意有无肌肉萎缩。

5. 矫形支具的应用

为了防止关节畸形、挛缩、患者在夜间睡眠时可以佩戴相应的功能位支具，佩戴支具患者应定时观察佩戴处局部的皮肤颜色，防止长时间受压引起压力性损伤，感觉障碍严重的患者应采取适当的保护预防措施，避免再次损伤。

6. 心理护理

周围神经病患者常有不同程度的心理问题，由于突然发病，而且出现肢体的瘫痪或畸形等并发症，担心预后和恢复程度，因此应给患者及其家属讲解疾病的发病病因、病情发展，预后等，解除其顾虑，增加战胜疾病的信心，配合治疗。

六、健康教育

（一）随访

1. 有条件的患者可以每天或隔天来医院治疗，以后可以1周、2周来一次，接受医生或治疗师的指导。

2. 一旦出现病情加重、矫形器不适、皮肤破损等，就应立即就诊。

（二）家庭康复　患者积极参与家务活动

1. 如打扫卫生、煮饭、种花及尽量生活自理，是一种有效的功能训练。

2. 其他的一些作业活动，如缝纫、木工、工艺、娱乐等均可在家里进行。

3. 在家庭康复措施中，家庭成员的参与和配合很重要，有时家属必须学会一些被动运动、简易器械牵引的方法，使患者能在家里继续治疗。

（三）社区康复

已建立了社区康复网络的地区，患者应充分利用社区资源进行康复治疗。这是既节约资金，又行之有效的方法。

（伊传建　柳希芹　韩秋菊　封彩云）

第六节 》 脊髓损伤的康复护理

案例引入：

患者男性，52岁，工作时不慎从6米高处跌落，导致L_3、L_4脊髓损伤伴多处复合伤，左上肢及上下肢活动障碍，急送医院治疗，诊断为：①L_3、L_4椎体爆裂性骨折；②L_3、L_4横突粉碎性骨折；③左侧尺桡骨远端骨折。既往高血压病3年，否认糖尿病、冠心病等其他疾病。吸烟30年，约10支/天；少量饮酒。身体评估：体温37.3℃，脉搏66次/分，呼吸15次/分，血压152/86mmHg，神志清，双侧瞳孔等大等圆，对光反射灵敏，无头晕、头痛、恶心呕吐。

讨论分析：

（1）该患者主要的康复诊断是什么？

（2）针对患者存在的功能障碍，应进行那些方面的功能评定？如何进行？

（3）康复介入的一般步骤是什么？

（4）如何对该患者进行康复护理？

（5）如何对该患者进行健康教育及出院指导？

一、概述

脊髓损伤（spinal cord injury，SCI）是指直接暴力或间接暴力作用于正常脊柱和脊髓组织，导致机体出现不同程度损害，损害平面以下脊髓神经（运动、感觉、括约肌及自主神经）功能的障碍，常造成截瘫或四肢瘫，是一种严重的致残性损伤。

二、主要功能障碍

（一）躯体功能障碍

躯体功能障碍主要是脊髓损伤平面以下的感觉障碍和运动障碍（肌力减退或消失，肌张力增加或降低，反射消失、减退或亢进而导致的截瘫或四肢瘫）。

（二）日常生活活动能力障碍

脊髓损伤后由于运动、感觉障碍和多系统并发症，导致患者日常生活活动能力发生障碍。

（三）压力性损伤

脊髓损伤后损伤平面以下的皮肤则失去了正常的神经支配，对压力的耐受性降低，患者不能根据所受的压力情况来调节姿势，导致皮肤受压过久，血液供应障碍时间过长，容易发生压力性损伤。

（四）心理障碍

脊髓损伤的急性期心理过程可经过震惊期、否认期、抑郁期、反对独立期和适应期几个阶段。

（五）咽功能障碍

SCl早期，语言及发音功能可能受到损害而影响交流，主要是由于气管插管、气管切开、前路手术和使用呼吸机所致。

三、康复护理评定

（一）根据脊髓损伤诊断

完全性损伤与不完全性损伤的诊断有重要的临床意义，这不仅是制订治疗方案和判断患者预后的重要依据，对客观评估各种治疗方法的实际价值也有重要意义。完全性损伤是指最低骶段（$S_4 \sim S_5$）的感觉和运动功能完全消失。不完全性损伤是指损伤平面以下的最低位骶节段仍有运动和（或）感觉功能保存，临床上有不同程度恢复的可能。

1. 脊髓震荡　损伤后出现短暂的功能障碍，迟缓性瘫痪，损伤平面以下的感觉、运动、反射及括约肌功能丧失，数分钟或稍长时间可逐渐恢复，一般不留后遗症。

2. 脊髓挫伤和脊髓受压 伤后出现损伤平面以下功能部分或者完全丧失，单双侧均有可能。预后与脊髓损伤的程度及受压解除的时间有关。

3. 脊髓半切综合征 损伤平面以下的同侧肢体的运动和本体感觉丧失，对侧肢体出现痛觉和温觉丧失。

4. 脊髓断裂 损伤平面以下的感觉、运动、反射和括约肌功能完全丧失。

（二）运用各种方法判断患者残疾程度以及恢复程度

包括对肌肉、骨骼、神经的各种功能障碍，在进行康复护理前对患者的一般情况、关节活动度、日常生活能力（表4-6-1）等进行评估，是制订康复目标和康复计划的重要依据，需要根据脊髓损伤的程度来确定患者的具体康复目标。

表4-6-1 Barthle指数（BL）评定量表

序号	项目	完全独立	需部分帮助	需极大帮助	完全依赖
1	进食	10	5	0	0
2	洗澡	5	0	0	0
3	修饰	5	0	0	0
4	穿衣	10	5	0	0
5	控制大便	10	5	0	0
6	控制小便	10	5	0	0
7	如厕	10	5	0	0
8	床椅转移	15	10	5	0
9	平地行走	15	10	5	0
10	上下楼梯	10	5	0	0

Barthle指数总分： 分

注：根据患者的实际情况，选择合适的分数

自理能力分级：

（1）重度依赖 总分≤40分 全部需要他人照护

（2）中度依赖 总分41~60分 大部分需要他人照护

（3）轻度依赖 总分61~99分 少部分需要他人照护

（4）无须依赖 总分100分 无须他人照护

（三）ASIA残损分级

美国脊髓损伤学会（American spinal injury association，ASIA）制订了脊髓损伤神经功能分类标准，简称ASIA残损分级（表4-6-2）。

表4-6-2　ASIA残损分级

指标级别	程度	临床表现
A	完全性损伤	骶段（$S_4 \sim S_5$）无感觉或运动功能
B	不完全性损伤	神经平面以下包括骶段有感觉功能，但无运动功能
C	不完全性损伤	神经平面以下有运动功能，大部分关键肌肌力小于3级
D	不完全性损伤	神经平面以下有运动功能，大部分关键肌肌力大于或等于3级
E	正常	感觉和运动功能正常

四、康复护理原则与目标

（一）康复护理原则

1. 早期应进行急救、制动固定、手术及药物治疗，防止脊髓二次损伤。

2. 从急性期过渡到恢复期，恢复期以康复治疗为中心，加强姿势控制，进行平衡、转移及移动能力的训练。

3. 防止并发症，提高日常生活能力。

（二）康复护理目标

康复护理的目标是使患者最终恢复独立自理生活能力，回归社会、回归家庭。

1. **短期目标**　脊髓损伤后，早期应进行急救、妥善固定、手术及药物治疗，使病情稳定，改善患者肢体活动，防止脊髓二次损伤和并发症的发生。

2. **长期目标**　通过康复治疗和康复护理，最大限度地调动脊髓损伤患者的积极性以及主动性，调动机体残存功能，实现残留功能代偿，提高患者自理能力，改善其生存质量。

3. 脊髓损伤患者因损伤水平、损伤程度不同，康复目标也不同（表4-6-3）。

表4-6-3 脊髓损伤康复基本目标

脊髓损伤水平	脊髓康复目标	需用支具、轮椅种类
C_5	桌上动作自立，其他依靠帮助	电动轮椅、平地可用手动轮椅
C_6	ADL部分自立，需中等量帮助	手动电动轮椅，可用多种自助具
C_7	ADL基本自立，移乘轮椅活动	手动轮椅，残疾人专用汽车
$C_8 \sim T_4$	ADL自立，轮椅活动，支具站立	同上，骨盆长支具，双拐
$T_5 \sim T_8$	同上，可应用支具治疗性步行	同上
$T_9 \sim T_{12}$	同上，长下肢支具治疗性步行	轮椅，长下肢支具，双拐
L_1	同上，家庭内支具功能性步行	同上
L_2	同上，社区内支具功能性步行	同上
L_3	同上，社区内支具功能性步行	短下肢支具，洛夫斯特德拐
L_4	同上，可驾驶汽车，可不需轮椅	同上
$L_5 \sim S_1$	无拐足托功能步行及驾驶汽车	足托或短下肢支具

五、康复护理措施

（一）现场急救

1. 一旦怀疑或确诊有脊髓损伤，应立即送往就近的医院及时处理救治，转运中要对患者先进行制动稳定，不能强行改变患者体位，搬运患者时至少要有3人以上参与，避免移动过程中损伤脊髓或加重脊髓损伤程度，切忌1人抱腿、1人抱肩或1人背送的方式转送。转送前要对患者进行固定，特别要固定好头、颈、腰，并用毛巾填充平板与患者背部之间的空隙以免搬送过程中的移动。

2. 尽早解除脊髓压迫症状 脊髓损伤后早期（即伤后6～12小时）的改变往往局限于中央灰质，白质尚无明显改变。而后由于出血压迫、水肿缺氧和伴发的神经化学改变，使脊髓损伤逐渐加重。因此，应争取在6小时内开始治疗，如局部冷冻、脊髓减压、高压氧、激素以及其他药物的应用等。

（二）体位护理

1. 仰卧时髋关节伸展并轻度外展，可在患者两腿之间放置1～2个枕头来维持轻度外展。上肢肩关节处于外展位，肩下垫枕，腕关节背伸约45°，保持功能位。手指处于微屈。

2. 侧卧位时患者屈髋、屈膝呈屈曲位，双肩向前，一侧肩胛骨着床，肘关节屈曲，上方的前臂放在胸前枕头上。腕关节自然伸展，手指微屈。躯干后放1枕头支撑。下方的髋、膝关节伸展，上方的髋、膝放置在枕头上。

（三）被动运动

在主动运动能力基本恢复之前，需经常给患肢各关节作全范围被动运动，来保持关节动度和牵伸软组织。伤后早期开始每日1次被动运动，能防止下肢浮肿或加快消肿。后期痉挛严重者，通过反复的被动运动可降低肌能力，以便接着进行功能运动。当下肢恢复部分肌力时，仍需进行被动运动，但要先将关节主动活动至最大可能范围，然后再被动活动至全范围。进行被动运动时要注意动作轻柔，缓慢，有节奏，活动范围应达到最大生理范围，但不可超过，以免拉伤肌肉或韧带。

（四）康复训练

1. **关节保护和训练** 肩关节应处于外展位，以减少后期发生挛缩和疼痛；腕关节通常用夹板固定于功能位；手指应处于微屈位，每日进行髋膝关节被动伸屈外展内旋活动5~6次，每次5min。给患者双足穿防旋鞋或使踝关节处于背屈90°，防止踝关节屈曲挛缩。

2. **肌力训练** 根据患者的临床表现不同训练的重点不同。完全性脊髓损伤患者肌力训练的重点是上肢肌肉，而不完全性脊髓损伤的患者，残留肌力要一起训练。肌力3级的肌肉可采用主动运动；肌力2级时可采用助力运动、主动运动；肌力1级和0级时只有采用功能性电刺激的方式进行训练。肌力训练的目标是使肌力达到3级以上。脊髓损伤患者为了应用轮椅、拐或助行器，在卧床、坐位时均要重视锻炼肩带肌力，包括上肢支撑力训练、肱三头肌以及肱二头肌训练和握力训练。

3. **垫上训练** 在治疗垫上可进行翻身训练和牵伸训练。主要牵伸下肢的腘绳肌、内收肌以及跟腱。此外，还进行垫上移动训练。

4. **坐位训练** 在病情允许情况下，鼓励患者尽早坐起，以预防压疮、深静脉血栓形成、坠积性肺炎等并发症。坐位训练还包括坐位静态平衡训练，及躯干向前、后、左、右侧和旋转活动时的动态平衡训练。

5. **转移训练** 分为独立转移、帮助转移。帮助转移指患者在他人的帮助下转移体位。可有2人帮助和1人帮助。独立转移指患者独立完成转移动作，包括从卧位到坐位转移、床上或垫上横向以及纵向转移、床至轮椅及轮椅至床的转移、轮椅到凳或凳到轮椅的转移以及轮椅到地和地到轮椅的转移等。在转移时可以借助一些辅助具，如滑板。

6. **直立适应性训练** 逐步从卧位转向半卧位或坐位，倾斜的高度每日逐渐增加，以无头晕等低血压不适症状为度，循序渐进。下肢可使用弹力绷带，同时也可使用腹带，以减少静脉血液淤滞。从平卧位到直立位需1~3周的适应时间。

7. 步行训练　先要进行步态分析，以确定髂腰肌、臀肌、股四头肌等肌肉的功能状况。完全性脊髓损伤患者步行的基本条件是上肢有足够的支撑力以及控制力。如果具有步行能力，则神经平面一般在腰或以下水平。对于不完全性损伤者，则要根据残留肌力的情况确定步行的预后。步行训练的基础是坐位和站位平衡训练，重心转移训练以及髋、膝、踝关节控制能力训练。关节控制肌的肌力经过训练仍不能达到3级以上水平者，必须使用适当的矫形器以代偿肌肉的功能。行走训练时要求上体正直、步伐稳定、步态均匀。耐力增强之后可以训练跨越障碍，上下台阶、摔倒和摔倒后起立等。步行训练的目标是：①社区功能可走：终日穿戴矫形器并能耐受，可以上下楼，能独立进行日常生活活动，能连续行走900m。②家庭功能性行走：可以完成上述活动，但行走距离不能达到900m。③治疗性步行上述要求均不能达到，但可以借助矫形器进行短暂步行。

8. 轮椅训练

（1）患者选择合适的姿势：可采用身体重心落在坐骨结节上方或后方（后倾坐姿）或者相反的前倾坐姿。前倾坐姿的稳定性及平衡性更好，而后倾姿势较省力和灵活。要注意防止骨盆倾斜和脊柱侧弯。

（2）轮椅操纵：上肢力量和耐力是良好轮椅操纵的前提。在技术上包括前后轮操纵，前轮翘起移动及旋转操纵，上一级楼梯训练以及下楼梯训练等。

（五）支具的应用

脊髓损伤水平面及程度决定了患者的功能恢复情况。C_7是关键的水平，C_7以下损伤的患者能自由控制上肢活动，生活基本可以自理，而C_4以上水平损伤，支配膈肌、呼吸肌的神经受损，患者完全依赖呼吸肌维持生命。此类患者除头部能自由活动外，生活不能自理，在有条件的现代化康复医疗设施中，可以为这类患者提供自动化环境控制系统，训练患者利用他们口、舌、唇的残存功能，操纵仪器，来维持他们基本的生活。T_1~T_{12}水平损伤的患者上肢肌肉完好，背及躯干、腹肌均有不同程度的功能存在，可以训练起坐，在轮椅上活动，如果配备支架可以站立。T_{10}~T_{12}水平损伤的患者，屈髋肌、下腹肌和下部骶棘肌功能丧失，必须利用长腿支架，上附一骨盆带，以稳定髋部，这些患者尽量带支架和拐行走。T_{12}~L_2损伤，股四头肌功能丧失，需用长腿支架及膝关节固定带来稳定膝关节，支架在膝部能交锁，行走时支架交锁可使膝伸直，坐下时解锁能使膝屈曲呈90°。L_3~L_4损伤由于胫前肌功能缺乏，患者需选用双侧短腿支架，或矫形鞋来稳定和背屈踝关节，还需用单拐和双拐。L_5以下损伤导致腓肠肌、臀大肌损伤，功能丧失，患者可应用单拐、双拐辅助行走。

（六）日常生活活动的训练

具有不同程度躯干和上肢障碍的四肢瘫患者，训练日常生活活动尤为重要，自理活动如吃饭、梳洗、上肢穿衣等，患者在床上进行移动，并逐渐过渡到从床上移动到轮椅上，大多数截瘫患者可独立完成。

（七）皮肤护理

需经常保持皮肤清洁，避免身体局部长时间受压，要定时为患者翻身，已坐轮椅者要经常自己撑起身体。对有皮肤异常者，尤其要注意预防压力性损伤的发生（图4-6-1），要经常检查皮肤有无变红或破损等。压力性损伤一旦出现，必须及时处理，防止扩大，并促进早日愈合。已允许起床的患者，应注意在治疗和活动过程中避免烫伤和挫伤、擦伤。使用支具或夹板的患者要警惕压迫和摩擦损伤局部皮肤。

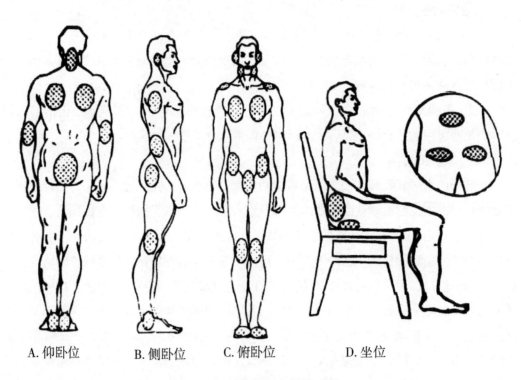

A. 仰卧位　　　　B. 侧卧位　　　　C. 俯卧位　　　　D. 坐位

图4-6-1　压力性损伤好发部位

（八）心理康复

1. 抑郁型　在发生截瘫后，患者一时不适应，产生抑郁状态，轻者可安静，抑制不愉快，对周围环境不感兴趣，较严重者持久闷闷不乐、忧愁、沮丧、注意力记忆力减退，还有些患者自卑、自责，常带有自杀念头。

2. **焦虑型**　有些患者对自己残疾产生焦虑情绪，导致出现自主神经系统紊乱症状，如便秘、心悸、期前收缩、贲门幽门痉挛症、颜面潮红、双手、面部出汗，严重可出现呼吸窘迫症状等。

3. **愤怒攻击型**　患者对自己残疾不压抑而是采取攻击行为，大吵大闹，摔打物品，撞击他人或者毫无顾忌的行动。

4. **依赖型**　患者认为自己是个废人，完全依赖别人生活，不去做任何训练，或者因训练时发生挫折而放弃中断锻炼。

在整个康复治疗计划实施中，不可忽视患者的精神因素的影响，更不能忽视对患者心理上的安慰和支持，如果患者没有改善病情，认识现实，重新生活的希望，即使再完备的康复治疗计划也要落空，因此，医护人员要以满腔热情进行心理支持疗法，诚恳、耐心、同情、鼓励患者改善各种情绪的影响，树立战胜疾病的信心以及自我锻炼的决心，使患者在参与康复训练中发挥主动积极性和创造性。

六、健康教育

（1）将自我护理知识和技巧教给患者，来提高患者功能独立性水平。如使用轮椅的技巧、体位转移技巧、皮肤护理、二便护理等。

（2）对于需要靠轮椅生活的患者，应指导患者及家属对家庭环境设施进行改造。如门槛及台阶改为斜坡，在坐便器两侧或上方安上扶手；走道需有良好的灯光照明；地面需要铺设防滑地板；门和走道需有足够轮椅转移的空间等。

（3）为使患者在出院后能适应生活，需要帮助患者接受现实，以寻求新的生活和工作，正确对待社会地位变化后的心理。指导家属正确看待患者做具体事情时的种种要求以及患者出现各种生活问题的处理方法。

（4）定期随诊，注意全身情况，如有并发症尽早治疗，防止意外的发生。

（李晓慧　陈莹莹　赵志伟）

第五章　常见骨骼肌肉疾病的康复护理

第一节 ≫ 颈椎病的康复护理

一、概述

颈椎病是由于颈椎间盘退行性变以及由此继发的颈部组织病理变化累及颈神经根、脊髓、椎动脉、交感神经等组织结构而引起的一系列临床症状和体征。

颈椎病根据临床表现不同，通常分为以下类型：①颈型：为颈椎病早期型。表现为颈项强直、疼痛、可发展到整个颈肩背疼痛。②神经根型：常有外伤、长时间伏案工作和睡姿不当的病史。主要表现为颈部活动受限，颈肩部疼痛，或伴上肢放射性疼痛或麻木。③脊髓型：是由于颈椎间盘突出刺激或压迫而产生脊髓损伤。表现为颈肩疼痛伴有四肢麻木、肌力减弱；严重者可发展至瘫痪、二便障碍。④椎动脉型：表现为发作性眩晕、头晕、头痛，伴恶心、耳鸣等。⑤混合型：常以某一类型为主，不同程度合并其他类型的症状。

二、主要功能障碍

1. **疼痛**　以颈部慢性疼痛为主，反复发作，不同临床类型者可伴上肢放射性疼痛或麻木、头晕、耳鸣、肢体无力等。

2. **活动受限**　颈部活动范围减小。

三、康复护理评定

1. **疼痛的评定**　采用视觉模拟评分法评定疼痛的程度。

2. **颈椎活动范围的评定**　采用量角器对颈椎屈曲、伸展、侧屈和旋转的角度进行具体测量。

3. **颈椎功能的评定**　可采用颈部功能不良指数（the neck disability index，NDI）评定颈椎的功能情况；或按不同临床类型，采用神经根型颈椎病症候测评量表、椎动脉型颈椎病功能评定量表、脊髓型颈椎病功能障碍评定（JOA）来评定。

NDI共10个项目，包括：主观症状（疼痛的强度、头痛、集中注意力和睡眠）和ADL（个人护理、提起重物、阅读、工作、驾驶和娱乐）两部分，由受试对象根据自己的情况填写。每个项目最低得分为0分，最高得分为5分，分数越高表示功能障碍程度越重；按以下公式计算受试对象颈椎功能受损的程度：

受试对象颈椎功能受损指数（%）= 每个项目得分的总和/受试对象完成的项目数×100%

结果判断：0%～20%，表示轻度功能障碍；20%～40%，表示中度功能障碍；40%～60%，表示重度功能障碍；60%～80%，表示极重度功能障碍；80%～100%，表示完全功能障碍。应详细检查受试对象有无夸大症状。

四、康复护理措施

1. **纠正不良姿势**　长期伏案工作者或电脑操作员等，要合理调整头与工作面或电脑屏幕的距离，不要过度和长时间扭曲颈部，并在每工作1小时后，活动颈部，放松紧张的肌肉。

2. **选择合适的枕头**　合适的枕头对预防和治疗颈椎病十分重要。枕头高度应结合个人体型而定，保证在睡眠时颈部的生理弧度。仰卧时，枕头的高度和自己拳头的高度一样；侧卧时，枕头高度应与一侧肩宽等高。枕芯填充物不要过软或过硬。

3. **颈椎病保健操**　加强颈肩部肌肉的锻炼，可缓解疲劳，利于颈段脊柱的稳定性，预防和改善颈椎病的症状。保健操的主要动作包括①颈部前屈、后伸；②颈向左/右侧侧屈；③向左/右侧转颈；④耸肩。1～2次/天，每个动作重复5～8次。练习时，动作宜轻松平稳；练习后如觉疼痛加重或眩晕，提示动作过快或幅度过大，可适当减慢速度或减小幅度；有眩晕症状者，头部活动应缓慢（图5-1-1）。

4. **药物治疗**　疼痛治疗最常用的药物是非甾体类抗炎药，严重者可合理选用激素类药物；早期神经根水肿引起的剧烈炸痛，可用甘露醇脱水。颈型颈椎病可口服妙纳等降低肌紧张。椎动脉型可加用改善血液循环的药物。

5. **颈椎牵引**　颈椎牵引疗法是对颈椎病较为有效且应用广泛的一种治疗方法，但必须掌握牵引力的方向、重量和时间三大要素，以保证牵引的最佳治疗效果。

6. **物理治疗**　在颈椎病的治疗中，物理治疗可起到多种作用：①消除神经根及周围软组织的炎症、水肿；②改善脊髓、神经根及颈部的血液供应和营养状态；③缓解颈部肌肉痉挛等。常用的方法有直流电离子导入疗法低、中频电疗法，高频电疗法，磁疗，超声波等。

7. **推拿和手法治疗**　推拿和手法治疗大致可分为3类：①传统的按摩、推拿手法；②关节松动术；③旋转复位手法。

8. **配戴颈围**　外伤所致的颈椎病或颈椎病急性发作时，可按需选用颈围领或颈托，起制动和保护作用。但不主张长期应用颈托，因会引起颈肩部肌肉肌力减退、关节僵硬。

9. **手术治疗**　无论哪一类型颈椎病，其治疗的基本原则都是先非手术治疗，无效时

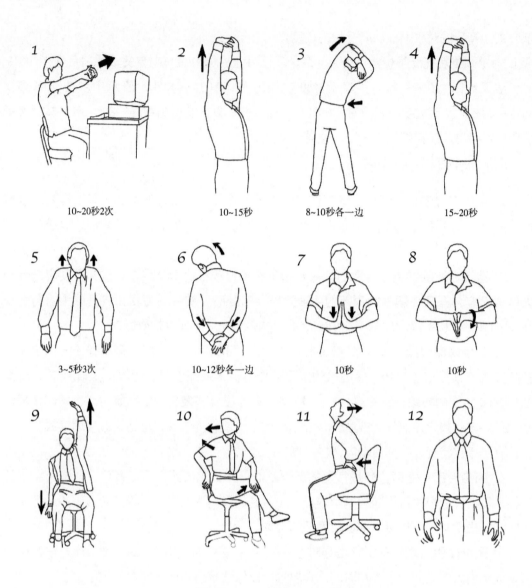

图5-1-1　颈椎病保健操

再考虑手术治疗。

五、康复护理指导

1. 避免诱发因素　颈椎病是一种慢性病，应平时加强预防。诱发因素除外伤外，还有落枕、过度疲劳、不良姿势、受凉等。

2. 防止外伤　设法避免各种生活意外和运动损伤，如乘车中打瞌睡急刹车时，极易造成颈椎损伤。

3. 矫正不良姿势　要注意纠正生活和工作中的不良姿势。避免长时间低头或固定一个方向工作；在工作1小时后应活动颈肩部，改变一下体位。改变不良的生活习惯，如卧床阅读、看电视、无意识的甩头动作等。

（王欣　张文丽　单明霞）

第二节 ≫ 骨关节软组织损伤的康复护理

一、概述

（一）定义

骨关节软组织损伤是指关节周围肌肉、肌腱、腱鞘、韧带、关节囊、半月板、软骨、神经血管等组织的损伤，可以是单纯的损伤（扭伤、挫伤、断裂、撕脱伤）或伴有骨折、脱位，可分为开放性和闭合性两种。软组织损伤按病程可分为急性损伤和慢性劳损。扭伤、挫伤、撕裂等均为急性损伤，是因为在劳动或运动中由于姿势不协调或遭受暴力，而导致局部软组织损伤，出现出血、充血、渗出等炎性改变。软组织劳损是由于急性损伤治疗不彻底或是长时间单一劳动姿势、持久负重引起的累积性损伤加之环境潮湿寒冷，导致局部软组织的变性、增生、粘连等病理改变，多见于颈、肩、肘、腰、膝等处。

（二）诊断要点

1. 病史

（1）急性外伤病史：患者多有明确的外伤经历，如体育运动时摔倒或撞击，搬物体时不慎扭腰，肢体被重物砸伤等。

（2）慢性损伤史：患者多为慢性自发性起病或有慢性累积性损伤病史，如长时间伏案工作，连续弯腰或下蹲工作。工作时间长，数月或数年。

2. 症状

（1）急性软组织损伤：受伤局部多有疼痛、肿胀、活动受限、关节不稳等。

（2）慢性软组织损伤：患者多有持续或间断发作的局部酸、胀、钝痛、刺痛、无力，疼痛多可忍受，经休息或改变体位后减轻，劳累或受凉后加重。

3. 体征

（1）急性软组织损伤：急性扭、挫伤所受的外力较大，故局部皮下有瘀斑或血肿，关节肿胀，稳定性差，活动受限。

（2）慢性劳损：多为较大面积不适，压痛部位不明确；也可有相对固定的压痛点，如棘上韧带炎、腱鞘炎、网球肘等。

4. 辅助检查

（1）X线检查：X线检查是骨关节软组织损伤的常规检查。急性软组织损伤，X线片可显示软组织影增大，若有撕脱骨折可看到小的不规则骨块；慢性损伤多可见骨性增生或韧带钙化影，若病程短可无异常。

（2）CT、MRI、超声检查：CT主要显示骨性结构，对微小骨折显示优于X线片，对腰椎间盘检查有很大优势。MRI能很好地显示软组织结构，对韧带、软骨、血管、肿块、病变诊断有独到之处，对骨挫伤诊断明显优于CT。B超对关节和软组织下积液、积血的诊断准确而方便。

（3）关节镜检查：近年临床上越来越多的应用关节镜检查膝关节的损伤，既直观精确又创伤小，对关节内病变诊断的同时也可治疗。

（4）远红外线热成像检查，对急慢性软组织损伤诊断有参考价值。

二、主要功能障碍

患者骨关节软组织损伤后的主要功能障碍是肢体及关节疼痛、活动受限、关节稳定性降低，并伴随肿胀症状。

三、康复护理评定

（一）肢体的一般评定

检查损伤部位是否肿胀、出血、皮下淤血，关节是否畸形，局部压痛，关节稳定性。

（二）疼痛的评定

软组织损伤后局部的炎性刺激或机械刺激导致疼痛，会使患者有不舒服的主观感觉。对疼痛评定要了解疼痛的部位、强度、性质、发作情况及诱发因素。疼痛的评定方法目前多采用目测类比评分法、数字评分法、Megill疼痛问卷、行为疼痛测定法等。

（三）关节活动范围评定

急性损伤会造成关节及肢体的肿胀、淤血、疼痛，所以会使关节的活动范围减小，但如果肌腱、韧带断裂反而会增大关节的活动度，关节稳定性下降。慢性劳损也会导致关节活动度受限，但多不明显。关节活动范围的测量可采用通用量角器和电子量角器，必要时可用摄像机和拍摄X线片。测量应规范并有专人进行。

（四）关节功能的评定

骨关节软组织损伤后必然导致关节功能的各种障碍，各关节都有常用的评定量表。如髋关节的Harris量表和膝关节的HSS量表等。

（五）心理评定

慢性劳损的患者因长期遭受病痛折磨会有不同程度的心理问题，如抑郁、焦虑或失眠等。具体可采用汉密尔顿抑郁量表进行评定。

四、康复护理措施

（一）骨关节软组织损伤分期治疗原则

软组织损伤的康复护理就是按照治疗原则不同的病理过程进行分期康复护理。

1. **急性期** 肌肉、韧带损伤初期，应遵循"RICE"原则，即立即制动休息（Rest）、冷敷（Ice）、加压包扎（Compression）及抬高患肢（Elevation），伤后尽快局部垫棉垫、弹力绷带加压包扎，然后冰敷30分钟，这样的早期康复措施十分重要而有效。对有骨折，韧带、肌肉、肌腱断裂的肢体应做适当的固定。

2. **稳定期** 伤后48小时，不再有新鲜出血，治疗重点是血肿和渗出液的吸收，可使用物理因子治疗，如超短波、TENS、微波、超声中频、理疗、按摩、中药外敷等方法促进创伤的恢复。支具保护、局部制动至创伤愈合。

3. **恢复期** 局部肿胀疼痛消失后，渐进损伤肢体肌力、关节活动度、平衡性及协调性、柔韧性的训练。训练时不宜屏气，否则会加重心肺负担。

（二）常见关节软组织损伤的康复护理

1. **踝关节扭挫伤** 伤后应立即冷敷，粘膏支持带保护或U形石膏固定，抬高患肢，以减少局部出血及肿胀程度。2天后可局部无热量超短波治疗，促进消肿及组织愈合。韧带部分断裂或松弛者，在踝关节背屈90°位、极度内翻位（内侧副韧带损伤时）或外翻位（外侧副韧带损伤时）靴型石膏固定，或用宽胶布、绷带固定2~3周。韧带完全断裂并关节不稳定者，或有小的撕脱骨折块者，也可用靴形石膏固定4~6周，病情严重者可手术治疗。固定后应主动活动足趾，伤后2天后可给予超短波治疗，固定7~10天后可带石膏行走，锻炼邻近关节的肌力和灵活性。去除石膏后作恢复踝关节活动度练习，加强踝两侧的肌肉力量，保护踝关节稳定性练习。2~3个月后可参加正规训练。

2. **膝关节扭伤** 膝关节扭伤易损伤内外侧副韧带，Ⅰ、Ⅱ度副韧带损伤的康复方案。

（1）第一期（0~3周）：伤后即刻冷疗、加压包扎；可调支具固定150°~90°位；股四头肌和腘绳肌等长收缩练习；踝关节主动活动；髋的屈伸练习。

（2）第二期（3~5周）：摘下支具训练；膝的渐进性屈伸训练（0°~90°）；侧踏台阶练习；断进性抗阻训练；固定自行车蹬踏训练；弃拐练习负重。

（3）第三期（6周后）：开始无阻力工作，可以使用较大阻力进行渐进性抗阻训练，如上下楼梯及"8"字跑。

3. 膝关节交叉韧带及半月板损伤

（1）Ⅰ度的轻度损伤：一般适当休息，每日的数次冷疗和口服非甾体类抗炎药。

（2）Ⅱ度的中度损伤：在Ⅰ度损伤治疗的基础上需制动休息抬高患肢，应用支具固定3周，制动期间需进行股四头肌和腘绳肌肌肉的等长收缩训练，3周后可用拐步行，但应需膝关节支具保护。

（3）Ⅲ度的重度损伤：需手术治疗，重建交叉韧带。

4. 肘关节内侧副韧带损伤

急性损伤可行石膏固定3周，慢性损伤可口服非甾体类抗炎药，局部外用消炎止痛药，物理治疗可选用超短波、超声波等治疗。

（1）制动期（0～3周）：一般采用肘关节伸直位石膏固定3周。为避免上肢功能下降，应尽早活动手、腕关节及肩关节。

（2）中期（4～12周）：拆去石膏，开始逐步恢复肘关节功能的练习，包括肘关节ROM训练，静力性肌力训练。

（3）功能恢复强化期（术后3个月）：包括被动及主动关节活动度练习，强化肌力训练，循序渐进的抗阻练习，避免暴力。

5. 腰部软组织损伤

（1）急性损伤：伤后应卧硬板床，局部冰敷，无热量超短波5～7分钟治疗，口服非甾体抗炎药。48小时后可行物理因子治疗：干扰电、超短波、TENS、中频电、按摩或牵引等疗法，疼痛缓解后做"燕飞"动作增加腰背肌肉力量练习。

（2）慢性劳损：自我保健疗法，适当的休息，定时改变姿势，避免长时间低头弯腰动作。必要时工作中佩戴腰围，同时增加腰背肌练习。配合超短波、超声中频、偏振光、远红外线等物理因子治疗，传统的中医按摩推拿也有很好疗效。

6. 肌肉挫伤或部分断裂的康复护理

应用拉长固定原则，伤后立即冰敷加压包扎，并将患肢受伤肌肉置于拉长位，做姿势治疗与固定，目的是使肌肉纤维不致因瘢痕挛缩而变短，致使运动时正常肌肉部分不能用力，而伤部纤维却处于第一线的受扯状态。一般1周后开始活动，内容以增加肌力拉长瘢痕的训练为主。以股四头肌损伤为例，伤后冰敷棉垫加压包扎，若肿胀较轻，应在严密观察下屈膝（肌肉拉长）固定，1周后在床上及床边训练膝的屈伸活动。肿胀明显者1周后被动练习屈膝，2周时屈至90°，并在床边垂腿作伸膝活动，1个月后可不负重的日常活动。康复训练时应严密监控，训练后冰敷。局部发热时应查红细胞沉降率（ESR），如增快则提示有骨化性肌炎的可能。

7. 骨挫伤的康复护理

骨挫伤是指由于外伤所致的骨髓的出血、水肿和骨小梁的微骨折，MRI在骨髓的病变中具有较高的敏感性，尤其是脂肪抑制序列的应用提高了对骨髓疾病的诊断水平。骨挫伤多见于膝关节、踝关节、腕关节。伤后的急性期局部应冰敷、支具固定，若关节积液较多可抽吸后加压包扎。48小时后可给予超短波、中频电等疗法，并进行肌肉等长收缩练习。2周后局部蜡疗，关节松动手法治疗，避免负重，适度的抗阻屈伸关节练习。6～8周后可逐渐负重行走。

五、健康教育

（1）患者伤后多有对疾病的恐惧感，所以应消除患者的思想顾虑，增强其治疗的信心并使其更好地配合治疗。

（2）日常生活、工作、运动时要纠正不良姿势，维持正确体位。

（3）注意劳逸结合，避免过度疲劳，改善工作环境，经常变换工作姿势，坚持科学的运动锻炼。

（4）运动时加强防护意识，佩戴必要的防护器具。

（5）普及伤后紧急处理的医疗常识，勿错过宝贵的急性期治疗机会。

（王茜　于晓云）

第三节 》 人工髋关节置换术后康复护理

一、概述

人工关节置换术是指用人工关节替代置换病损或损伤的关节的一种手术方式。较常见的是髋关节置换术和膝关节置换术。自1891年德国的Gluck首次使用象牙材料进行髋关节置换术至今已有百余年。中国自1958年起开始研究并临床应用，以人工髋、膝关节置换术在临床上开展较多。近年来，人工置换术已成为治疗严重的关节损伤、重建关节功能的重要手段。关节置换术后早期的康复训练是保证和巩固手术效果、促进患者功能恢复的重要部分。先进的材料、精湛的技术只有与术前、术后康复结合起来才能取得理想的效果。

二、主要功能障碍

人工髋关节置换的目的是为了解除髋关节疼缩，改善髋关节功能。一般应用于60岁以上的因髋关节病变引起髋关节疼痛，不能应用其他手术而只能行股骨头、股骨颈切除术的患者，严重影响日常生活功能，要求改进髋关节负重及活动能力的较年轻的患者也是可以考虑行髋关节置换术的。

三、康复治疗评定

人工髋关节置换的康复评定的内容包括疼痛程度、关节畸形以及活动范围的改变、步态及步行能力、日常生活能力、肌力及肌张力、放射学检查、健康状态的评价等。此外，针对髋关节置换后的功能状况还有一些特定的评价：

1. Harris评分　Harris评分中，日常活动能力和步态占47分，疼痛占44分，关节活动占5分，关节无畸形占4分，共100分。90～100分为优，80～90分为良，70～80分为中，低于70分为差。

2. Mayo评分　与Harris评分不同，Mayo评分重视评价患者完成日常生活的能力，而非简单测量髋关节的运动范围，并在评定全髋关节置换术远期疗效方面较Harris标准更加准确。但其术语条目繁多，使用时不够简洁。

四、康复治疗护理措施

（一）急性期的康复治疗护理措施

1. 手术前护理

（1）术前12小时禁食、6小时禁饮：通常是术前一天晚20：00后不吃食物，22：00后不喝水。第二天手术后，从回病房开始计算6小时后才能进食。

（2）练习床上大小便：目的是防止术后因体位不习惯而致尿潴留及便秘。注意放置便盆时臀部抬起足够高度，并避免患肢的外旋及内收动作。给女患者使用特制女式尿壶以避免过多使用便盆，增加髋部运动。

（3）做好个人清洁卫生工作：术前洗澡，术晨更换衣裤，取下金银首饰及手表、眼镜、发夹、义齿等物。

（4）学会做深呼吸，利用床上拉手做引体向上或抬臀练习。平卧或半卧，患肢外展中立位，健侧下肢屈膝支撑于床面，双手吊住拉环，使身体整个抬高，不离床，停顿5～10s后放下。

（5）学会做肌肉收缩运动和抬腿运动：①等长收缩训练：踝关节背屈，绷紧腿部肌肉10秒后放松，再绷紧—放松，以此循环。②等张收缩训练：一是做直腿抬高、小范围的屈膝屈髋活动，直腿抬高时要求足跟离床20cm、空中停顿5～10秒后放松。二是做小腿下垂床边的踢腿练习。

（6）术后体位：向患者说明术后为防假体脱位应采取正确的体位。两腿间放梯形垫枕，保持患肢外展及旋转中立位，不坐、不侧卧，正确翻身。

（7）心理康复指导：调动积极的心理因素，使其主观能动地参与机能康复的训练。

（8）指导正确使用拐杖：准备合适的双杖，使拐杖的高度及中部把手与患者的身高臂长杆适宜，拐杖底端配橡胶装置（防滑），对术前能行走者训练其拐杖使用，练习利用双拐和健腿的支撑站立，在患肢不负重状态下行走。

2. 手术后护理

（1）手术结束回病房后，去枕平卧6小时，期间不要抬头及垫枕，同时保持患肢于外展及旋转中立位（两腿之间放置梯形垫枕）。

（2）术后24小时内，按摩、挤压术侧小腿肌肉，帮助患肢静脉血液回流，防止下肢深静脉血栓形成。

（3）术后搬动患者及使用便盆时要特别注意，应将骨盆整个托起，切忌屈髋动作，以防止脱位。如果患者发生剧烈的髋部疼痛，患肢呈现内旋或外旋位时，应立刻报告医生，进一步明确有无脱位。

（4）多食高蛋白（瘦肉、蛋、鱼等）食物和新鲜蔬菜、水果及富含纤维素的食物，促进机体康复。

3. 并发症的护理

（1）神经或大血管的损伤：神经或大血管的损伤部位和手术入路有直接的关系。神经损伤后会出现相应被损伤神经所支配的肢体功能障碍，术后应严密观察患肢远端的血运、感觉、活动情况。血管损伤一般容易发现，一旦发现主要神经或大血管的损伤，应及时处理。

（2）髋关节僵硬：手术后康复训练对手术效果有直接的影响，髋关节僵硬的原因与术中广泛剥离及术后早期功能锻炼不足有关。

（3）疼痛：一般认为轻度疼痛可自行缓解，中重度疼痛较少见，需服镇痛药。护理上应加强对术后疼痛的观察及护理，术后3天疼痛仍较剧者须注意体位的变换和牵引的调整，保持正确、舒适的体位，抬高患肢，以利于静脉血回流，避免患肢肿胀而致的胀痛。另外，注意观察体温的变化，注意观察切口有无感染。在行早期功能锻炼前，应用止痛药也可减轻活动引起的疼痛。

（4）感染：髋关节置换后，一旦发生感染往往处理困难，致残率高，并有较高的死亡率。术后1个月内是感染发生的高峰期。术后感染的原因众多，归结起来有以下方面：术野的污染或术后病房的交叉感染；原有的疾病导致机体免疫力下降而致抗感染力下降，如糖尿病、长期服用激素等；手术过程存在有利感染发生的因素，如积血引流不畅，组织缝合过紧致坏死；未预防性应用抗生素等。预防感染需要多方面进行，如掌握好手术适应证，提高手术技巧，改善手术环境，常规预防用抗生素等。护理中要落实以下预防感染措施：①保持切口敷料干燥、清洁，尤其注意避免受排泄物污染。如果切口渗血较多，要及时更换敷料，给予伤肢按摩，促进血液循环，利于防止切口感染，加快伤口愈合。②术后4小时测体温，连续观察2周。术后3～5天低热为吸收热，若体温降至正常后再度升高或者伤肢疼痛缓解一段时间后又出现剧痛，应高度怀疑存在感染，给予积极抗感染治疗。③对于糖尿病患者，应严格监测血糖水平，控制血糖使其水平波动于正常范围，并尽可能保持平稳。

（5）脱位：髋关节置换后脱位的原因很多，术后搬运不当或术后患肢体位放置错误都有可能导致其发生。预防术后髋关节脱位主要从以下方面入手：①术前改善患者一般状况，术前及术后早期进行功能锻炼。②改进手术方法及加强手术宣教工作，提高患者对人工全髋关节置换术的认识，并加强医护合作，对预防髋关节脱位有很好的促进作用。③术后应保持肢体的相对稳定，在麻醉效用消失前搬动患者时，保持术肢在外展15°～30°中立位。卧床期间行皮牵引或穿中立鞋2周以上。

（6）假体松动：假体材料选择、手术设计、手术技巧、患者个体差异，体重及活动量，尤其骨水泥对术后松动有重要影响。一旦明确假体松动需行返修手术。

（7）血栓栓塞：在关节置换术后需注意观察患者的意识、肢体活动及肌力变化，注意患肢肿胀、疼痛和循环情况。垫高患肢，鼓励和指导患者多做患肢主动屈伸运动，以防深静脉栓塞。当发现下肢肿胀且抬高肢体不能消肿、局部皮温升高、疼痛、触痛、远侧皮肤冰冷、苍白、浅表静脉充盈等情况时，应警惕深静脉血栓的发生。术后第1天患者卧床时应定时转换体位，指导患者进行双侧踝关节活动，股四头肌等长收缩练习，每天4次，每次10分钟，术后第一天起每天下床坐椅，每次约1～2小时。术后第2天练习完全负重性站立，指导患者进行深呼吸及咳嗽练习。卧位时术侧肢体予枕头抬高以利于静脉回流；鼓励患者多饮水，避免血液处于高凝状态；保持大便通畅，避免腹压增高使下肢静脉回流受阻，增加深静脉血栓形成的概率。

（二）稳定期康复治疗护理措施

康复治疗是使患者更好更快地恢复到健康状态。而避免术后并发症或后遗症的出现而进行正确的康复护理是关节置换术成功的重要环节，指导患者术后早期活动、早期离床及早期功能锻炼是康复护理所须遵循的原则。治疗重点：①心理康复指导；②术前康复训练，包括体位指导、体能训练、床上排便、指导下肢肌锻炼方法、关节活动训练、指导正确使用拐杖；③术后康复护理，包括床上功能锻炼、离床功能锻炼、自理能力训练；④出院前指导，包括自行上、下床及体位指导，肌肉和关节活动训练及负重指导，日常活动指导。对于不同的手术，也相对应不同的康复措施。

（三）全髋关节置换术后康复训练

1. 注意事项

为了防止术后关节脱位的发生，术后3个月内，禁止患肢内旋、内收超过中线，屈髋超过90°等动作。故在训练过程中应向患者反复强调在以下各种体位时应注意：

（1）侧卧时双膝之间应放一个枕头。

（2）坐在床上时身体不能前弯去拉棉被。

（3）坐位时脚不能交叉。

（4）低的椅子、马桶不能坐。

（5）从椅子上站起时，不能向前弯腰站起。

（6）站立时脚尖不能向内。

（7）站立时身体不能过度前屈（甚至触地）。

2. 训练内容

训练内容包括肌力训练、ROM、ADL训练。具体内容可分阶段、循序渐进。

第一阶段：卧位及坐位训练

（1）术后第1～2天

术后第1天治疗师即开始参与训练，向患者及家属交代术后注意事项、训练目的及内容，以取得患者的配合。训练内容应根据患者具体情况灵活掌握。

康复的重点是：帮助患者摆脱心理上的焦虑、紧张，克服疼痛，防止肌肉萎缩。

1）维持患肢特殊体位：①仰卧位：双膝间垫枕，使其双膝及足尖向上，以防患肢内收、内旋。②侧卧位：健侧在下，患侧在上，也应在双膝间垫枕，以防患肢内收、内旋。为维持体位，必要时可使用箱型足夹。

2）利用踝关节的"泵"效应，主动最大限度屈伸踝关节（也可加阻力做抗阻训练）每个动作保持10秒，20次/组，每日2～3组。踝关节的活动对血流动力学的影响是显著的，是防止静脉血栓形成的措施之一。

术后第2天引流管拔除后，可使用膝关节练习器。注意：角度不宜过大，禁止内收、内旋。

（2）术后第3天

平卧位

以下每组动作完成10次。训练时，治疗师可将手放在患肢运动收缩的肌肉上，以观察、指导患者的运动效果，并向患者交代日常练习方法。

1）腓肠肌训练：先让患者足跟向后，然后让踝关节呈背屈位，使足跟向前推，注意保持膝关节伸直。

2）股四头肌训练：让患者大腿肌肉收紧，膝部下压，膝关节保持伸直5秒，再放松5秒。

3）股二头肌训练：患者下肢呈中立位，足后跟往下压，膝关节不能弯曲，保持5秒，放松5秒。

4）臀大肌训练：卧位臀部收紧5秒，放松5秒。

5）髋关节训练：患侧足沿床面向上移动，使患侧髋、膝关节屈曲，但应保持髋关节屈曲不超过90°。

半卧位

先将患者床头逐渐抬高，使患者取半卧位，分别于卧位及半卧位时测量患者的血压、心率，观察患者有无头晕、恶心、呕吐、大汗等症状。如果出现上述症状或出现测量前后脉压差增大、心率明显增快时，可让患者做深呼吸运动，同时用力快速活动两侧踝部，30秒后再观察。如以上症状减轻，可让患者继续半坐位5分钟，如症状加重，可让患者平卧休息。

（3）术后第4天

平卧位

以下动作每组完成10次。

1）～5）训练同上。

6）膝关节训练：放一个小圆枕头（或纸卷）在膝关节下，膝部用力往下压，小腿往上举，使膝关节伸直5秒。

7）桥式运动：膝关节屈曲，足平放在床上，保持膝关节、足与肩胛同一平面，然后臀部向上举，到与肩胛、膝关节同一条线，保持5秒，后把臀部放下，放松5秒。

8）股内收肌训练：患者仰卧位，治疗师将手放在患肢股内侧，并予以向外的力量，同时让患者用力抵抗，保持5秒。

9）股外展肌训练：患者仰卧位，治疗师将手放在患肢股外侧，并予以向内的力量，同时让患者用力抵抗，保持5秒。

卧位-坐位转移

患者平卧于床上，患肢呈外展位。让患者屈曲健侧下肢，伸直患肢，用双手支撑半坐起。利用双手及健侧支撑力，将臀部向患侧移动，然后再移动健侧下肢及上身。重复以上动作，使者移至患侧床边。治疗师站在患侧床边，一手托住患者患肢，一手抱住患者肩部，嘱患者双手及健肢同时用力撑床，以臀部为轴旋转坐起。注意患者髋屈曲不能超过90°。让患者双足下垂，端坐于床边。注意观察患者有无不适症状，并注意患者的血压、心率。

（4）术后第5天

平卧位训练同前。

卧位-坐位转移训练同前。

坐位水平移动

向患侧移动时，应先移动患肢，使其呈外展位，再用双手支撑床，移动臀部及健肢。向健侧移动时，应先用双手支撑床，移动臀部及健肢，再移动患肢。

坐位-站位转移

患者端坐床旁，双足着地，健肢在前，患肢在后，双手握住助行器，利用健肢和双手的支撑力挺髋站起。

第二阶段：站立位训练

术后第6天

（1）站立位

以下每组动作完成10次（图5-3-1）。

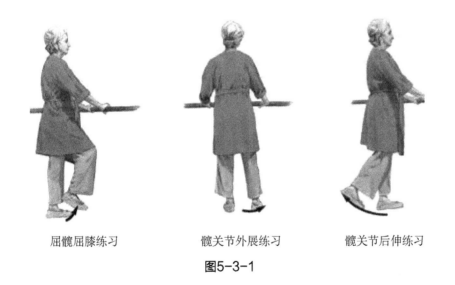

屈髋屈膝练习　　　　髋关节外展练习　　　　髋关节后伸练习

图5-3-1

髋关节外展练习：让患者足伸直，患肢由中立位向外伸展，再回到身体的中立位。注意患肢应一直保持足伸直，膝关节及足趾向外。

屈髋屈膝练习：膝关节屈曲抬高患肢。注意不能比臀部高，并保持膝关节向前，小腿与地面垂直，身体不要时前弯。

髋关节后伸练习：下肢伸直向后推到身体的后面。注意身体不要向前弯。

（2）站立位平衡训练：让患者双手扶助行器，双足自然分开站立。缓慢地将重心移到健肢，患肢抬起；复位后再将重心移到患肢，健肢抬起。如此反复练习。

第三阶段：步行训练

（1）术后第7、8天

站立位训练同前

步行训练——助行器辅助步行

让患者扶助行器练习行走，注意纠正患者的步行姿势。转身时，如果向患侧转，应先让患肢向外迈一步，后移动助行器，再跟上健肢；如果向健侧转，应先让健肢向外迈一步，后移动助行器，患肢再跟上。

（2）术后第9、10天

站立位训练同前

步行训练——双四脚拐辅助步行

行走时，应先向前移动患侧拐，健肢跟上，再移动健侧拐，最后患肢跟上。注意步态。

（3）术后第11、12天

站立位训练同前。

步行训练——单四脚拐辅助步行

行走时，患侧上肢持四脚拐。注意正确的步态。

（4）术后第13、14天

站立位训练同前

上下楼梯训练

上楼时，健肢先上，患肢后上，拐随后或同时跟进；下楼时，拐先下，患肢随后，健肢最后。以上介绍的均为在医院中做的康复治疗。对于患者，为了避免术后并发症或后遗症出现，也应当掌握一些家庭护理知识。

五、健康教育

1. 髋关节置换术后3周内避免坐位（屈髋角度应小于30°）。3周后可以坐高凳子（高坐位），但应保持屈髋角度不应超过45°。术后6周时，髋关节屈曲可达90°。

2. 髋关节置换术后4周内，患髋维持于外展、伸直位，双膝之间垫枕隔离，并且术后4周内避免完全健侧卧位，防止患髋过度内收（避免患肢过身体中线）。术后3个月，如果患者无不适，复查X线片假体位置良好，则可采用各种卧位姿势。

3. 患者出院后，尽量保持居室内空气流通，环境安静、清洁，保证充足的睡眠，增加营养，增强信心，坚持每日髋、膝、踝关节锻炼。

4. 若出现以下情况 ①小腿肿胀，肢体末梢苍白、麻木。②患侧髋部红肿、疼痛。③患肢体位异常或感觉髋关节假体脱位（疼痛、弹响、活动受限）。④切口部位发热、出血或渗液、流脓，应及时复诊。

5. 手术后可能因肺炎、龋齿、尿路感染等引起菌血症，从而导致髋关节晚期感染，因此全髋置换术后的患者如有任何可能引起菌血症的情况发生，如拔牙或行泌尿生殖系统手术等，均应给予预防性抗生素治疗，并要严密观察髋关节有无任何感染症状。

6. 术后6周复髋关节正位，观察假体有无松动或位置有无改变，如果患者情况良好，应鼓励患者增加活动量，特别加强髋关节外展肌锻炼及屈髋、屈膝肌的训练。但必须避免髋关节遭受应力，如爬梯、跳、跑、提重物等，应尽量避免长距离行走并减少每天上下楼梯的频率。

7. 体型肥胖的患者应减轻体重或控制体重增加。

8. 6～8周内避免性生活；性生活时患者应取下位，并防止术侧下肢过度屈曲或极度外展，同时应避免患髋受压。

9. 按时来院复诊，手术6周后必须复查一次。

10. 饮食方面多食高蛋白（瘦肉、蛋、鱼等）食物和新鲜蔬菜、水果及富含纤维素的食物。

（徐伟伟 张云）

第四节 >> 腰椎间盘突出症的康复护理

一、概述

腰椎间盘突出症（lumbar disc herniation，LDH）腰椎间盘退变、后突，压迫脊神经根或马尾神经，引起腰痛、下肢放射痛或膀胱、直肠功能障碍。本病好发于20～50岁的青壮年，男性比女性多见，L_4～L_5，L_5～S_1突出占90%以上，腰椎间盘的载荷远大于其上面的体重。在坐位时，腰椎间盘上的载荷约是躯干重量的3倍。而活动时由于动力性载荷的存在，椎间盘载荷达静态位置时的2倍。腰椎间盘中纤维环的层状结构和相邻胶原纤维的交叉决定了其有很强的抗压应力的能力。虽然椎间盘抗压能力很强，但对剪切力特别是扭转压力的耐受能力相对较弱。椎间盘的生理退变从20岁即开始，在椎间盘本身退行性变的基础上，可以因一次急性腰部扭伤或长期反复劳损（青少年患病者多为较严重的急性外伤）导致本病发生。

二、主要功能障碍

1. 疼痛 临床主要表现为腰背痛、下肢放射性神经痛、下肢麻木感。咳嗽、打喷嚏或腹部用力时症状加重，卧床休息症状减轻，站立时症状较轻，坐位症状较重。腰椎间盘突出较重者，常伴有患侧下肢的肌萎缩，以背伸肌肌力减弱多见。中央型巨大椎间盘突出时可发生大小便异常或失禁、鞍区麻木、足下垂，部分患者有下肢发凉的症状，整个病程可反复发作，间歇期间可无任何症状。

2. 活动受限 腰椎各方向活动受限。

三、康复护理评定

1. 疼痛的评定 采用视觉模拟评分法评定疼痛的程度。

2. 腰椎活动范围的评定 采用量角器对腰椎前屈、后伸、侧屈及旋转的角度进行具体测量。

3. 腰椎功能的评定 国外有多种评定腰痛的功能量表，其中Oswestry功能障碍指数（ODI）在国外广泛应用，具有良好的效度和信度，已被翻译成12种以上语言版本，并在脊柱外科领域作为金标准来评定和观察治疗效果。ODI共10个项目，包括：疼痛（程度、对睡眠的影响）、单项功能（提物、坐、站立、行走）和个人综合功能（日常活动能力、性生活、社会活动和郊游）三大方面的评定。每个项目最低得分为0分，最高得分为5分；将10个项目的相应得分累加后，计算其占10个项目最高分合计（50分）的百分比，即为Oswestry功能障碍指数，得分越高说明患者功能障碍越严重。

四、康复护理措施

1. 卧床休息 急性期患者疼痛较剧烈时，可指导患者短时间卧床休息，一般以2～3天为宜，不主张长期卧床。也可采用Mckenzie（麦肯基）姿势疗法，患者俯卧位躺在一呈"V"字形的治疗床上，或俯卧位时，在胸部和小腿下垫一软枕，使腰部伸展，保持这一姿势5～20分钟。

2. 腰围制动 穿戴腰围可以限制腰椎的运动，特别是协助腰背肌限制一些不必要的前屈动作，以保证局部损伤组织可以充分休息。特别是急性期患者，因局部的急性炎性反应和刺激，可有不同程度的肌肉痉挛，穿戴腰围后，减少了腰的活动，可起到加强保护的作用，合理使用腰围，还可减轻腰背肌肉劳损。腰围不应该长期使用，以免造成腰背部肌力下降和ROM降低，继而引起肌肉失用性萎缩，对腰围产生依赖性。腰围戴的时间一般不超过1个月，在戴腰围期间可根据患者的身体和疼痛情况，做一定强度的腰腹部肌力训练。

3. 药物治疗和注射疗法 疼痛治疗最常用的药物是非甾体类消炎止痛药，严重者可合理选用激素类药物。急性期神经根受刺激或压迫有剧烈的腰痛和下肢放射性疼痛者，可用甘露醇脱水。可口服妙纳等降低肌紧张和痉挛。根据患者情况可选用局部痛点注射或骶管注射等缓解疼痛。

4. 腰椎牵引 腰椎牵引是治疗腰椎间盘突出症的有效方法。根据牵引力的大小和作用时间的长短，将牵引分为慢速牵引和快速牵引。

5. 物理治疗 物理因子治疗可促进局部血液循环，缓解局部无菌性炎症，减轻水肿和充血，缓解疼痛，解除粘连，减轻肌肉及软组织痉挛，在腰腿痛的保守治疗中是不可缺少的治疗手段。临床常根据患者的症状、体征、病程等特点选用高频电疗、低中频电疗、直流电药物离子导入、磁疗等。

6. 腰腿痛保健操 腰腿痛保健操宜在患者腰腿疼痛等症状缓解后开始练习，内容包括腹肌、腰背肌肉锻炼和腰椎活动度锻炼，应根据病情需要在医生指导下选择练习。一般每日练习一次，每一动作维持4～10秒，重复4～10次；练习时动作宜平稳缓慢，开始时重复次数宜少，以后酌情渐增，以不增加疼痛为度。主要动作包括：①"蹬腿"样动作：仰卧位，一侧腿屈曲，做"蹬腿"样动作（向不同方向）：双腿轮流练习；②背肌强化运动：俯卧位，双臂伸直支撑，抬起头和躯干上部；俯卧位，双腿伸直，轮流抬起（如图5-4-1示）；③腰部伸展运动：站立位，双手放在胯部，尽量向后伸，保持膝关节伸直。

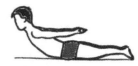

头、上肢及背部后伸

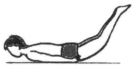

下肢及腰部后伸

7. 手术治疗 单纯性腰椎间盘突出症的患者，经保守治疗无效后，微创介入治疗应是首选的治疗方法。包括：经皮穿刺胶原酶髓核溶解术、臭氧髓核注射技术、脉冲射频治疗等，具有操作简单、创伤小、住院时间短、费用少等优点。对于经规范保守治疗无效或治疗后症状明显加重、中央型突出、有马尾症状或有椎管狭窄征象等不适合微创手术者，可考虑手术治疗。

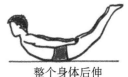

整个身体后伸

图5-4-1

五、健康教育

1. 疾病知识指导 在急性发作期就应开始对患者进行健康教育，告知患者这不是一种严重疾病，多数预后良好，指导患者保持活动，逐渐增加运动量，尽早恢复工作。肥胖者应适当减肥，吸烟者要戒烟。

2. 良肢位和选择合适的床垫　在生活和工作中要保持正确的坐、立姿势，即保持正常的腰椎生理前凸。如需长时间固定同一姿势或重复同一动作时，要定时调整体位，并加简单的放松活动。站立时应维持适当的腰椎前凸角度，久站应该经常换脚，或者利用踏脚凳调整重心。避免长时间穿高跟鞋。据统计，重体力劳动和驾驶员者腰椎间盘突出症的发生率较高，从事这类工作时要特别注意姿势和动作。腰痛患者应选用硬板床，并垫铺厚度适当、软硬适宜的褥子，可缓解腰部肌肉的痉挛。

3. 腰背肌功能锻炼　坚持适当的运动可改善腰腿痛症状和预防复发。除腰腿痛保健操外，特别推荐游泳，因在游泳时，腰椎间盘的内压最低，同时又可有效锻炼腰腹肌和四肢肌力。

（毕亚楠　韩晓华）

第五节 >> 骨折的康复护理

一、概述

骨质的连续性发生完全或部分性中断称骨折，患者骨折后可能存在并发症，同时，肢体的制动对功能活动有不同程度的影响。早期的康复护理对减少并发症、促进肢体功能早日恢复十分必要。骨折的愈合过程一般分为3个阶段：①血肿机化演进期：骨折后，断端髓腔内、骨膜下和周围软组织内出血形成血肿，并凝成血块，引起无菌性炎症，形成肉芽组织并转化为纤维组织。与此同时，骨折断端附近骨内、外膜深层的成骨细胞在伤后短期内即活跃增生，约1周后即开始形成与骨干平行的骨样组织，由远离骨折处逐渐向骨折处延伸增厚。骨内膜出现较晚。②原始骨痂形成期：骨内、外膜形成内、外骨痂，即膜内化骨。而新端间的纤维组织则逐渐转化为软骨组织，然后钙化、骨化，形成环状骨痂和腔内骨痂，即软骨内化骨，骨痂不断加强，达到临床愈合阶段。③骨痂改造塑形期：在应力作用下，骨痂改建塑形，骨髓腔再通，恢复骨的原形。

二、主要功能障碍

1. 关节功能障碍　骨折后患肢长时间制动固定，可造成关节活动功能障碍。关节功能障碍是骨折后最为常见的并发症。

2. 肌肉萎缩、变性　肢体制动后肌肉的失用性萎缩很快发生，早期的肌萎缩通过积极的肌力训练是完全可以改善的。但若长期、严重的肌萎缩不予纠正，肌肉即发生变性、坏死，最后出现纤维样变，丧失收缩能力。

3. 肢体血液循环障碍、下肢深静脉血栓形成　肢体制动，关节活动和肌肉的收缩减少，肌肉对血管、淋巴管的挤压作用消失；卧床引起血流减慢、血液黏滞性增加、重力影响及固定物压迫；骨折所致的血管内皮损伤等均易导致肢体血液回流障碍，出现肢体的肿胀、疼痛，严重者可致下肢深静脉血栓形成，导致肺栓塞等的发生。

4. 肢体负重能力下降，骨质疏松发生　下肢的制动影响了下肢正常的负重功能，骨骼应力负荷减小，使骨代谢过程中骨吸收过程活跃而骨形成缓慢，引起骨质的流失而造成骨质疏松的发生。

三、康复护理措施

（一）康复护理目标

1. 减少肢体制动所引起的各种并发症和继发的神经、肌肉、血管损伤。

2. 协助治疗师在病房内接受基本康复训练，改善ROM，提高肌力，缓解肢体肿胀、疼痛等症状。

3. 保持骨折部位良好的血液、淋巴循环。

4. 提高ADL，让患者尽早达到生活自理，重返工作岗位。

5. 创造良好的治疗环境，减轻患者的精神负担和心理压力，最大限度调动患者的主观能动性，保证康复治疗计划的顺利完成。

（二）骨折愈合第一阶段康复护理

尽早鼓励患者对患肢近端与远端未被固定的关节进行各个方向全范围的运动，一天数次，根据患者的能力逐渐从被动运动、助力运动、主动运动到抗阻运动。

1. 等长收缩练习　石膏固定部位的肌群在复位稳定1~2天，局部疼痛减轻后开始进行等长收缩练习。开始时，先让患者在健侧肢体上体验肌肉的等长收缩。训练时肌肉收缩强度由轻到重，无痛时可逐渐增加用力程度。要求每天至少进行5~10组，每组重复10次，每次收缩维持10秒。

2. 支具保护下的功能练习　对于一些下肢骨折后髓内钉固定的患者，尽早在支具保护下进行下肢部分负重训练。患者卧位下，在其下肢和床边（足侧）放置坚固物体让其双足支撑于坚固物体上，起到下肢部分负重的作用。应鼓励患者早期下床活动，术后2~3天在有效的止痛和固定保护措施下让患者扶拐部分负重步行。

3. 加强健肢活动训练　包括主动运动及抗阻力训练、健侧肢体各关节活动和ADL训练，早期健侧下肢负重。

4. 物理治疗　直流电，中频、低频电刺激治疗，以防止肌肉萎缩，改善肌力。红外线或各种透热疗法有助于消肿，改善局部血液循环；超声波疗法、按摩等有助于减少粘连；脉冲超短波有利于固定局部消炎止痛，有金属内固定的患者也可以治疗；直流电钙离子导入或磁疗促进骨折断端愈合。

（三）骨折愈合第二阶段康复护理

1. 改善ROM　常用的改善ROM的三部曲：首先，在关节牵引前进行20～30分钟的蜡疗或中药熏洗，使受累部位组织放松、血液循环改善、疼痛肿胀减轻，为牵引创造良好的条件；其次，行机械性关节牵引，每次牵引至少保持10分钟牵引的重量以不引起明显疼痛为宜，可以重复进行5～6次，每次间隔10分钟，也可以采用关节松动手法；结束牵引后，用石膏托或支具固定被牵引关节与所在位置的度数，保持和固定牵引的效果，能忍受者可以戴支具至第二天牵引时取下。应注意遵循以下几点：①循序渐进的原则：活动范围由小到大，避免突然发力、用力过猛、强度过大引起创伤性关节炎、骨化性肌炎等并发症。②控制关节活动度：尤其是经关节的骨折，如果固定不好，骨关节表面的不平整，在进行反复的关节主、被动活动中，容易造成关节面的磨损、关节软骨的退变，引起创伤性关节炎。③训练需反复多次进行：尤其关节牵引每次持续的时间最好在10分钟以上，以局部有紧张感、轻度牵拉痛为宜。④治疗中定期检查、评估，注意骨折对位情况，内固定物对关节活动的影响。

2. 肌力练习　骨折患者在恢复期迅速恢复肌力是改善其功能活动的关键因素。应根据肌肉现有肌力水平，分别采用助力运动、主动运动或抗阻运动的方式，按照超量恢复原则对患者进行训练，使患者通过一定努力才能完成训练目标，并且至少要持续6周时间。常用肌力练习方式：①通过外力进行肌肉的被动牵拉、叩击，多关节被动运动和挤压，通过皮肤感觉刺激、本体感觉促进技术等募集更多的神经元等，以促进肌肉收缩功能恢复。适用于肢体瘫痪，肌力0～1级而无法运动者。②助力运动：助力运动常是电刺激向主动运动过渡的中间形式，用于肌力1～2级的患者的功能训练或ADL的代偿性活动。强调患者最大限度用力，仅给予最低限度助力。③主动运动：适用于肌力3级的患者。④抗阻运动：适用于肌力4～5级的患者。

（四）常见部位骨折的康复护理

1. 肘关节附近的骨折　如肱骨髁上骨折、髁间骨折，尺骨鹰嘴骨折及桡骨小头骨折等。手术内固定后应尽早在外支具、吊带的保护下进行肩关节的主动耸肩、下压及前后摆动活动，活动幅度逐渐加大，2～3周后可以进行主动旋肩运动。不限制腕、手关节的主动运动和抗阻运动。对于不涉及关节面的骨折，术后2～3周可以每日定时去除外固定，由治疗师托住患者肘部和前臂做肘关节被动屈伸，并逐渐过渡到主动屈伸，切忌活动时引起明显疼痛。对于伸展型肱骨髁上骨折术后早期以肱二头肌、旋前圆肌静力性抗阻收缩训练为主，暂缓肱三头肌和旋后肌的主动收缩练习。屈曲型骨折则以肱三头肌静力性收缩为主，暂缓肱二头肌和旋后肌的主动运动。肱骨髁间骨折，如骨折涉及关节内的骨折，容易引起顽固性的骨关节粘连和挛缩，术后应尽早使用CPM治疗，无CPM则定时取下外固定物帮助患者进行关节的被动或助力运动并逐渐过渡到主动运动。

2. 腕关节附近的骨折：腕、手部骨折 经手术内固定后，主要影响手康复的问题是固定期间出现的各种并发症，常见的是手肿胀、疼痛，ROM受限或丧失，关节粘连，肌力减退，感觉功能减退，手功能的失用、误用或过度使用。骨折内固定后，在可能的情况下，应尽早进行手、腕关节的活动，即使是很小范围的关节活动对消除手部肿胀、改善ROM也是有益的。注意抬高患肢，加强由远端向近端的向心性手法按摩，必要时可以给患者从手指远端向近端缠绕弹力带或配置弹力手套，同时应鼓励患者进行手腕部肌群的等长收缩用力，这些均有利于手肿胀的消除，防止长时间肿胀导致局部软组织纤维增生而进一步影响手关节的活动。对于手局部的疼痛、肿胀，如果是局部血液循环障碍所致，可以进行冷热对比治疗，即将手浸入42℃热水中4分钟，然后再浸入20℃的冷水中1分钟，交替以改善血管的舒缩功能，相当于对血管进行按摩。还可以进行局部按摩、蜡疗、脉冲超短波治疗、经皮电刺激等，以解除疼痛、肌肉痉挛和防止损伤部位的肿胀及粘连。

3. 膝关节附近的骨折 膝关节附近的股骨髁与胫骨平台都是松质骨，机械强度较低，而膝关节承受强大的压力，如果骨折线穿越关节面，易造成关节损伤、粘连，引起关节活动受限，导致创伤性关节炎或关节退行性变的发生。因此，膝关节附近的骨折进行正确的康复训练十分重要。对于股骨髁及髁上骨折、胫骨平台骨折、髌骨骨折的患者，在手术内固定后，应尽早接受CPM治疗，活动的范围和频率逐渐由小到大。髌骨横行骨折做张力钢丝固定的患者，由于内固定减少了骨折面分离的危险，可以早期进行膝屈曲活动，让患者将小腿自然垂挂于床边，借助小腿重量使膝关节屈曲，有效地防止顽固性关节挛缩、粘连，并有助于关节面的修复。手术后3~4天，患膝在外固定物的保护下开始进行患肢股四头肌静力性收缩练习及踝、趾关节肌肉的主动活动；手术1周后进行髌骨小范围的侧向被动活动；术后第2周开始增加助力髋关节屈伸练习；术后第3周开始，每天去除外固定，由治疗师托着患肢做膝关节助力屈伸运动，然后逐渐过渡到患者主动屈伸运动。膝关节附近骨折患者不宜下肢过早地负重，尤其胫骨平台骨折，早期负重易引起胫骨平台塌陷。需要下床活动的患者可以借助拐杖进行患肢不负重步行训练。骨折线穿越关节面的患者应注意尽量减少关节的磨损。适合早期负重的患者，应鼓励其尽早扶拐下地活动，进行患肢部分负重及步行训练。

4. 脊柱融合、固定术后 脊柱部稳定骨折常采用手术复位及行脊柱融合术。术后卧床3~4周，卧床期间可做床上保健操。术后第1周即可开始，常用的保健操有：

（1）卧位活动：从手术后2~3天就可以进行：①卧位下保持躯干相对固定，做交替屈膝屈髋10次，让膝部尽量靠近胸腹部。②仰卧位双膝屈曲位下两膝分开，重复做髋关节外展、外旋10次，以牵拉大腿内侧的肌群。③俯卧位向后直腿抬高10次。

（2）可在腰部保护带或支具支持下保证躯干伸直位下坐起，也可以借助直立床或墙壁支撑下进行站立活动，活动时间以患者能耐受为宜。包括①支撑站立位进行原地踏步；②支撑站立位下肢交替进行髋外展活动，以牵拉大腿内侧肌群；③支撑站立位下交替将一侧下肢于膝屈曲位下用足踩在矮凳上，然后做伸膝动作，以牵拉大腿后部肌群；④躯干支撑靠墙，做双膝半蹲活动，躯干沿墙壁上下滑动10次；⑤站立支撑位下，做踮脚或翘足活动10次。

（3）站立位活动：患者通过上述活动8～9天后，可逐渐过渡到站立训练，包括①双臂上举过头重复10次；②向前、向后环肩运动各10次；③双手触肩肘关节画圈运动10次；④双上肢交替做外展侧上举过头运动各10次；⑤一侧上肢充分上举过头，对侧上肢沿同侧腿侧缘尽量下滑，交替进行10次。

（王艺茜　杨翠丽）

第六章 常见慢性疾病的康复护理

第一节 >> 冠心病的康复护理

一、概述

冠状动脉粥样硬化性心脏病是以冠状动脉壁粥样硬化斑块沉积或冠状动脉血管痉挛导致血管狭窄或闭塞从而引起心肌缺血甚至坏死为特征的心血管疾病。统称为冠状动脉粥样硬化性心脏病（coronary heart disease，CHD）简称冠心病，也称为缺血性心脏病（ischemic heart disease，IHD）。症状表现胸骨后压榨性的疼痛，并可迁延至颈、颌、手臂、后背及肩部，常伴有眩晕、气促、出汗、恶心及晕厥，严重患者可能因为心力衰竭而死亡。其病理生理核心是由于心肌血流的供求失衡，导致心肌缺氧和代谢障碍。

冠心病是最常见的心血管疾病之一，目前我国心血管病患者人数约为2.3亿，相当于每10个成年人中有2人患病；高血压患者2亿人，心肌梗死患者200万人，心力衰竭患者420万人，肺源性心脏病患者500万人，风湿性心脏病患者250万人，先天性心脏病患者200万人；在中国人总死亡患者病因分析中，每5个死亡人中就有2人死于心血管病。心血管病死亡数占总死亡原因的41%，居各种死因的首位。随着人们生活水平的提高，生活节奏加快，期望寿命的延长和膳食结构的改变，社会竞争等多种因素的综合作用，我国冠心病发病率和病死率正在继续升高。其中冠心病患者中男性多于女性，脑力劳动者较多见。国际心脏康复体系发展已有50年历史，现已经成为一个蓬勃发展的新学科，美国一项关于老年住院冠心病患者5年随访研究发现，心脏康复组的患者其5年病死率较非心脏康复的组患者减少21%~34%，随着康复医学的发展其中心血管系统疾病的康复也取得了重大发展。全面开展健康宣教，提倡三级预防，不仅仅改善了生活质量和组织器官的功能，还大大地降低了发病率、致残率及病死率。

冠心病康复是指通过多方面多学科合作，综合采用干预手段，包括药物、主动积极训练与再训练、营养、心理和社会支持，帮助患者改变不良生活方式，培养并保持健康的行为，促进健康的生活方式，通过努力尽快缓解症状，改善心血管的功能，在生理、心理、社会、职业和娱乐等方面达到理想状态，减少残疾并促使患者回归社会，提高患者的生存质量。同时强调积极干预冠心病危险因素，阻止或延缓疾病的发展过程，减轻残疾和减少再次发作的危险。冠心病康复包括心肌梗死、心绞痛、慢性缺血性心脏病、冠状动脉搭桥术后和经皮冠状动脉腔内成形术后等。冠心病康复治疗措施会影响周围人群对冠心病风险因素的认识，从而有利于改变尚未患冠心病的人不良的生活方式，达到预防冠心病的目的。所以冠心病康复的措施可扩展到尚未发病的人群。

二、主要功能障碍

冠心病患者的功能障碍除了包括由于心肌供血不足直接导致的心脏循环功能障碍之外，还包括一系列继发性躯体和心理障碍，这些功能障碍往往容易被临床忽视，从而严重影响患者的生活质量，因此是康复治疗的重要目标。

1. 循环功能障碍 冠心病患者往往因为减少或缺乏体力活动，而使心血管系统的适应性降低，从而导致循环系统功能降低。因此可以通过适当的运动训练改善患者的循环功能。

2. 呼吸功能障碍 冠心病患者因长期的循环功能障碍从而导致肺循环功能障碍，使肺血管和肺泡气体交换的效率降低，吸氧能力下降，而诱发或加重缺氧症状。因此重视和加强呼吸功能训练是改呼吸功能的主要康复措施。

3. 代谢功能障碍 冠心病患者代谢往往会出现血脂代谢和糖代谢障碍，其中脂肪和能量物质摄入过多和缺乏运动是最基本的原因，运动的缺乏还可能导致胰岛素抵抗现象，除引起糖代谢功能障碍以外，还会导致高胰岛素血症和血脂升高，临床检查中可出现血胆固醇及甘油三酯的增高、高密度脂蛋白降低。

4. 全身运动耐力减退 冠心病患者心肌供血不足和缺乏运动均会导致机体的吸氧能力减退、肌肉萎缩和氧化代谢能力降低，从而限制了全身运动耐力。因此改变和提高运动训练的适应性是提高运动功能和耐力的重要手段。

5. 行为障碍 冠心病患者往往伴有不良生活习惯，心理及情绪等方面的障碍也是影响患者日常生活和治疗的重要因素。

三、康复护理评定

（一）健康状态评估

1. 患者的一般情况 主要包括姓名、性别、年龄、体重、职业、家庭情况及工作环境等。

2. 患者的既往史及家族史 是否有高血压及高血脂病史，是否有冠心病、心血管疾病、糖尿病等家族史。

3. 患者是否有吸烟史 包括吸烟的量及吸烟的时间。

4. 患者是否有过心绞痛及心肌梗死的情况 如心绞痛发生的诱因、部位、疼痛的性质、疼痛的强度、持续的时间、缓解的方式以及近期服用的药物、药物疗效和不良反应的情况等；

5. 运动状况的评估。

（二）心电运动试验

心电运动试验是一种简便、实用且可靠的诊断检查方法。是指让受试者在心电监护下通过逐步增加运动负荷，并通过试验前、中、后受试者心电图改变和症状以及体征的反应来判断心肺功能的试验方法。评定的目的是了解患者的心脏功能状况，从而制订患者的康复训练方案，进而调整运动处方，判断预后。制订运动处方一般采用分级症状限制型心电运动试验。出院前评估一般采用6分钟步行试验或低水平运动试验。

（三）超声心动图运动试验

超声心动图可以直接反映心肌活动的情况，既可以反映心肌收缩和舒张功能，同时又可以反映心脏内血流变化情况，提供运动心电图所不能显示的重要信息。运动超声心动图比安静时检查更加有利于反映潜在的异常，从而提高试验的敏感性。检查一般采用卧位踏车的方式，以保持在运动时超声探头可以稳定地固定在胸壁，减少检测干扰。较少采用坐位踏车或活动平板方式。

（四）冠状动脉造影

冠状动脉造影评定冠状动脉狭窄程度，一般采用TIMI分级：

0级（无灌注） 即无血流灌注，闭塞血管远端无血流。

1级（渗透而无灌注） 造影剂部分通过，冠状动脉狭窄远端不能完全充盈。

2级（部分灌注） 冠状动脉狭窄远端可完全充盈，但造影剂充盈显影及消除速度较正常冠状动脉要缓慢。

3级（完全灌注） 冠状动脉远端造影剂完全且能够迅速充盈和消除。

TIMI 0级和1级表明患者冠状动脉未再通，TIMI 2级和3级表明患者冠状动脉再通。

运动方案可以参照心电运动试验。

（五）行为类型评估

20世纪50年代Friedman和Rosenman提出冠心病的易发性格类型。行为类型的基本特征是：

1. **A类型** 工作主动、有进取心和雄心、有强烈的时间紧迫感（同一时间总想做两件以上的事）。但是往往缺乏耐心、易激惹、情绪易波动。此类型人应激反应较强烈，发生冠心病概率相对较高，也容易导致心血管事件，因此需要将应激处理作为康复的基本内容。

2. **B类型** 平易近人、耐心、充分利用业余时间放松自己、不受时间的驱使、无过强的竞争性。此类型患冠心病的发生率相对较低。

（六）心功能的评定

目前主要采用美国纽约心脏病协会（NYHA）心功能分级。

心功能Ⅰ级：患有心脏病，但体力活动不受限制，一般体力活动不引起过度疲乏、心悸、呼吸困难或心绞痛。

心功能Ⅱ级（轻度）：患有心脏病，体力活动稍受限制，休息时无症状，但一般体力活动会引起疲乏、心悸、呼吸困难或心绞痛。

心功能Ⅲ级（中度）：患有心脏病，体力活动大受限制，休息时无症状，但一般轻微体力活动会引起疲乏、心悸、呼吸困难或心绞痛。

心功能Ⅳ级（重度）：患有心脏病，体力能力完全丧失，休息时仍可存在心力衰竭症状或心绞痛，即呼吸困难和疲乏，进行任何体力活动都会使症状加重。即轻微活动能使呼吸困难和疲乏加重。

四、康复护理原则及目标

（一）康复护理的原则

康复护理应遵循个体化、整体化、循序渐进的原则。积极干预冠心病的危险因素，积极帮助患者改变不良的生活习惯和方式，使之保持稳定的情绪，阻止或延缓疾病的发展进程；使患者进行积极主动的身体和社会适应能力的训练，改善心血管的功能，增强身体活动耐力，提高患者的生活质量。

（二）康复护理目标

主要分为短期目标和长期目标

1. **短期目标**　患者能够运用缓解心前区疼痛的方法控制疼痛，采取正确的康复护理措施预防心绞痛的发作；在确保患者安全的情况下，进行运动能力2~3METs的日常生活活动并使之逐步恢复一般日常生活活动能力，创造良好的生活环境和训练环境，稳定患者的情绪，促进患者身心的全面恢复以提高患者的康复疗效。

2. **长期目标**　通过综合的康复治疗和康复护理，使患者能够主动的改变自己的不良生活习惯，控制冠心病发生的危险因素，提高和改善体力活动能力和心血管功能，逐渐恢复至患者发病前的生活和工作状态。

五、康复护理措施

根据CHD的康复治疗的特征，国际上将康复治疗分为三期：

Ⅰ期：是指急性心肌梗死或急性冠脉综合征住院期康复，在发达国家此期已经缩短到

3～7天。

Ⅱ期：是指患者出院开始至病情稳定性完全建立为止。时间为5～6周。由于急性阶段缩短，此期的时间也呈缩短趋势。

Ⅲ期：是指患者病情处于较长期的稳定状态，或3期过程结束的CHD患者，包括陈旧性心肌梗死、稳定型心绞痛以及隐性冠心病的患者。经皮穿刺冠状动脉内成形术或冠状动脉分流术后的康复也属于此期。康复时间一般为2～3个月，患者的自我锻炼应该持续终身。有人将终身维持的锻炼列为第Ⅳ期。

（一）Ⅰ期、Ⅱ期康复护理

主要对患者进行心理康复，稳定患者的情绪，通过低水平运动试验即按正常节奏连续行走100～200米或者上下楼层1～2层而无症状和体征。指导患者采取适当的活动从而减少或消除患者绝对卧床休息所带来的不利影响。早期活动使患者的运动能力达到2～3METs，能够适应普通的家庭生活。患者能够理解CHD的危险因素及其注意事项，且在心理上适应疾病的发作和处理生活中的相关问题。

1. 呼吸训练 呼吸训练主要是指腹式呼吸训练，冠心病发病初期就可以进行呼吸训练，腹式呼吸训练的要点是在吸气时使腹部隆起，让膈肌尽量下降；呼气时使腹部内收，充分把肺内的气体尽量排出。强调活动时呼吸自然、平稳，吸气与呼气之间要均匀连贯，可以缓慢进行但是不可憋气，不要在饱餐后或者饥饿时时训练，吸气和呼吸比例为1：2，若患者感觉呼吸困难应随时停止，这一训练一直持续康复训练的全部3期。

2. 活动训练 一般采取从床上的肢体活动开始，先活动肢体的远端小关节；或者做抗阻活动训练例如采取捏气球、皮球或者拉皮筋等，一般不需要使用专业器械；日常的生活活动也可早期进行，如吃饭、洗脸、刷牙、穿衣服等；应该注意训练时保持一定的活动量，但日常生活和工作时应采用能量节约的策略，例如制订合理的工作或日常活动程序，减少不必要的动作和体力消耗等，从而尽可能提高工作和体能效率。避免举重、攀高、挖掘等剧烈活动；避免各种竞技性活动等。

3. 坐位训练 坐位是重要的康复起始点，应该从第一天就开始。开始坐时可以有依托，例如把枕头或被子放在患者背后，或者也可直接将床头抬高。这样有依托情况下的坐的能量消耗与卧位时相同，但是上身直立体位使回心血量减少，同时射血阻力降低，心脏负荷实际上低于卧位时的。应该让患者在有依托坐位适应之后，再让患者逐步过渡到无依托独立坐位。应当注意的是避免起床时的低血压情况。

4. 步行训练 步行训练是让患者从床边站立开始，先让其克服直立性低血压。在站立没有问题之后，再开始进行床边步行训练，以便患者在疲劳或不适时能及时能够上床休息。此阶段开始时最好进行若干次心电运动试验。此阶段患者的活动范围明显增大，因此监护需要加强。避免高强度运动，上肢超过心脏平面的活动均视为高强度运动，应该要特别注意避免上肢高于心脏水平的活动，例如患者自己手举盐水瓶上厕所等此类活动的心脏负荷增加很大，常是诱发意外的因素。

5. 大便 患者务必要保持大便通畅，如果出现便秘的情况，应该使用通便器；患者出现腹泻时也需要密切观察，因为过多的肠道活动可以诱发迷走神经反射，易导致心律失常或心电不稳。卧位排便时由于臀部位置提高，回心血量增加，使心脏负荷增加，同时由于排便时必须克服体位所造成的重力，所以需要额外的用力。因此卧位大便对患者不利。而在床边放置简易的坐便器，让患者坐位大便，其心脏负荷和能量消耗均小于卧床大便也比较容易排便。因此应该尽早让患者坐位大便，但是禁忌蹲位大便或在大便时过分用力。

6. 上下楼 上下楼的训练活动是保证患者出院后在家庭安全活动的重要环节。下楼的运动负荷量不大，而上楼的运动负荷主要取决于上楼的速度，必须保持非常缓慢的上楼速度。一般每上一级台阶可以稍微休息，以保证没有任何不适症状。台阶高度宜为15～20cm，宽度宜为30～40cm。

7. 娱乐 患者可以进行轻微活动的娱乐活动，但是要避免气喘或者疲劳，例如室内散步，园艺活动，太极拳，降压舒心操活动等。

8. 康复方案调整与监护 如果患者在训练过程中没有任何不良反应，运动或活动时心率增加＜10次/分，次日训练时可以进入下一阶段。如果运动过程中心率增加＜20次/分，那么需要继续同一级别的运动。如果运动过程中心率增加超过20次/分或出现不良反应，则应该退回到前一阶段运动，甚至需要暂时停止运动训练。为了保证活动的安全性，所有的新活动应该在医生或者心电监护情况下开始进行。在没有任何异常的情况下，重复性的活动则不需要连续性的监护。

9. 出院前评估及治疗策略 一般患者主张3～5天出院。当患者顺利达到训练目标后，可以进行症状限制性或亚极量心电运动试验，或在心电监护下进行步行。如果确认患者可连续步行200米无症状和无心电图异常，即可安排患者出院。告知患者在出院后每周需要门诊随访一次。出现任何不适症状均应暂停运动，及时就诊。如果患者出现并发症或运动试验异常者则需要进一步检查，并且需要适当延长住院时间。

（二）Ⅲ期康复护理

巩固Ⅰ期、Ⅱ期的康复成果，控制危险因素，改善或提高体力活动能力和心血管的功能，恢复患者发病前的生活和工作。基本原则是个体化、循序渐进、持之以恒、全面性的原则；始终坚持学习适应和训练适应的机制，达到量变到质变的过程，提高患者参与并坚持康复的积极主动性。

1. 有氧运动训练 机体通过有氧代谢途径提供能量的运动称为有氧运动，这种运动通常为低、中等强度并且持续较长的耐力运动，运动的形式常常为肢体大肌群参与并且具有节律性、重复性，常用的训练方式有步行、登山、游泳、骑车、中国传统的拳操、有氧舞蹈等。慢跑曾经是推荐的运动但是运动过程中下肢关节承受的冲击力较为显著，较容易发生运动损伤，运动强度较大，因此近年来已经不主张采取慢跑运动训练。

2. 运动方式 可以分为连续性运动和间断性运动。连续性运动是指训练的靶强度持续不变，是传统的操作训练方式，主要优点是简便，患者比较容易适应。间断性运动是指基本训练期间有若干次的高峰靶强度，高峰强度之间强度降低，主要优点是可以让患者获得较强的运动刺激，同时运动时间较短，从而不至于不可逆的病理性改变。而间断性运动需要不断的调节运动强度，操作比较麻烦，因此也是其弊端。

3. 运动量 运动量是患者康复治疗的核心，需要达到一定的阈值才能产生相应的训练效果。运动量的基本要素为①运动强度：运动训练所必须达到的基本训练强度称之为靶强度，可用最大心率、心率储备、最大吸氧量、METs等方式表达。靶强度与最大强度的差值是训练的安全系数。靶强度一般为40%~85%最大吸氧量或METs，或60%~80%心率储备或70%~85%最大心率。靶强度越高，产生心脏中心训练效应的可能性就越大。②运动时间：是指每次运动训练的时间。靶强度运动训练一般每次控制在10~60分钟，在额定运动总量的前提下，其训练时间与强度应成反比。准备活动的时间和结束活动训练的时间需额外计算。③训练频率：是指每周进行训练的次数。国际上一般采用每周3~5次的运动频率。运动时稍微出汗，轻度的呼吸加快但不影响正常对话，早晨起床时感觉舒适，无持续性的疲劳感和其他不适感即为合适运动量。一般合适的每周总运动量为700~2000卡（相当于步行运动10~32km）。而运动量<700卡/周只能维持身体的活动水平，而不能提高患者的运动能力，而运动量>2000卡/周则不能增加训练效应。运动总量无明显性别差异。

4. 训练实施 每次训练都必须包括：①准备活动：充分让肌肉、关节、韧带和心血管系统适应训练期的运动应激。运动强度较小，运动方式包括牵伸运动及大肌群活动，要确保全身主要关节和肌肉都有所活动，一般采用医疗体操、太极拳等，也可以附加小强度步行；②训练活动：是指到达靶训练强度的活动，中低强度的训练主要机制是外周的适应作用，高强度的训练主要机制是中心训练效应；③活动结束：即让训练结束导致的高度兴奋的心血管应激逐渐降低，适应运动停止后血流动力学发生改变。运动方式可以与训练方式相同，但是强度应逐渐减小。因为75%的心血管意外均发生在活动准备和活动结束这两个时期，因此充分的准备活动和充分的结束活动是防止训练意外的重要环节，对预防运动损伤也有积极的作用。

5. 性功能障碍与康复 Ⅲ期康复应该将恢复患者的性生活作为目标。判断患者是否可以进行性生活的简易试验有两种即：①上二层楼试验（在此同时应做好心电监测）：因为通常性生活心脏射血量约比安静时高50%，这和快速上二层楼的心血管反应相似；②观察患者能否完成5~6METs的活动；因为采用放松体位的性生活最高能耗约4~5METs。日常生活中看精彩的球赛时心率可能会超过性生活时的心率。因此在恢复性生活之前应该经过充分的康复训练并且得到主治医师的认可。应该告知患者采取放松的姿势和方式，避免大量进食后进行，必要时在开始恢复正常性生活时采用心电监测。

六、康复护理指导

1. **疾病常识的宣教**　向患者及家属介绍心脏的结构、功能、冠状动脉病变，药物治疗的作用及运动的重要性；避免竞技性的运动。

2. **危险因素的宣教**　向患者及家属介绍CHD发生的危险因素，生活行为和CHD的影响关系。患者需要理解个人能力的限制，应定期检查和修正运动处方，避免过度训练。避免诱发因素，告知患者及家属过度的劳累、情绪激动、饱餐或者寒冷、炎热的环境刺激等都是CHD发作的诱因，应注意尽量避免。

3. **改变不良的生活方式**　不良生活方式的改变是CHD疾病治疗的基础，应该指导患者及家属合理的饮食指导：估测每天热量的摄入，给予低热量、低脂、低胆固醇、低盐、易消化的饮食，合理安排营养，避免摄入酸、辣、刺激性的食物；勿食或少食脂肪、胆固醇含量高的食物；戒烟戒酒，多吃水果蔬菜以及粗纤维食物如芹菜、糙米等，避免饱餐和暴饮暴食，多采取少量多餐的方式，定期监测体重指数，防治高血压、糖尿病、高脂血症和肥胖。

4. **了解患者心理障碍的程度**　如抑郁、焦虑、恐惧、孤独、生气、情绪易激动等。通过个人或者小组的形式进行咨询和教育，使患者改变不正确的生活方式和树立健康行为的自信心，教会患者处理应激的技巧和放松方法等，教会患者减轻精神压力，学会逐渐改变急躁易怒的性格，保持平和的心态，采取听音乐或者和他人交流的方式缓解压力。

5. **注意周围环境因素对运动反应的影响**　主要包括寒冷和炎热气候时要相对降低运动量和运动的强度，避免在阳光下和炎热气温时进行剧烈运动（理想的运动环境：温度在4℃~28℃，风速<7m/s）；穿戴宽松、舒适、透气的衣服和鞋子；上坡时要注意减慢速度，饭后不进行剧烈的运动；感冒或者发热症状和体征消失2天以上后再恢复运动。运动训练必须持之以恒，如中间间隔4~7天以上，若重新开始运动时则宜稍减低运动强度。

6. **注意病情的自我监测指导**　教会患者及家属识别心绞痛、心肌梗死临床表现。心绞痛发作时的处理方法是立即停止一切活动并立即舌下含化硝酸甘油，同时告知患者及家属硝酸甘油的使用注意事项：必须随身携带，保证药物有效，应当避光保存；如发生心绞痛立即舌下含服，如无效可连服3次；服用后应取坐位或卧位；若服用3次仍无效则应高度怀疑心肌梗死，应立即送往医院进行诊治；同时要注意硝酸甘油不要与酒精、咖啡、浓茶同时服用，不典型的心绞痛发作时可能表现为牙痛、上腹痛等，为防止误诊，可先按照心绞痛发作处理同时及时就诊。

7. 定期复查　告知患者及家属应定期到医院进行身体检查（心电图、血糖、血脂、血压等）。

（张小礴　钟丽媛）

第二节 ≫ 慢性阻塞性肺疾病的康复护理

一、概述

慢性阻塞性肺疾病（chronic obstructive pulmonary disease，COPD），简称慢阻肺，是一种以不完全可逆的气流受限为特征的疾病。气流受限通常呈进行性加重。可伴有气道高反应性。COPD主要累及肺脏，但也可以引起显著的全身效应。临床表现为咳嗽、咳痰、劳力性呼吸困难，严重时可出现喘息和呼吸衰竭的症状。目前确切的病因还并未十分清楚，一般认为与肺部对有害气体或有害颗粒的异常炎症反应有关。

慢性支气管炎（chronic bronchitis）是指气管、支气管黏膜及其周围组织的慢性非特异性炎症，临床上以咳嗽、咳痰或伴有喘息及反复发作的慢性过程为特征。阻塞性肺气肿（obstructive pulmonary emphysema）简称肺气肿，是由于吸烟、感染、大气污染等因素的刺激，引起终末细支气管远端（呼吸细支气管、肺泡管、肺泡囊和肺泡）的气道弹性减退，过度膨胀、充气和肺容积增大，并伴有气道壁的破坏。肺气肿的这种改变使得肺的弹性回缩力减低，呼气时由于胸膜腔压力增大而使气道过度萎陷造成不可逆的气道阻塞。阻塞性肺气肿多是慢性支气管炎的并发症，进行性呼吸困难是影响肺气肿患者生存质量的主要问题。

随着环境的污染、吸烟人群的不断增加以及人口的日益老龄化，COPD的发病率也在逐年上升，目前全球约有2.1亿的COPD患者，我国流行病学调查显示，COPD的患病率在40岁以上的人群中约为8.2%。其中在我国北部和中部地区的农村成年人调查中显示COPD的患病率为3.17%，且COPD的死亡率居所有死因的第4位，且呈逐年上升的趋势，依据目前的情况，COPD是一个很严重的公共卫生问题，必须引起人类的重视。且COPD是一种慢性疾病、病程长，这无疑给患者带来了很大的经济负担。

二、主要功能障碍

1. 有效呼吸降低 由于COPD的病理生理变化，使肺组织弹性回缩力降低，呼气时将肺内残余气体呼出肺外的动力减低。同时肺组织弹性回缩力减低后，对小气道的牵拉作用减弱，呼气末期小气道易产生闭合，气道阻力增加，有效通气量降低，影响了气体交换功能；长期的慢性炎症，黏膜充血、水肿，管壁的增厚，导致管腔的狭窄，同时分泌物的增加，痰液的积聚堵塞，引流不畅。导致换气功能障碍，使得通气/血流比例失调，常会导致缺氧和二氧化碳潴留；而在严重缺氧的情况下又会引起血管的痉挛，继而引发缺氧性肺动脉高压，进而导致肺心病的发生；有不少的慢性支气管炎的患者因为年龄偏大且伴有不同程度的驼背，肋软骨有不同程度的钙化，限制了胸廓的活动，导致患者肺功能进一步的下降，导致有效呼吸降低。

2. 病理式呼吸模式 COPD的患者，由于肺组织的弹性逐渐减退，患者在平静呼吸时膈肌的上下移动减弱，肺通气功能明显降低。为了弥补呼吸量的不足，患者需要增加呼吸频率，动用辅助呼吸肌（胸大肌、三角肌、斜方肌等）来提高氧气的吸入，形成了病理式呼吸模式。而这种病理式的呼吸模式导致正常的腹式呼吸模式无法建立，进一步降低了有效呼吸。

3. 呼吸肌无力 COPD的患者有效呼吸的减少和病理性呼吸模式的产生，使得呼吸肌和辅助呼吸肌活动降低，失代偿后产生呼吸肌疲劳，导致呼吸肌无力。

4. 能耗增加和活动能力减退 COPD的患者因惧怕出现劳累性呼吸困难，进而限制自己的活动，甚至长期卧床，丧失了日常活动能力和工作能力，另外，病理式呼吸模式中，许多不该参与呼吸运动的肌群参与了呼吸运动，同时呼吸困难也常导致患者精神和颈背部乃至全身肌群的紧张，使得机体体能消耗增加。

5. 心理障碍 COPD的患者因长期有效通气功能的下降，机体处于供养不足，导致出现乏力、气短、精神过度紧张，部分重度的患者可出现喘息，严重影响休息和睡眠。给患者带来极大的精神压力和心理负担，进而患者会产生焦虑、紧张、暴躁或者压抑等不良的心理症状，甚至有些患者会出现各种神经精神症状。

三、康复护理评定

（一）健康状态评估

1. 患者的一般情况 主要包括姓名、性别、年龄、体重、职业、家庭情况及工作环境等。

2. 在COPD的各种致病因素中，吸烟是最主要一项，因此应询问患者的吸烟时间和吸烟量。

3. 了解患者的既往史，询问患者是否患有慢性支气管炎、肺气肿或哮喘等。

（二）肺功能测试

COPD患者的严重程度通过测定呼吸通气功能确定。以第一秒用力呼气容积（FEV_1）百分比预计值和第一秒用力呼气容积占用力肺活量之比（FEV_1/FVC）这两个指标最为实用。当吸入支气管舒张药物后，$FEV_1/FVC<70\%$，同时$FEV_1<80\%$预计值，即可确定为不完全可逆性气流受限，明确诊断为COPD。

（三）运动能力评估

目的是为了确定患者在运动时是否需要进行氧疗，指导制订适宜、安全、个体化的运动治疗方案。通过运动功能试验可获得最大耗氧量、定量运动耗氧量、无氧阈等数据。主要的测定方法有以下四种。

1. 运动负荷试验 通过活动平板或功率自行车进行运动试验获得最大吸氧量、最大代谢当量（MET）值、最大心率、运动时间等相关量化指标来评估患者的运动能力。

2. 计时步行距离的测定 一般用于体能低下或者不能进行活动平板运动试验的患者可采取6分钟或12分钟行走距离测定，记录患者行走的总距离、暂停和吸氧的次数以及时间，来以判断患者运动能力及运动过程中发生低氧血症的可能性。

3. 耐力运动试验 在患者训练计划开始前和结束时，评估一些运动耐力的标准测量，例如在步行器或固定自行车上用最大负荷（从开始练习试验测得）测定耐力，得到的固定负荷为最大负荷的75%～85%，并记录其时间和速度。

4. 呼吸肌力测定 呼吸肌主要是由肋间肌、腹肌和膈肌组成。呼吸肌力的测定是呼吸功能评定指标中最重要的一项。主要包括最大吸气压、最大呼气压以及跨隔压的测定。呼吸肌力的测定可体现吸气和呼气期间产生的最大能力，反映全部吸气和呼气肌肉的最大功能，同时也是评估咳嗽和排痰能力的一个指标。

（四）呼吸困难程度

可采用呼吸困难程度量表对呼吸困难程度进行分级评定。见表6-2-1 改良版英国医学研究会呼吸问卷（mMCR）。

（五）COPD严重程度评估

对于确诊为COPD的病例，可以根据第一秒用力呼气容积（FEV_1）百分比预计值和第一秒用力呼气容积占用力肺活量之比（FEV_1/FVC）和临床表现做出严重程度分级。见表6-2-2 COPD的严重程度分级。

表6-2-1 改良版英国医学研究会呼吸问卷（mMCR）

分级	描述
0级	虽存在不同程肺气肿，但活动如常人，对日常生活无影响，活动时无气短
1级	在平地快步行走或步行爬小坡时出现气短
2级	由于气短平地行走时比同龄人慢或需要停下来休息
3级	在平地行走约100米或数分钟后需要停下来喘气
4级	因为严重呼吸困难而不能离开家，或在穿脱衣服时出现呼吸困难

表6-2-2 COPD的严重程度分级

分级	分级标准
I级（轻度）：	$FEV_1/FVC<70\%$，$FEV_1\geq80\%$预计值，伴有或不伴有慢性咳嗽、咳痰症状
II级（中度）：	$FEV_1/FVC<70\%$，$50\%\leq FEV_1<80\%$预计值，常伴有慢性咳嗽、咳痰及活动后呼吸困难
III级（重度）：	$FEV_1/FVC<70\%$，$30\%\leq FEV_1<50\%$预计值，且有慢性咳嗽、咳痰及活动后呼吸困难
IV级（极重度）：	$FEV_1/FVC<70\%$，$30\%\leq FEV_1<50\%$预计值或$FEV_1<50\%$预计值，合并呼吸衰竭和右心衰竭，患者生活质量降低，进一步恶化可危及患者生命

（六）日常生活活动能力评估

0级：虽存在不同程度的肺气肿，但活动如常人，对日常生活无影响，活动时无气短。

1级：一般劳动时出现气短。

2级：平地步行无气短，较快行走、上坡或上下楼梯时气短。

3级：慢走不及百步即有气短。

4级：讲话或穿衣等轻微动作时即有气短。

5级：安静时出现气短，无法平卧。

（七）影像学检查

早期胸部X线检查显示无明显异常，随着病情的反复发作，导致支气管管壁增厚，细支气管或肺泡间质炎症、浸润及肺纤维化，会显示双肺纹理增粗、紊乱。并发肺气肿时可见肋间隙增宽，膈低平，双肺透亮度增加。此时心脏常呈垂直位，心影狭长。

（八）血气分析

由于明显的缺血和二氧化碳潴留，常常表现为动脉血氧分压（PaO_2）降低、二氧化碳分压（$PaCO_2$）升高、血PH降低等，可出现呼吸性酸中毒。血气分析对判断COPD患者呼吸衰竭的类型有重要意义。

（九）心理社会评估

COPD的患者往往因为长期患病导致的呼吸困难而产生焦虑和压抑以及恐惧的心理，因此要求护士应详细了解患者及家属对这一疾病的态度，以便评估疾病对患者造成的影响，如是否有情绪、性格、生活方式的改变，焦急、恐惧、失落、痛苦、悲观绝望、失去自尊自信、躲避生活和退出社会等心理。

四、康复护理原则与目标

（一）康复护理的原则

应遵循个体化、整体化、循序渐进、持之以恒的原则。

1. **个体化原则** 为患者制订个性化护理方案，制订方案时要全面了解患者的病情，按照患者病情的不同阶段分步骤进行教导，调动患者的主观能动性，选择适合患者自身条件的运动方式、锻炼强度以及锻炼时间。

2. **整体化原则** 要求不仅针对患者的呼吸功能，同时要结合患者的心脏功能、体能以及患者心理等因素进行全面的康复护理。

3. **循序渐进原则** 从小运动量开始，患者宜量力而行，根据运动耐受能力逐渐延长运动的时间，同时要注意观察患者运动后的反应，并逐步开始进行耐寒锻炼。

4. **持之以恒原则** COPD患者的整体康复就像在跑"马拉松"，不仅仅局限于急性发作阶段，坚持长期康复才能使患者达到稳定病情、减轻病痛和改善功能的目的。因此COPD的患者坚持进行一段时间的康复训练后应该及时进行评定，及时调整康复护理方案。

（二）康复护理的目标

提高患者的生存质量，减少病情急性加重的次数和住院时间。通过对患者的康复教育使患者掌握有效的呼吸模式，改善心肺功能；通过呼吸和运动训练提高患者机体能量的储备，提高患者对运动和活动的耐力；通过对患者采取物理治疗的方法来预防呼吸系统的并发症；通过康复护理改善患者的心理状况。

1. **短期目标** 控制症状，积极预防疾病发作；改善胸廓活动，使其获得正常的呼吸方式，从而形成有效的呼吸模式，改善心肺功能；提高机体能量储备，提高患者对运动和活动的耐力；改善患者的心理状况，使患者建立"控制呼吸能力"的自信，放松精神、缓解焦虑、紧张、暴躁的情绪。

2. 长期目标 通过对患者采取积极的呼吸和运动训练，从而发掘患者呼吸功能的潜力，同采取物理治疗等手段预防并发症，消除后遗症，提高机体的免疫力，改善患者的全身状况，从而提高患者日常生活的自理能力，减少住院次数。

五、康复护理措施

（一）呼吸训练

1. 腹式呼吸 又称膈呼吸，是COPD患者康复的重要措施。由于COPD患者多表现为老年人胸廓活动受限，且患者胸廓多成桶状胸，横膈下降，肋骨平直，肋间隙增宽，使得肺的收缩效率减低以及气道阻力的增加，患者往往逐渐形成胸式呼吸。由于胸式呼吸不能保证肺脏有效的通气量，且较易引起呼吸紧张度增加和诱发呼吸肌的疲劳，因此经常指导患者采取腹式呼吸，来增加肺泡通气量，降低呼吸消耗，缓解气促的症状。腹式呼吸主要是依靠膈肌收缩运动使得浅快呼吸转变为深慢呼吸，呼吸频率减少，呼吸量总价，从而提高呼吸效率。进行腹式呼吸时要求患者平心静气，颈背部肌肉放松，经鼻吸气，由口呼气，吸呼速度要缓慢而均匀。

锻炼方法：根据患者的病情，锻炼时可采取腹部加压暗示呼吸法。患者可采取仰卧位、半卧位或坐位，坐位时效果最佳。训练时患者一只手压在上腹部，另一只手放在胸部从而感受胸廓的活动，先闭嘴，用鼻腔做深吸气，上腹部对抗手的压力，使腹部慢慢隆起，放在胸部的手确保胸廓运动保持最小；呼气时腹部下沉，同时放在腹部的手稍加压用力，从而进一步使腹内压增高，迫使膈肌上抬。这种压力既可以吸引患者的注意力，同时可以诱导患者呼吸的方向和部位。按照此方法进行训练可以时膈肌活动增加2～3cm，也可以将有效通气量达到500ml以上。

2. 缩唇呼吸（pursed-lip breathing） 也称为吹笛样呼吸法。患者闭嘴经鼻吸气后，将口唇收拢做吹口哨状，使肺内的气体通过缩窄的口型缓慢的吹出。一般吸气保持2秒，呼吸保持4～6秒，吸呼比率为1∶2，呼吸频率<20次/分，采取这种方法可以有效地减少呼吸道压力梯度，从而避免小气道过早的闭合。应该注意的是呼气的时间不必过长，否则会导致过度换气。呼气流量标准以能使距离口唇15～20cm处的蜡烛火焰吹至倾斜而不会熄灭为度，此后可以逐渐延长至90cm的距离，并逐渐的延长时间（图6-2-1）。

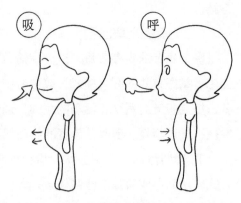

图6-2-1

3. **放松练习**　放松练习有利于缓解气急、气短所导致的肌肉痉挛和精神紧张，从而减少机体能量的消耗，提高呼吸的效率。患者采取卧位、坐位或站立体位，放松全身的肌肉。对于不易放松的患者可以教给患者放松技术，例如指导患者对欲放松的部位先紧张收缩，体会一下紧张的感觉，然后让紧张的肌肉放松，逐渐将各个紧张的肌肉放松；还可以采取做紧张部位节律性摆动或转动的方法来放松该部位肌群；或者借助肌电生物反馈技术进行前额部及肩带肌肉的放松；缓慢地按摩或者牵拉也可以让紧张的肌肉放松。

4. **缓慢呼吸**　COPD的患者往往呼吸频率比较快，呼吸的幅度较浅，潮气量较小，缓慢呼吸有利于减少呼吸频率，减少每分钟通气量，减少解剖死腔所占的比例，从而提高肺泡通气量，改善肺的有效通气，提高动脉血氧分压。应该注意的是过度的缓慢呼吸会增加呼吸功，导致机体耗氧增加，因此呼吸频率一般控制在10次/分较为适宜。

（二）排痰练习

1. **体位的摆放**　患者可采取坐位或半坐卧位，保持和改善呼吸道通畅，有利于肺扩张。

2. **有效的咳嗽训练**　咳嗽是呼吸系统的一种正常的防御性反射。有效咳嗽可以帮助过多的呼吸道分泌物由气道排出。如果不能及时有效地排除痰液，会加重气道痉挛和感染，所以咳嗽是排痰最有效的手段。其方法为：嘱患者在咳嗽前先缓慢深吸气，然后屏气片刻，同时收缩腹肌以提高胸腔内压，然后快速打开声门，将气体快速排出从而引起咳嗽。连续进行3次咳嗽训练后采取缩唇呼吸的方法将余气尽量呼出。待平静休息片刻后再次进行咳嗽训练。注意咳嗽训练宜在晨起、睡前或者餐前半小时进行，每次时间不宜过长。

3. **体位引流**　体位引流是通过依靠重力作用促使肺叶或肺段气道分泌物引流排出的方法。主要适用于意识清楚、分泌物较多、咳嗽咳痰能力尚可，体力较好的患者。体位引流的原则：应将病变部位置于高处，使引流支气管的开口方向向下。体位引流的方法：每次引流一个部位，每次体位维持5～10分钟，每天进行2～3次，总治疗时间控制在30～45分钟。宜在晨起后清醒时进行体位引流。体位引流期间应配合饮用温开水，支气管湿化、雾化吸入以及应用化痰和接触支气管痉挛的药物。为预防胃食管反流现象，应在饭后1～2小时进行头低位引流。在引流过程中要注意患者生命体征的变化情况。常见的肺部引流体位见表6-2-3。

表6-2-3　常见的肺部引流体位

引流部位	患者体位
双上叶前段	仰卧位
双上叶尖段前部	躯干后倾坐位
双上叶尖段后部	躯干前倾坐位
左上叶后段	右侧卧位，左侧向前转45°，头侧抬高45°
右上叶后段	左侧卧位，右侧向前转45°
左中叶	右侧卧位，左侧向后转45°，头低位30°
右中叶	左侧卧位，右侧向后转45°，头低位30°
双下叶前基底段	仰卧，头低位45°
双下叶后基底段	俯卧，头低位45°
双下叶背段	俯卧位
左下叶外基底段和右下叶内基底段	右侧卧，头低位45°
右下叶外基底段	左侧卧，头低位45°

4. 胸部叩击和振动　临床上体位引流时配合胸部叩击和振动技术，可以使黏附在支气管内的分泌物脱落并移至较大的支气管从而促进痰液的排出。

（1）人工拍背排痰法：协助拍背者将手指并拢，手掌微曲，掌心成杯状，运用手腕的力量在吸气和呼气时叩击与肺段相应的胸壁部位（80～100次/分），以脊柱为界，有节奏的自下而上、由外向内轻轻叩击，时间为1～5分钟，患者可自由呼吸，高龄或皮肤易破损者可先用薄毛巾或其他保护物包盖在叩拍部位从而保护皮肤。

（2）体外振动排痰机或高频震荡：振动排痰机可提高患者排痰的有效性。

（三）提高活动能力训练

1. 氧疗　COPD的患者由于肺通气和肺换气功能障碍导致缺氧和二氧化碳潴留，会加重呼吸困难，出现低氧血症或潜在低氧血症，尤其以夜间为著。低氧血症可导致多脏器功能不全。因此每天持续低流量（小于5 L/min）吸氧15小时，可以有效改善活动协调性、运动耐力和睡眠，从而延缓疾病的进展、降低死亡率、延缓生存期、改善心肺功能，提高患者的生活质量。患者可采取家庭氧疗，每天吸氧14～16小时，吸氧流量在0.5～1 L/min。条件允许的患者尽可能在活动时使用携带式氧气筒吸氧。

2. 耐力运动训练　通常采取步行为主的有氧训练，步行速度以出现轻至中度呼吸急促且能与旁人谈话为宜，对重症患者建议边吸氧边活动，从而增加患者对活动的信心。为使训练能成功且持久，训练方案应结合患者个体情况、兴趣和环境，简单易行且不昂贵。其中户外步行是一种简单易行又有效的方法，在开始进行5分钟的活动，待患者休息适应以后逐渐增加运动时间至20~30分钟，每天1~2次，长期坚持。保证每次运动后心率至少增加20%~30%，在停止运动5~10分钟后心率恢复至正常安静值。

3. 上肢训练　上肢训练可以增强辅助呼吸肌群的力量，例如胸大肌、胸小肌等。可以让患者采用体操棒（高度超过肩部的各个方向）的练习或者采取上肢高过头进行上肢套圈的练习，还可以采取手持重物（0.5~3kg）做高过肩部的活动，每活动1~2分钟，休息2~3分钟，每天2次。

4. 下肢训练　可以提高COPD患者的活动耐力、减轻呼吸困难的症状、改善整体功能和精神状态。可以采用步行、登山、骑车等方法。其中骑自行车和行走锻炼的方法训练耐力是最常见的训练方法。

（四）作业治疗

通过有针对性地选择可以提高全身耐力和肌肉耐力的作业活动，从而改善患者的心肺功能，恢复其活动能力。例如训练上肢活动功能的方法主要包括日常生活活动能力、自我照顾能力（如洗漱、穿衣、洗澡、清洁、烹饪等）；功能性训练的方法例如写字、打字等；生产性训练的方法例如木工、编织、缝纫等；娱乐消遣类训练例如绘画、弹琴、园艺等。为了增强患者独立生活的信心，减少对他人的依赖，治疗师应该将患者功能状况的信息告知患者本人及其家人，必要时对患者家庭及其周围环境进行改造，使患者能够发挥最大的潜能。康复的主要目的是让患者最终能够回归家庭、重返社会，因此治疗师可以指导患者根据实际情况选择可以胜任的工作进行训练操作的练习。

（五）营养支持

COPD患者的营养状态是患者临床症状和预后重要的影响因素。因此合理的膳食安排、科学的烹饪方法、正确的饮食制度以及食品的调配对改善患者代谢功能，增强患者机体抵抗力，促进疾病的康复也是至关重要的。患者出现营养不良的主要原因往往是进食不足，资料显示COPD患者中有25%的患者出现体重指数下降，而体重指数的下降是影响COPD患者死亡的危险因素。营养过剩是由于进食过度以及缺乏体育锻炼和体力活动造成的，常表现为肥胖。而肥胖的患者呼吸系统进行做功时需要量增加，加剧了COPD患者症状，因此减肥是COPD患者需要强调的任务。因此应鼓励患者饮食富有营养、易消化、高热量、高蛋白、高维生素饮食，多食新鲜水果、蔬菜，养成定时、定量进食的习惯，在疾病急性期一般给予半流质，缓解期时给予普通饮食，鼓励患者多饮水。

（六）心理康复

COPD患者由于长期缺氧、气短，严重的咳嗽、咳痰加上疾病反复发作、消耗体能，不能正常工作、学习和生活。患者心理常感到无望、焦虑、失落以及较大的心理压力和精神负担，因此，应鼓励及支持患者进行力所能及的各种社会活动和正常交往，积极配合功能锻炼，提高患者战胜疾病的信心。鼓励患者坚持进行运动训练，以提高机体免疫力，减少疾病的发作，延缓疾病的进展，从而有助于患者以积极主动的态度参与康复治疗。

六、健康教育

1. 疾病知识指导　患者及家属主动参与和积极配合康复治疗是获得满意治疗效果的关键。而这种主动积极配合治疗的自觉程度是建立在对疾病和康复治疗的认识基础之上的，因此要向患者及其家属解释本病发生的原因、疾病的发展过程及导致疾病加重的因素，告知患者注意防寒、保暖以及预防各种呼吸道感染，同时告知患者戒烟是防治本病的重要措施之一。戒烟可使支气管壁的炎症减轻，呼吸道黏液分泌减少，使感染危险性降低，同时可以使支气管扩张剂更好地发挥作用，以延缓病情的发展和恶化。改善周围环境情况，避免烟雾、粉尘以及刺激性气体对呼吸道的影响；还应嘱患者在呼吸道传染病流行期间尽量少去公共场所。

2. 康复训练指导　COPD患者的康复训练对于锻炼呼吸肌，改善生活质量尤为重要。根据患者心肺功能情况和体力情况，为患者制订个性化的康复训练计划，如采取慢跑、快走、打太极拳等。鼓励患者采取坐位或者半坐位姿势进行有效咳嗽、体位引流、胸部叩击及振动训练以保持和改善呼吸道的通畅。指导患者进行放松训练、腹式呼吸、缩唇呼吸和缓慢呼吸等呼吸训练。教会患者及家属判断呼吸困难的程度，合理安排自己的工作和生活。必须要注意的是康复训练一定要在患者病情稳定后进行，若在训练过程中感到任何不适应及时告知医生。做到量力而行、循序渐进并且持之以恒。

3. 用药指导　COPD患者在疾病稳定期仍需要应用多种药物维持治疗，因此正确的用药非常重要。主要药物包括支气管扩张剂、祛痰药、糖皮质激素、抗生素及抗过敏药物等。在呼吸道感染的初期应尽早给予药物治疗，多采用雾化吸入的方式，吸入剂因病情严重程度不同，可能使用一种或多种。指导患者正确应用各种吸入剂，并反复告知如何避免并发症。如吸入激素后漱口、清洁面部等。患者因呼吸道内产生黏液较多，痰液不及时咳出可增加气道阻力继发感染，因此应用祛痰药物后应告知患者及时将痰液咳出。平喘药可扩张支气管，缓解气流受限。茶碱类药物的主要不良反应有胃肠道反应、心悸、头痛、失眠等，应指导患者严格按照医嘱服用，教会患者正确使用定量吸入剂和干粉吸入剂，做到定时、等量使用。

4. **家庭氧疗指导** 告知患者及家属吸氧的目的和重要性以及必要性。长期持续低流量吸氧可提高患者生活质量，可以提高COPD患者的生存率。同时要告知患者要注意用氧安全，注意要远离火源、高温、防止火灾和爆炸，搬运氧气储存装置过程中应轻拿轻放。吸氧过程中禁止吸烟，装置要勤保养、更换、清洁和消毒。

5. **预防感冒** COPD的患者易感冒，继发细菌感染后，会导致支气管炎症加重。因此可以采取鼓励患者进行耐寒锻炼，如采用冷水洗脸、洗鼻，按摩，食醋熏蒸，积极参与户外体育运动锻炼，从而呼吸道局部免疫力，增强体质。

（韩佳佳　于瀚）

第三节 》糖尿病的康复护理

一、概述

糖尿病（diabetes mellitus，DM）是指在遗传和环境等多种因素的相互作用下，因血中胰岛素分泌相对不足以及靶组织细胞对胰岛素敏感性降低，导致血糖过高，出现糖尿，进而引起蛋白质和脂肪代谢紊乱的一组临床综合征。

糖尿病的病因和发病机制较为复杂，至今尚未明了。目前认为糖尿病是一组内分泌代谢紊乱综合征，与遗传、自身免疫和环境因素相关。糖尿病分为4种类型，即1型尿病（有2个亚型）、2型糖尿病、其他特殊类型糖尿病（有8个亚型）和妊娠期糖尿病。以1型和2型糖尿病为主，其中2型占糖尿病的85%左右。1型糖尿病要表现为胰岛B细胞大部分破坏和胰岛素绝对缺乏。2型糖尿病发病由遗传、环境因素共同引起，胰岛素抵抗和胰岛素分泌不足是发病机制的两个基本环节和特征。2型糖尿病患病率随着社会发展及生活方式的改变增长迅速，据调查，1980年我国糖尿病患病率为0.67%，1996年上升至3.21%。WHO 1997年报告，全世界约有1.35亿糖尿病患者，预测到2025年将上升到3亿人。总的糖尿病病死率为5.5%。糖尿病的慢性并发症是患者致死、致残的重要原因。所有失明患者中，9%与糖尿病有关；约35%新发生的终末期肾病是由糖尿病引起；约有50%的糖尿病患者死于冠心病；糖尿病患者脑卒中的危险率比非糖尿病患者高2.5倍；2型糖尿病中神经病变的概率比非糖尿病高5倍；在非创伤性截肢中，糖尿病患者占50%以上。1997年美国糖尿病协会提出修改糖尿病诊断标准为：症状（多尿、多饮、多食和体重减轻）+随机血糖≥11.1mmol/L（200mg/dl），空腹血糖≥7.0mmol/L（126mg/dl），或口服葡萄糖耐量试验（OGTT）中餐2小时血糖≥11.1mmol/L（200mg/dl），症状不典型者，需次日再次检测。

二、主要功能障碍

糖尿病造成的心脑血管、肾脏、眼部、神经、外周皮肤等组织器官的并发症，成为致残、甚至患者死亡的主要原因。

（一）生理功能障碍

1. 心功能障碍 糖尿病微血管病变累及心肌组织，引起心肌广泛性坏死损伤，可诱发心力衰竭、心律失常、心源性休克和猝死。糖尿病大中动脉粥样硬化性病变导致冠心病，患者出现胸闷、胸痛、心悸等表现，甚至发生心肌梗死危及生命。

2. 糖尿病多发性神经病变 糖尿病对周围和中枢神经均可造成损害，最常见的是糖尿多发性神经病变，其诊断标准必须符合下列条件：①糖尿病诊断明确；②四肢（至少在双下肢）有持续性疼痛和感觉障碍；③双蹈趾或至少有1个蹈趾的振动觉异常用分度音叉在蹈趾关节处测3次振动觉的均值小于正常同年龄组；④双踝反射消失；⑤主侧（按利手测算）腓总神经感觉传导速度低于同年龄组的正常值的1个标准差。

3. 糖尿病的眼部并发症 糖尿病的眼部并发症以糖尿病视网膜病变最为常见，其危害也最大，是主要致盲的眼病。糖尿病患者确诊后要定期检查眼底，大部分患者可合并不同程度的视网膜病变，轻者出现视力模糊，严重时可致失明。此外，糖尿病还可引起白内障、青光眼、黄斑病变等，导致视力障碍乃至失明。糖尿病患者的致盲率为普通人群的25倍，足以说明糖尿视网膜病变的严重性。

4. 糖尿病肾病 糖尿病肾病（diabetic nephropathy，DN）是糖尿病主要的慢性并发症也是1型糖尿病患者的主要死亡原因。糖尿病微血管病变和大中动脉粥样硬化均可累及肾脏，分别导致毛细血管间肾小球动脉硬化和肾动脉硬化。临床上患者可出现肾功能减退，同时伴有高血压、水肿，最终发生氮质血症、肾衰竭。

（二）日常生活活动功能障碍

糖尿病患者可出现的全身症状有乏力、易疲劳、生活工作能力下降等。若发生眼脑、心、肾脏、大血管、眼部和神经并发症，则可出现日常生活活动严重受限。

（三）心理功能障碍

糖尿病是一种慢性代谢性疾病，患者需终身治疗并且必须严格控制饮食，给患者生活带来了极大的不便，加重了医疗经济负担，使患者产生悲观情绪，失去生活乐趣。同时患者对失明、脑梗死、截肢等严重并发症的担心，更是加重患者的精神和心理负担。

（四）参与能力障碍

由于糖尿病引起的生理功能障碍或严重的心理功能障碍，在不同程度上影响了患者的生活、劳动和社会人际交往等能力。

三、康复护理评定

（一）生理功能评估

1. 血糖及胰岛β细胞功能评估 通过对患者的血糖、糖化血红蛋白、尿糖、胰岛素、C-肽功能等的监测来评定患者的病情。

（1）血糖：血糖升高是目前诊断糖尿病的主要依据，血糖测定是判断糖尿病患者病情和控制情况的主要指标。

（2）糖化血红蛋白（HbA1c）：红细胞在血液循环中的寿命约为120天，所以，糖化血红蛋白的测定可反映取血前4~12周血糖的总水平，成为糖尿病控制水平的重要监测指标之一，也是评价血糖控制方案的金标准。血糖控制未达到标准或者治疗方案调整后，糖尿病患者应每3个月检查1次。血糖控制达到标准后，应每年至少检查2次。

（3）其他检查：包括尿糖测定、胰岛素测定、糖尿病抗体测定、血脂及水电解质的检测等。

2. 糖尿病慢性病变的评估 主要包括眼部并发症、糖尿病肾病、糖尿病多发性神经病变、糖尿病足等的评估。

（1）糖尿病眼部并发症：糖尿病患者应定期检查眼底，通过眼底检查和荧光血管造影来评估糖尿病视网膜病变程度。糖尿病视网膜病变分为增殖型、非增殖型和糖尿病性黄斑水肿。早期改变为非增殖型糖尿病视网膜病变，而增殖型改变是一种进展型改变，黄斑水肿可以与上述两种类型同时存在。如果病变已进入增殖明或非增殖性病变出现有临床意义的黄斑水肿时，应及时给予激光治疗，从而使绝大多数糖尿病患者免于失明。

（2）糖尿病肾病：糖尿病肾病是糖尿病主要的并发症，同时也是1型糖尿病患者的主要死亡原因。尿微量白蛋白（UAER）是诊断早期糖尿病肾病的重要指标，也是判断DN预后的重要指标。UAER<20ug/min为正常白蛋白尿期；UAER20~204ug/min，即微量白蛋白尿期，临床诊断为早期糖尿病肾病；当UAER持续>200ug/min或常规尿蛋白定量>0.5g/24h，即诊断为糖尿病肾病。

（3）糖尿病多发性神经病变

（4）糖尿病足：①神经病变评估：应用Semmes-Weinstein尼龙单丝（5.07/10g）进行检查。将尼龙丝垂直放置于患者皮肤表面，沿着患者足的周边接触，整个按压尼龙丝，询问患者是否有感觉，同一点重复两次，但是至少有一次是假接触，如果患者能在每处都准确地感受到尼龙丝，能正确地回答3个问题中的2个，那么患者的保护性感觉正常，否则表示感觉异常；音叉测试双踇趾末关节处3次，3次中有2次答错，表示音叉感觉缺失。②血管评估：皮肤血液灌注压的测定，如踝的血流灌注采用标杆试验（pole-test）来评估，方法是将患者腿部抬高后记录超声波信号点；趾部血压和跨皮肤的氧分压测定；胫后动脉和足背动脉的脉搏触诊；下肢体位试验可以了解静脉充盈时间的长短，是下肢缺血的重要指标之一；踝肱压力指数测定（ABI）=踝动脉收缩压/肱动脉收缩压，正常值为1.0~1.4，<0.9提示轻度缺血，0.5~0.7为中度缺血，<0.5为重度缺血，此时易发生下肢（趾）坏疽。③X线检查：可见肢端骨质疏松、脱钙、骨髓炎、骨质破坏、骨关节病变和动脉钙化，也可见气性坏疽感染后肢端软组织变化，对诊断肢端坏疽有重要意义。④糖尿病足溃疡严重程度分级：根据美国Texas大学糖尿病足分级标准可分为0级~3级。0级是有足溃疡病史，无感染、缺血；1级是有下肢浅溃疡、感染；2级是有下肢深及肌腱溃疡、缺血；3级是坏疽影响下肢骨、关节，感染并缺血。

3. 心理功能评估　糖尿病患者的心理改变，主要是指由于对疾病相关知识的缺乏而产生的焦虑、抑郁及睡眠障碍等。通常HAMA、HAMD，详见附录1、简明精神病评定量表、症状自评量表、睡眠自测AIS量表等。

（二）日常生活活动能力评估

糖尿病患者的日常生活活动能力评估一般采用Barthel指数评定。

（三）生活质量评估

糖尿病患者由于慢性并发症导致生理功能和心理功能障碍，在不同程度上影响患者的生活质量和患者的职业能力。生活质量评估是对患者进行疾病、体力、心理、情绪、日常生活以及社会生活等进行的综合评价。目前国际上缺乏统一的生活质量评定量表，常用的量表是诺丁汉健康评定表（Nottingham health profile，NHP）。

四、康复护理原则和目标

迄今为止，糖尿病尚无根治方法，想要达到治疗目标，单靠一种治疗方法是不够的，随着医学对糖尿病防治的深入探究，目前糖尿病综合康复治疗主要有5个方面，即饮食疗法、运动疗法、药物治疗、糖尿病教育和血糖监测。其中其直接作用的是饮食疗法、运动疗法和药物治疗三个方面，而对糖尿病患者的糖尿病教育和血糖监测则是保证这三种治疗方面正确发挥作用的必要手段。因此，糖尿病患者康复护理应遵循早期诊治、个体化方案、综合康复和持之以恒的原则。

（一）康复护理的原则

首先要明确糖尿病主要的临床表现、并发症、诊断方法，及早为患者选择正确的治疗方案。个体化方案：根据糖尿病患者的不同类型、不同并发症为患者设计不同的康复护理方案。综合康复：糖尿病患者应进行饮食疗法、运动疗法、药物疗法、血糖监测和糖尿病教育"五驾马车"的全面康复护理方案。持之以恒：糖尿病患者的康复护理不止局限于急性发作时期，应该长期坚持改善其功能。

康复护理目标分为短期目标和长期目标

（二）康复护理的目标

1. 短期目标 ①严格控制血糖水平，纠正各种代谢紊乱，促进糖、蛋白质、脂肪代谢功能的正常化，消除患者的临床症状；②控制患者的病情，防治各种并发症，从而减轻各种并发症所导致的功能障碍，降低患者的致残率和死亡率；③巩固和提高糖尿病病患者的饮食治疗和药物治疗效果；④保证育龄期妇女的正常妊娠、分娩和生育。

2. 长期目标 ①通过对糖尿病患者的糖尿病知识宣教，使糖尿病患者准确掌握糖尿病的防治知识和必要的自我保健能力和自我监测技能；②维持糖尿病患者基本的体能和运动量，提高他们的日常生活能力和工作能力；③保证儿童、青少年的正常生长和发育；④改善糖尿病患者的生活质量，使其能正常的参与社交活动和社会劳动，达到正常人的心理和体魄状态。

五、康复护理措施

糖尿病康复护理的主要任务是：①观察糖尿病患者在进行运动疗法期间的各种反应和治疗效果；②协助康复医师和康复治疗师执行和调整糖尿病患者的运动处方；③协调好糖尿病患者饮食、运动、药物治疗关系并及时反馈；④加强糖尿病患者的皮肤保护，尤其需要注意对足部的保护；⑤重视对糖尿病患者的心理康复，协助医生开展宣传教育。

（一）饮食疗法

饮食治疗是所有糖尿病患者治疗的基础。是糖尿病患者任何阶段预防和控制疾病手段中不可缺少的组成部分。主要按照患者日常生理需要计算出总热量和所需的均衡的营养成分，定时、定量、定餐，从而控制体重在正常范围，从而促进胰岛功能的恢复。

1. 控制总热量 糖尿病患者饮食治疗的首要措施是控制每日的总热量，标准体重可用公式：标准体重（kg）=身高（cm）–105粗略计算。成人糖尿病患者每日每千克体重所需的热量见表6-3-1。

表6-3-1　成人糖尿病患者每日每千克标准体重所需热量

{单位：kJ/（kg.d）[kcal/（kg.d）]}

强度	消瘦	正常	肥胖
轻体力劳动	147（35）	126（30）	84~105（20~25）
中体力劳动	160（38）	147（35）	126（30）
重体力劳动	160~210（38~50）	160（38）	147（35）

（1）三大营养的适当比例和摄入量，三餐热量分布大概为1/5、2/5、2/5或1/3、1/3、1/3或分成四餐1/7、2/7、2/7、2/7，可按照患者的生活习惯、病情及配合治疗的需要来进行调整。

（2）碳水化合物：糖尿病患者的膳食总热量中55%～65%，提倡食用粗制米、面和一定量的杂粮。严格控制单糖和双糖的摄入，因为单糖和双糖易水解，吸收迅速，容易使血糖升高。

（3）蛋白质：一般成人糖尿病患者（无肾病及特殊需要者）蛋白质的摄入量占膳食总热量的15%～20%，其中动物蛋白占1/3，以保证必需氨基酸的供给。

（4）脂肪：糖尿病患者脂肪的需要量为每日每千克体重0.6～1.0g，占总热量的20%～25%，其中饱和脂肪酸（动物性脂肪）不宜超过1/3。主要以不饱和脂肪酸（植物性脂肪）为主。

2. 维生素与微量元素 维生素是人体代谢中必不可少的营养物质，它们广泛存在于动植物食品，例如乳制品、新鲜蔬菜和水果中。糖尿病患者只要注意经常变换食物，摄取不同种类的食品，就可避免维生素和微量元素缺乏的问题。高纤维素饮食可以吸附胆固醇，延缓葡萄糖在肠道的吸收，从而降低餐后血糖，缓解或减轻胰岛素抵抗，增加胰岛素敏感性，并且具有降脂减肥作用。因此提倡糖尿病患者多食用荞麦、燕麦、玉米、豆类、海藻类、绿色蔬菜等高纤维类食物。

3. 限盐和忌酒 糖尿病患者每天的摄盐量不应超过7g，伴有肾脏疾病的患者应<6g，有高血压的患者应<3g。糖尿病的患者应忌酒，因为饮酒会干扰血糖控制和饮食计划的执行，而且大量饮酒还易诱发糖尿病酮症酸中毒。

（二）运动治疗

1. 适应证和禁忌证

（1）适应证：轻度和中度的2型糖尿病；肥胖的2型糖尿病患者为最佳适应对象。1型糖尿病患者只有在病情稳定，血糖控制良好时才能进行适当的运动。

（2）禁忌证：糖尿病患者发生以下情况时禁忌运动：急性并发症如酮症酸中毒及高渗昏迷状态；空腹血糖>15mmol/L或有严重的低血糖倾向；合并急性糖尿病视网膜病变；新近发生的血栓；严重糖尿病肾病；合并各种急性感染；严重糖尿病足；心力衰竭或心律失常等。

2. 运动疗法的作用机制

（1）运动对胰岛素的抵抗作用：肥胖、高血压、高脂血症、冠心病和糖尿病常合并存在，成为胰岛素抵抗综合征。运动能够减轻体重；增加血中高密度脂蛋白的含量，降低低密度脂蛋白和极低密度脂蛋白的含量，预防动脉粥样硬化，改善心血管的功能。

（2）运动对胰岛素受体和受体后水平的作用：研究显示运动对糖尿病胰岛素的影响并不是指作用于受体水平，而是作用于受体后水平。运动可以使骨骼肌细胞内葡萄糖转运蛋白（glucose transporter，GLUT）基因转录增加，并使GLUT$_4$的mRNA的含量增加，促进GLUT$_4$从细胞内易位至细胞膜，加强葡萄糖的转运和利用，从而降低血糖的水平。这是目前比较公认的运动疗法对胰岛素受体后影响的作用机制。另外还有研究证实规律的耐力训练可导致更多胰岛素刺激和与胰岛素信号系统的介质（IRS-1）相关的PI3激酶的活化，促进胰岛素介导的葡萄糖摄取的提高，从而降低血糖水平。

（3）其他作用：运动还能够促进机体的新陈代谢，减轻患者的精神紧张和焦虑情绪，改善中枢神经系统的调节机制，增加机体的免疫力，对预防糖尿病的慢性并发症有一定的作用。

3. 运动处方

（1）运动方式：适用于糖尿病患者的训练是低至中等强度的有氧运动也称为耐力运动。通常是由机体较多肌群参加的持续性的周期性运动。例如步行、慢跑、爬楼梯、游泳、跳绳、有氧体操、舞蹈等活动，也可利用活动平板、功率自行车等器械来进行。其运动方式因人而异；1型糖尿病患者多为儿童和青少年，可根据其兴趣爱好及运动能力进行选择，采取游泳、跳绳、舞蹈等娱乐性运动训练，不断变换运动方案，以提高他们对运动的积极性；合并周围神经病变的糖尿病患者可进行游泳、上肢运动、功率自行车等进行训练；下肢或者足部溃疡者不宜进行慢走、跑步等运动，可让其采用上肢运动和腹肌训练；视网膜病变的患者可选择步行或功率自行车；老年糖尿病患者可采取平道快走或步行、太极拳、体操、自行车及轻度家务劳动等低强度的运动。

（2）运动强度：运动量是运动方案的核心，运动量的大小取决于运动强度和持续时间以及运动频率三个因素。在制订和实施运动计划的过程中须遵循个体化、由轻到重的原则进行。高强度的运动可在运动中和运动后的一段时间内增高血糖并有可能造成持续性的高血糖，因此糖尿病患者应采取低、中强度的有氧训练；2型糖尿病或运动前血糖已明显增高的患者，高强度的运动还可诱发酮症酸中毒。

（3）运动频率：运动时间主要包括准备活动、运动训练和放松活动三个部分时间的总和。准备活动通常包括5~10分钟四肢和全身缓和的肌肉伸展运动，主要是缓慢步行或者打太极拳等低强度的运动方式；活动训练是指为达到靶心率而进行的中等强度或低于中等强度的有氧运动；放松活动通常包括5~10分钟的慢走、自我按摩或者其他的低强度活动。因此运动训练时间可从第10分钟开始，随着患者运动能力的提高，可逐渐增加运动的时间和运动次数，达到靶心率的运动累计时间在20~30分钟为宜，每周3~4次。运动次数过少，运动间歇超过3~4天时，则运动训练的效果及运动蓄积效应将减少，对于已经获得改善的胰岛素敏感性将会消失,这样就难以达到运动的效果,因此运动疗法实施以上,每周3~4次是最适宜的。

(三)药物疗法

糖尿病药物治疗包括口服降糖药、胰岛素和胰岛素类似物三类。

1. 口服药物治疗　首先要告知患者药物的种类、作用、副作用及不同药物的服药时间;其次是要观察患者使用期间是否出现继发性耐药的现象:即一开始时服用某种药物效果很好,但应用一个阶段后出现没有明显效果。如果患者已经连续使用3种降糖药联合应用后血糖仍不能良好的控制时,应该选用胰岛素治疗或胰岛素联合口服药物治疗;最后要告知患者每两周或每月监测血糖,及时监测空腹血糖、餐后血糖,必要时需要检查餐前、睡前及夜间血糖。如果出现血糖控制不理想时,应及时询问医生给予调整用药。

2. 胰岛素治疗　主要适用于1型糖尿病和2型糖尿病经饮食及口服降糖药物仍未获得良好控制的患者。胰岛素制剂分为短效、中效和长效三种类型。我国常用制剂有每毫升含胰岛素40U和100U两种规格,使用时应注意注射器与胰岛素浓度含量匹配情况,此外,胰岛素笔无须抽吸而更加方便使用。

(1)注射用胰岛素制剂的类型较多,其作用时间各不相同。

1)短效类胰岛素的特点是皮下注射后药效吸收快,作用迅速且持续时间短,便于调整剂量,主要用于降低餐后血糖,还可用于急症抢救,如糖尿病酮症酸中毒和急症手术等。

2)中效类胰岛素的特点是作用较强而持久,但作用较慢,适用于病情稳定的糖尿病患者。中效类胰岛素可联合短效类胰岛素对患者进行强化治疗,主要适应于餐前及夜间高血糖的患者,同时也可以配合长效类胰岛素而延长药物作用的时间,主要适用于血糖波动较大且不容易控制的糖尿病患者。

3)长效类胰岛素的特点是药物吸收速度较慢,作用时间长,主要适应于空腹血糖控制不佳的糖尿病患者,其与短效类胰岛素制剂混用可调节胰岛素的作用时间,使用更加灵活。

(2)不同种类胰岛素的注射时间:速效胰岛素在餐前注射即可,并无确切的时间限制,其特点是药物注射后吸收、起效快,药物持续时间2~3小时。短效类胰岛素要求在餐前30分钟左右注射,药物持续时间6~8小时,主要用于控制餐后血糖。中效胰岛素晚饭前和睡前均可注射,作用时间持续 14~16小时中效胰岛素有一个吸收峰值,如果使用不当会出现低血糖情况,所以应该在医生指导下进行注射。长效胰岛素注射时间不固定,持续时间约18~24小时。超长效胰岛素:每天早晚各注射一次,可提供24小时基础胰岛素量。预混胰岛素:餐前30分钟左右注射,持续时间12~24小时。

（3）使用胰岛素的注意事项：胰岛素应保存在冰箱冷藏室内（温度控制在2℃~8℃）；使用混合胰岛素时，应先抽短效胰岛素再抽中效胰岛素；胰岛素应注射在脂肪深层或脂肪和肌肉之间，选择注射部位为上臂外侧、腹部、大腿外侧、臀部，每次注射部位应轮换而不应反复在一个注射区注射。注射部位不可按摩，以免加速胰岛素吸收而引起低血糖；注射要定时，注射后要按规定时间进餐，避免剧烈活动。

（4）胰岛素最常见的不良反应有：①低血糖反应：最为常见，与进食少、用药剂量大或运动量大有关，多见于1型糖尿病患者；②轻度水肿：胰岛素治疗初期出现水肿多是由水钠潴留所致，可自行缓解；③视物模糊：常于数周内自然恢复；④过敏反应：出现注射部位瘙痒、荨麻疹样皮疹。全身性荨麻疹少见，罕见严重过敏反应（如血清病、过敏性休克）。处理措施包括更换胰岛素制剂种类，使用抗组胺药物和糖皮质激素以及脱敏疗法等。严重过敏反应者需停止或暂时中止胰岛素的治疗。

（5）胰岛素治疗不良反应的处理：胰岛素治疗的重点是掌握低血糖的发生症状及正确处理方法；要掌握胰岛素药物注射的方法和注意事项，教会患者和家属胰岛素药物注射。总之，糖尿病患者不论选用何种降糖药，用药后不可突然中断，否则会使接近稳定的病情恶化。危重患者可通过胰岛素强化治疗，及时纠正糖代谢紊乱，减少感染等并发症，提高治疗效果。

六、健康教育

康复教育是贯穿糖尿病治疗始终的一项重要措施。糖尿病患者及其家属必须接受康复教育，与医护人员密切配合，自己管理自己，长期自觉地执行康复治疗方案，才能取得良好的治疗效果。医护人员可组织安排患者集体交流经验、讲解糖尿病的基础知识等各种类型的糖尿病患者学习班，也可在集体辅导的基础上开展个别咨询工作。康复教育的目的是使患者了解糖尿病的基本知识，认识并发症的危害，积极应用饮食控制和运动疗法，达到理想体重，少用甚至不用降糖药。血糖控制良好可延缓和减轻糖尿病慢性并发症。

1. 用药指导 常用用口服降糖药物有磺酰脲类、格列奈类胰岛素促泌剂、双胍类、α-葡萄糖苷酶抑制剂、噻唑烷二酮类。患者可根据病情选用一种或两种药物联合治疗。护士应指导患者掌握口服降糖药的应用方法和对不良反应的观察。对于使用胰岛素的患者，护士应向患者详细讲解胰岛素的名称、剂量、给药的方法和时间，掌握正确的注射方法、不良反应的观察和低血糖反应的处理。

2. 饮食指导 指导患者掌握并执行饮食治疗的具体要求和措施。给患者一份常用食物营养素含量表和替换表，让其学会自我调节饮食。

3. 运动指导 让患者了解运动治疗的重要性，掌握运动治疗的具体方法和注意事项。运动时随身携带病情卡片和甜食，以备急需。如果出现头晕、心悸等症状，应立即终止运动。

4. 自我监测的指导 指导患者学习监测血糖、血压、体重指数，了解糖尿病的控制目标。一般每2~3月复查糖化血红蛋白，以便了解疾病控制情况，及时调整用药剂量。每3~12个月门诊定期复查，每年全身检查1次，以便尽早防治慢性并发症。

5. 并发症预防指导 患者应注意个人卫生，养成良好的卫生习惯。规律生活作息习惯，戒烟戒酒，指导患者掌握糖尿病足的预防和护理知识。熟悉糖尿病酮症酸中毒及高渗性昏迷等并发症的诱因、主要临床表现及应急处理措施。

6. 糖尿病足高危患者的教育内容包括 指导患者每天检查和清洗足，洗后要擦干，特别是脚趾间，水温应不高于37℃，防止烫伤；买鞋前选好适合自己的鞋，鞋子要宽松；避免赤足行走或赤足穿鞋；穿鞋以前要看看鞋内是否有异物；应穿柔软舒适的鞋子和袜子；不应用化学物质或药膏来除去角化组织；每天检查鞋的里面是否平整并换袜子；如果视力不好，不要自己剪趾甲，要平直地修趾甲；对干燥的皮肤应用护肤软膏，但避免涂在趾间；定期让医务人员检查双足；一旦出现水疱、割破、疼痛、甲癣、鸡眼等状况，应立即入院求治。

7. 心理指导 向患者及家属讲解饮食控制是治疗措施最基本的措施之一，向患者及家属说明积极的生活态度对疾病康复的重要性，通过介绍疾病相关知识，使患者及家属坚持积极配合治疗，树立战胜疾病的信心。

（沈倩 陈艳玲）

第七章　其他疾病的康复护理

第一节 >> 恶性肿瘤的康复护理

一、概述

在医学上，癌症（cancer）是指起源于上皮组织的恶性肿瘤，是恶性肿瘤中最常见的一类。相对应的，起源于间叶组织的恶性肿瘤统称为肉瘤。有少数恶性肿瘤不按上述原则命名，如肾母细胞瘤、恶性畸胎瘤等。一般人们所说的"癌症"习惯上泛指所有恶性肿瘤。癌症具有细胞分化和增殖异常、生长失去控制、浸润性和转移性等生物学特征，其发生是一个多因子、多步骤的复杂过程，分为致癌、促癌、演进三个过程，与吸烟、感染、职业暴露、环境污染、不合理膳食、遗传因素密切相关。癌症是目前严重影响人类生命和生存质量的难治性疾病，其特点是致残率高，病死率高。

国际抗癌联盟认为，1/3的癌症是可以预防的，1/3的癌症如能早期诊断是可以治愈的，1/3的癌症可以减轻痛苦，延长生命。据此提出了恶性肿瘤的三级预防概念：

一级预防是消除或减少可能致癌的因素，防止癌症的发生。

二级预防是指癌症一旦发生，在早期阶段发现并予以及时治疗。

三级预防是治疗后的康复，防止病情恶化，提高生存质量，减轻痛苦，延长生命。

由于早期诊断和治疗方法的改善，癌症患者的生存期越来越长，对生存质量的要求也不断增强，因此就需要癌症康复的介入。癌症康复（cancer rehabilitation）是指调动医、患两方面的积极性，并采取综合的治疗方法，调整患者心理状态，改善生理功能，提高生存率，延长生存期，改善生活质量，促使癌症患者最大限度的功能恢复。癌症患者的康复，必须重视各种方法的综合运用和康复护理。

二、主要功能障碍

（一）疼痛

疼痛是癌症患者最常见的症状，也是严重影响患者生存质量的主要因素。疼痛是癌症患者面临的主要痛苦之一，据世界卫生组织统计，在早期癌症患者中有25%~30%的患者伴有不同程度的疼痛，在晚期癌症患者中发生率更高，可达70%~80%。全世界每天有300万~500万人遭受着癌痛的折磨，严重影响患者的治疗和生活质量。国内调查表明，我国现有癌症患者200万人以上，伴有不同疼痛程度者占51%～61.6%，癌痛原因包括：

1. 癌症浸润所致的疼痛　是最主要常见原因，当癌细胞直接浸润、压迫、转移至骨、神经、内脏器官、皮肤和软组织时，可引起严重的疼痛，致使患者生活质量急剧下降，十分痛苦。

2. 抗癌治疗所致的疼痛　手术、放疗及化疗等抗癌治疗，可损伤神经等组织导致患者出现疼痛；手术后切口疼痛，术后引流不畅、切口感染等引起的疼痛。

3. 与癌症病变相关的疼痛　长期卧床造成的压力性损伤、便秘、肌肉痉挛等都可能引起疼痛。

4. 心理痛　患者对癌症的恐惧以及焦虑、过分沮丧和紧张所致的疼痛。

（二）躯体功能障碍

1. 癌症本身引起的功能障碍

（1）原发性损伤：骨关节肿瘤破坏骨关节所致的肢体活动障碍。

（2）继发性损伤：癌症对本体的消耗引起的营养不良、贫血，长期卧床引起的肌力减退、肌肉萎缩、关节纤维性痉挛、下肢静脉血栓形成等。

2. 肿瘤治疗所致的功能障碍

（1）放、化疗损伤：如造血功能抑制，鼻咽癌放疗后腮腺唾液分泌减少，下颌关节活动功能障碍，多发性神经病变等。

（2）手术损伤：如乳腺癌术后所致关节功能障碍和上肢淋巴水肿，肺癌肺叶切除术后所致的呼吸功能障碍，喉癌全喉切除术后所致的发声丧失、言语交流能力障碍。

（三）心理障碍

癌症患者自癌症疑诊到确诊再到治疗，可能会出现一系列的心理变化：

震惊否认期（shock and deny stage）：多数患者在知道病情后，眼神呆滞，不言不语，知觉淡漠甚至晕厥，继之极力否认，拒绝接受，这一时期的典型表现为坐立不安、心神不宁，企图逃离现实。他们怀疑诊断的可能性，四处辗转求医，甚至是偏方。此系患者多疾病应激产生的保护性心理反应，虽可缓解其恐惧和焦虑的程度，但易延误患者治疗。

愤怒期（anger stage）：当患者接受疾病现实后，随之产生恐惧哭泣，继而愤怒、烦躁、不满，常迁怒于家属和医务人员，甚至百般挑剔、无理取闹，甚至出现冲动性行为，这种愤怒是人面对死亡威胁时出现的一种发泄性心理反应，虽属于适应性心理反应，但若长期存在，必将导致其心理异常。

磋商期（bargaining stage）：磋商期又称为讨价还价期，患者常心存幻想，遍访名医、寻求偏方，祈求生命的延长。这一时期持续时间一般较短，而且不如前两个阶段明显。这一时期的心理反应实际上是一种延缓死亡的期望，是一种自然的心理发展过程。此时，幻想虽可产生负面影响，但在某种程度上可支持患者，使其重新树立与疾病抗争的信念。

抑郁期（depression stage）当治疗效果不理想、病情恶化、肿瘤复发、疼痛难忍时是，患者往往感到绝望无助，对治疗失去信心。表现为对周围的事物淡漠、语言减少、反应迟钝、悲伤抑郁、黯然泣下、喜欢独处。此时期持续时间较长，需要注意有些患者会出现轻生的念头。

接受期（acceptance stage）患者经历激烈的内心挣扎，接受事实，心境变得平和，不再自暴自弃，并能积极配合治疗和护理。

此外，当病情恶化，放疗后出现严重不良反应或发生截肢、无喉、毁容等严重残疾时，患者的心理可能随之发生明显波动和恶化，这些异常心理状态使患者不能积极配合临床治疗及康复，甚至是绝望、自杀。

三、康复护理评定

疼痛的评定方法包括数字评分法、视觉模拟评分法、主诉疼痛程度分级法、面部表情疼痛评估法，详见第二章第七节及附表第八节。

四、康复护理原则与目标

（一）康复护理原则

1. **提高患者的舒适度** 尽可能地减轻患者的疼痛和其他不适感，有助于减轻不良心理反应、提高患者对疾病及各种治疗措施的耐受能力。

2. **减轻或代偿患者的功能障碍** 及早采取综合性的康复护理措施，减少功能障碍对患者及家庭的影响，代偿患者已丧失的功能，帮助患者最大限度地恢复生活自理与劳动能力，早日回归家庭及社会。

3. **重视心理康复** 及早进行心理干预，减轻患者的焦虑、恐惧等不良心理反应，保持乐观态度增强战胜疾病的信心，积极配合治疗，有利于疾病的康复。

（二）康复护理目标

1. **短期目标** 减轻患者及其家属的焦虑、恐惧、抑郁等不良心理反应，减轻疼痛，增加患者的舒适感，预防和减轻由于疾病、治疗导致的各种并发症和功能障碍，让患者及家属了解有关检查、治疗、康复方面的知识；家属能够掌握基本的照顾技术。

2. **长期目标** 患者及家属保持乐观的态度，患者未出现相关并发症，功能障碍得到减轻或代偿，患者能够定期复诊，并主动配合康复治疗；提高患者日常生活活动能力，能够最大限度地回归家庭社会。

五、康复护理措施

（一）疼痛护理

1. 药物止痛　早在20世纪80年代，WHO就提出了三级阶梯止痛疗法，使癌症患者的疼痛得到有效的缓解。1993年5月14日我国卫生部发布《癌症三级阶梯止痛疗法指导原则》。包括以下五个基本原则：首选无创（口服、透皮等）给药，按阶梯用药，按时用药，个体化给药，注意具体细节。

（1）首选无创途径给药：包括口服给药和其他无创性途径给药，口服给药的优点是无创、方便、安全、经济。其他无创性途径给药方式包括透皮帖剂、直肠栓剂、经口鼻黏膜给药等。

（2）按阶梯用药：是指按疼痛强度选择相应的药物。A.轻度疼痛：首选非甾体类抗炎药（NSAIDs）（以阿司匹林为代表、第一阶梯）；B.中度疼痛：首选弱阿片类药物（以可待因为代表、第二阶梯）±NSAIDs±辅助药物；C.重度疼痛：首选强阿片类药物（以吗啡为代表、第三阶梯）±NSAIDs±辅助药物。

（3）按时用药：是指根据时间药理学原理，维持平稳有效的血药浓度，有利于持续有效地镇痛，减少药物的不良反应。

（4）个体化给药：由于癌痛个体对麻醉止痛药的剂量、疗效、不良反应差异明显，故要个体化选择药物，个体化制订药物剂量。

（5）注意具体细节：强调癌痛治疗前应花一些时间（15分钟）对患者及家属进行癌痛治疗知识的宣教，内容包括：有癌痛应及时止痛，阿片类药用于癌痛不会"成瘾"，如何进行疼痛程度评估、止痛药物的作用与不良反应，如何提高用药依从性等；其目的主要是监测用药效果及不良反应，及时调整药物剂量，提高止痛治疗效果，减少不良反应发生。

2. 其他措施　指导患者采取放松体位以缓解疼痛；转移患者注意力，如读书、听音乐等；保持周围环境安静、整洁，减少患者因环境刺激而加重疼痛；指导患者重复休息，协助患者满足生活需要。

（二）术后功能康复

1.肺癌术后康复护理

（1）术后生活指导：术后保持室内环境清静、空气清新湿润，指导患者戒烟戒酒、不吃刺激性食物，防止呼吸道感染。

（2）术后体位指导：肺叶切除术后，指导患者采取患者采取术侧卧位，以免限制健侧肺呼吸；全肺切除术后两周内只可平卧位，以免纵隔移位引起休克，同时注意皮肤护理，以免引起压力性损伤。协助患者取半坐卧位，抬高床头30°～45°，以免腹腔脏器上移妨碍横膈活动，压迫肺脏。

（3）活动指导：指导患者早期床上和下床活动，术后当晚即可进行床上被动活动；术后第一天，鼓励患者进行床上主动活动，尤其是下肢主动活动，可有效预防血栓形成；术后第二天即可协助患者进行下床活动，可每间隔2～4小时在室内行走3～5分钟，依个人体质而异；术后第三天可指导患者进行术侧手臂活动，协助、督促患者用术侧手梳头、端水杯、拿勺子，指导患者术侧手越过头顶，触摸对侧耳朵，每日3～4次，防止发生肌肉粘连。

（4）呼吸功能锻炼：肺癌术后，指导患者积极进行呼吸康复锻炼，可有效防止肺不张及呼吸系统感染。①有效咳嗽：患者苏醒后就应该指导患者进行有效咳嗽，护士从前后比夹住手术侧胸壁，注意保护伤口，指导患者做深呼吸，屏气片刻后，张口，腹肌用力，做爆破性的咳嗽2～3声，这样高速气流可使分泌物移动并排除。②体位引流：当患者存在胸腔积液时，易于形成肋膈角粘连，在患者体质允许的情况下，协助患者采取术侧在上的侧卧位、术侧在上的半仰卧位或术侧在上的半俯卧位，并尽量保持该体位20分钟，使积液向肺尖移动，若患者存在大量痰液而不能排出时，采取体位的同时配合叩击和震颤手法，促进分泌物排出。③腹式呼吸、缩唇呼吸：患者麻醉清醒后，指导每隔2小时左右进行深呼吸15次，直到48～72小时胸腔引流管拔除为止，根据患者情况指导腹式呼吸及缩唇呼吸。

（5）吸入疗法：将祛痰药、支气管扩张剂、抗生素、糖皮质激素等药物进行气道雾化吸入，以起到稀释痰液、解痉、抗炎的目的。

2. 乳腺癌术后上肢水肿的康复护理 外科手术为乳腺癌的主要治疗手段，根据患者病情不同，可选定不同的手术方案。乳腺癌根治术后，尤其是结合腋窝淋巴结放疗后最容易引起淋巴水肿，加之长时间肢体下垂，过度承重等影响静脉和淋巴回流造成淋巴水肿，因此预防淋巴水肿是乳腺癌术后康复的重要内容。

（1）保持功能位：术后置术侧肩于功能位，并在肘部垫一软枕，使其高过肩部，可减轻肿胀感，术后加压包扎的患者应注意观察患侧肢体远端的血运情况，及时调整绷带松紧度。

（2）被动运动：术后1～2天可进行小幅度的肩关节被动运动，刚开始外展和前屈不得超过40°，术后第4天起肩关节活动每天增加10°～15°，但不能超过患者的耐受度，肩外展在切口引流条未撤除前应限制在45°以内，撤除引流条后可逐步增加活动度。

（3）主动活动：术后即可进行指、腕关节活动，进行握拳、松手的反复练习，术后1～2天即可进行前臂肘关节屈伸运动，每次10遍，每天4～6次；切口引流条拆除后逐步练习术侧上肢的日常生活活动；术后1~2周，拆线后可逐渐增加活动范围，做上肢钟摆样运动、耸肩、旋肩运动、深呼吸运动、双上臂上举运动、手指爬墙运动，并可适当进行抗阻运动和器械运动，每次2~3遍，每日2~3次，需坚持0.5~1年。

（4）保护患肢：避免在患侧肢体进行测量血压、注射及抽血，避免割伤、抓伤、灼烧及蚊虫叮咬，避免使用刺激性的清洁剂，以免引起患肢肢体循环受损及感染；尽量避免使用患侧肢体劳动，更不能长时间提取重物或下甩患肢。

（5）物理疗法：术后6小时可以进行由远端至近端按摩，也可采用气压泵辅助治疗。

（6）康复教育：定期体格检查，发现乳房肿块及时就诊，建议高维生素、高纤维素、低脂肪的饮食结构。术后尽早进行患侧上肢恢复锻炼，预防上肢水肿的发生。保护患侧上肢免受损伤。

3. 喉癌根治术后康复护理 喉癌根治术需全喉切除，做气管造口，由造口处进行呼吸。术后上呼吸道的通气途径改变，可引起患者术后失声，失去言语交流能力；根治性颈清扫术中可能切断胸锁乳突肌和副神经，术后出现肩下垂，肩活动功能障碍，所以需要进行康复。

（1）气管造口康复护理

1）环境：保持环境清洁，空气清新湿润，无烟尘；使用气管插管时定时清除插管内分泌物，保持管内清洁通畅；拔除插管后，造口前方覆盖双侧清洁湿润纱布，保护造口。

2）饮食：避免辛辣刺激性的食物，忌烟酒。

（2）言语功能康复

1）非语言交流：术后初期可以用文字、图画、手势、表情肢体语言等非语言方式进行沟通交流。

2）食管语言：喉切除患者最常用的言语康复是食管言语，食管言语的基本原理是利用食管存储一定量的气体，借助胸腔内压力，将气体从食管内排出，冲击食管上端或咽部黏膜而发声，一般经过3~4周的训练即可达到比较满意的效果。食管音的清晰度较好，但基音低，音量较小，有时因大量气体进入食管和胃，容易引起胃胀痛、呃逆。

3）电子人工喉：适用于食管言语训练不成功的患者。人工喉是使膈部气体通过发声装置而发声，再经构音器官加工成语言。

4）喉再造术：近年有研究以患者自身的软骨、肌肉进行喉再造术，重建发声、呼吸、吞咽功能。

（3）肩部功能训练：可进行局部低中频电疗，按摩、被动运动、抗阻训练；必要时可进行吊带牵拉或矫形手术。

（4）形体康复：术后患者不宜穿无领或高领衣服，可穿低领衣服适当掩盖颈前造口，肩下垂者可穿垫肩衣服。

（5）康复教育：避免说话过多，产生疲劳，可采用其他的交流方式，使喉得到休息。劳逸结合，避免刺激性食物，禁烟酒。禁止游泳，防止窒息。预防感冒等呼吸系统疾病的发生。合理饮食，进食稠状食物，防止误咽。多吃新鲜水果蔬菜，预防便秘。

此外，鼓励患者尽早离床活动，以促进身体各部分功能的恢复。在术后恢复良好的情况下可进行户外运动，如散步、快走、气功、太极拳等。

（三）心理康复

癌症给予患者带来沉重的打击，对患者造成心理重创。心理康复应从患者得知诊断那一刻就着手进行，并贯穿抗癌治疗的始终。

1. 早期患者　帮助患者认识、接受、正确对待癌症，平复其情绪。实施治疗前，耐心解释手术和放、化疗的适应证，对身体的不良反应，怎样配合治疗等。让经过治疗的病友分享治疗经验，患者之间的交流更容易达到良好的效果，从而使患者接受治疗并予合作。护士时刻关注患者心理动态，针对不同心理问题，在临床治疗中融入心理治疗的元素，以增强治疗效果，改善机体功能。

2. 中期治疗　制订一个循序渐进的个体化的功能恢复计划，如散步、保健操、气功及文体活动等。可借鉴癌症康复实例，帮助患者重拾抗癌信心，介绍并鼓励其参与"病友会""俱乐部"等组织，完成全面心理康复。

3. 晚期患者　2002年WHO对姑息护理给出了明确定义：是针对所患疾病不能根治、进行性恶化或生存期较短的患者给予的积极整体护理。控制疼痛和其他非疼痛症状，给予积极的心理、社会、和精神支持。近些年来，研究者又提出了安宁疗护的概念。晚期癌症患者经历了多种治疗、病痛的折磨，身心已疲惫，他们不再关心自己的疾病还能否治愈，而是在剩下的有限生命中还要承受怎样的痛苦。在临终期，护士要最大限度地减轻患者痛苦、提高生存质量，让患者在生命的最后阶段感受到舒适和温暖，达到晚期癌症心理康复目标。

六、健康教育

1. 心理指导　负面情绪对机体的免疫系统有抑制作用，会促进肿瘤的发生和发展，指导患者保持乐观心情，勇敢面对现实，并避免不必要的情绪刺激。

2. 饮食指导　合理营养配餐，术后、化疗、放疗及康复期患者均应均衡饮食，进食宜清淡、少油腻，摄入高热量、高蛋白食物，注意少食多餐，指导患者多食新鲜水果蔬菜富含粗纤维的食物，多饮水以预防便秘。

3. 生活习惯指导　指导患者戒烟、限酒，合理安排日常生活，注意劳逸结合，养成良好作息习惯。注意个人卫生，保持皮肤、口腔、黏膜清洁，禁止使用碱性肥皂，使用软毛牙刷，穿棉质衣服，避免抓挠。避免到公共场所，预防交叉感染。有脱发现象时，指导男性患者剃掉头发，女性患者可以佩戴假发。

4. 功能锻炼指导　在病情允许的情况下，早期开展康复锻炼，以恢复肢体功能，康复训练遵循循序渐进，持之以恒的原则。

5. 用药指导　遵医嘱按时、按量、正确的服用药物，并有针对性地进行用药安全指导。

6. 继续治疗指导　鼓励患者积极配合治疗，有针对性的提供化疗，放疗等方面的信息资料，提高患者对各种治疗的识别和自我照护，促使患者接受各项后续治疗。

7. 复诊指导　定期复查，癌症患者应终身随访，在手术治疗后最初3年内至少3个月随访一次，继之每半年复查一次，5年后每年复查一次。

（沈倩　高慧）

第二节 》骨质疏松症的康复护理

一、概述

骨质疏松症，是由多种原因引起的一组骨病，正常骨组织有正常的钙化，钙盐与基质呈正常比例。以单位体积内骨组织量减少为特点的代谢性骨病变。骨质疏松症可发生于不同性别和任何年龄，但多见于绝经后女性和老年男性。以骨骼疼痛、易于骨折为特征。可分为三大类。

（一）原发性骨质疏松症

它是随着年龄增大逐渐发生的一种骨的退行性改变，又分为：1. 绝经后骨质疏松症（Ⅰ型），主要发生在妇女绝经后5~10年内，主要与绝经后雌激素不足有关。2. 老年性骨质疏松症（Ⅱ型），指70岁后的老人发生的骨质疏松症，与人体衰老有关。

（二）继发性骨质疏松症

是指由某些疾病或药物及其他明确病因导致的骨质疏松症。

（三）特发性骨质疏松症

主要见于8~14岁青少年，妊娠期和哺乳期妇女。

二、主要功能障碍

（一）疼痛

原发性骨质疏松症最常见的症状，以腰背痛多见，占疼痛患者中的70%～80%。疼痛沿脊柱向两侧扩散，仰卧或坐位时疼痛减轻，直立后伸时或久立、久坐时疼痛加剧，弯腰、咳嗽、大便用力时加重。一般骨量丢失12%以上时即可出现骨痛。老年骨质疏松症时，椎体压缩变形，脊柱前屈，肌肉疲劳甚至痉挛，产生疼痛。

（二）脊柱变形

多在疼痛后出现。脊椎椎体前部负重量大，尤其第11、12胸椎及第3腰椎，负荷量更大，容易压缩变形，使脊柱前倾，形成驼背，随着年龄增长，骨质疏松加重，驼背曲度加大。老年人骨质疏松时椎体压缩，每节椎体缩短2mm左右，身长平均缩短3～6cm。

（三）骨折

是骨质疏松症最常见和最严重的并发症。脆性骨折指轻伤或日常活动后发生的骨折。发生脆性骨折的常见骨或部位为肋骨、腰椎、髋部、桡、尺骨远端和肱骨的近端。脊椎压缩性骨折多见于绝经后骨质疏松症患者；髋部骨折以老年性骨质疏松症患者多见，通常与摔倒或挤压后发生。

（四）呼吸功能下降

胸、腰椎压缩性骨折，脊柱后凸，胸廓畸形，可使肺活量和最大换气量显著减少，患者往往可出现胸闷、气短、呼吸困难等症状，易并发肺部感染。

三、康复护理评定

1.实验室检查

（1）血钙、磷和碱性磷酸酶：在原发性骨质疏松症中，血清钙、磷以及碱性磷酸酶水平通常是正常的，骨折后数月碱性磷酸酶水平可增高。

（2）血甲状旁腺激素：应检查甲状旁腺功能以鉴别继发性骨质疏松症。原发性骨质疏松症者血甲状旁腺激素水平可正常或升高。

（3）骨更新的标记物：骨质疏松症患者部分血清血生化指标可以反映骨转换（包括骨形成和骨吸收）状态，这些生化测量指标包括：骨特异的碱性磷酸酶（反应骨形成）、抗酒石酸酸性磷酸酶（反应骨吸收）、骨钙素（反应骨形成）、Ⅰ型胶原肽（反应骨形成）、尿吡啶啉和脱氧吡啶啉（反应骨吸收）、Ⅰ型胶原的N-C-末端交联肽（反应骨吸收）。

（4）晨尿钙/肌酐比值：正常比值为0.13±0.01，尿钙排量过多则比值增高，提示有骨吸收率增加可能。

2. 辅助检查

（1）骨影像学检查和骨密度（bone mineral density，BMD）：①摄取病变部位的X线片：X线可以发现骨折以及其他病变，如骨关节炎、椎间盘疾病以及脊椎前移。骨质减少（低BMD）摄片时可见骨透亮度增加，骨小梁减少及其间隙增宽，横行骨小梁消失，骨结构模糊，但通常需在骨量下降30%以上才能观察到。大体上可见椎体双凹变形，椎体前缘塌陷呈楔形变，亦称压缩性骨折，常见于第11、12胸椎和第1、2腰椎。②BMD检测：骨密度检测是骨折的预测指标。测量何部位的BMD，可以用来评估总体的骨折发生危险度；测量特定部位的BMD可以预测局部的骨折发生的危险性。

根据美国最新的国家骨质疏松症基金会制订的治疗指南规定，以下人群需进行骨密度的检测：65以上的绝经后妇女，尽管采取了各种预防措施，这类人群仍有发生骨质疏松的危险，如有骨质疏松症存在则应该进行相应的治疗；存在1个或1个以上危险因素、小于65岁的绝经后妇女；伴有脆性骨折的绝经后妇女；需根据BMD测定值来决定治疗的妇女；长期激素代替疗法的妇女；轻微创伤后出现骨折的男性；X线显示骨质减少的人群以及存在可导致骨质疏松症的其他疾病的患者。

WHO建议根据BMD值对骨质疏松症进行分级，规定正常健康成年人的BMD值加减1个标准差（SD）为正常值，较正常值降低（1~2.5）SD为骨质减少；降低2.5SD以上为骨质疏松症；降低2.5SD以上并伴有脆性骨折为严重的骨质疏松症。

四、康复护理原则与目标

（一）康复护理原则

1. 做好疾病的预防工作，骨质疏松症给患者生活带来极大不便和痛苦，治疗收效很慢，一旦骨折又可危及生命，因此，要特别强调落实三级预防。

（1）一级预防

从儿童、青少年做起，如注意合理膳食营养，多食用含钙、磷高的食品，如鱼、虾、牛奶、乳制品、骨头汤、鸡蛋、豆类、杂粮、绿叶蔬菜等。坚持科学的生活方式，如坚持体育锻炼，多接受日光浴，不吸烟、不饮酒、少喝咖啡、浓茶及含碳酸饮料，少吃糖及食盐，动物蛋白也不宜过多，晚婚、少育，哺乳期不宜过长。尽可能保存体内钙质，丰富钙库，将骨峰值提高到最大值是预防生命后期骨质疏松症的最佳措施。对有遗传基因的高危人群，重点随访，早期防治。

（2）二级预防

人到中年，尤其妇女绝经后，骨丢失量加速进行。此时应每年进行一次BMD检查，对快速骨量减少的人群，应及早采取防治对策。近年来欧美各国多数学者主张在妇女绝经后3年内即开始长期雌激素替代治疗，同时坚持长期预防性补钙，以安全、有效地预防骨质疏松症。

（3）三级预防

对退行性骨质疏松症患者应积极进行抑制骨吸收，促进骨形成（活性VitD）的药物治疗，还应加强防摔、防颠等措施。对中老年骨折患者应积极手术，实行坚强内固定，早期活动，给予理疗、心理治疗，补钙、遏制骨丢失，提高免疫功能及整体素质等综合治疗。

2. 积极对症处理临床症状，疼痛、骨折、驼背是骨质疏松症最常见的临床症状和体征，可应用止疼药，理疗等缓解疼痛，采用矫形器具来矫正脊柱后凸和侧凸。

3. 降低骨折的发生率，骨折是骨质疏松症最严重的并发症，降低骨折的发生率是康复护理的最重要和最终目的。

（二）康复护理目标

1. 短期目标　防止骨折，减少并发症，降低病死率。

2. 长期目标　提高疾病的康复水平，改善生存质量。

五、康复护理措施

有效的措施有以下几种。

（一）运动治疗

1989年WHO明确提出防治骨质疏松症的三大原则：补钙、运动疗法和饮食治疗。运动是防治骨质疏松最有效和最基本的方法。可促进钙的吸收，减少骨的丢失，室外活动更能通过增加维生素D而促进钙的吸收；促进性激素分泌，使骨的蛋白合成，骨基质总量增加，促进骨的生长发育；增加骨皮质血流量和促进骨形成；还能通过提高肌力改善BMD。同时也要注意量力而行，循序渐进，持之以恒。

1. 增加肌力练习　握力锻炼或上肢外展等等长收缩练习，用于防治肱骨、桡骨的骨质疏松；下肢后伸等长运动，用于防治股骨近端的骨质疏松；每次10分钟，每天1~2次。防治胸腰椎的骨质疏松，可采用躯干伸肌等长运动训练，即在站位或俯卧位下进行躯干伸肌群、臀大肌与腰部伸肌群的肌力训练，每次10~30分钟，每周3次。

2. 有氧运动　以慢跑和步行为主要方法，每日慢跑或步行2000~5000米，防止下肢及脊柱骨质疏松。

（二）药物治疗

有效的药物治疗能预防骨质疏松症，包括雌激素代替疗法、降钙素、选择性雌激素受体调节剂以及二磷酸盐，这些药物可以阻止骨吸收但对骨形成的作用特别小。用于治疗和阻止骨质疏松症发展的药物分为两大类，第一类为抑制骨吸收药，包括钙剂、维生素D及活性维生素D、降钙素、二磷酸盐、雌激素以及异黄酮；第二类为促进骨性成药，包括氟化物、合成类固醇、甲状旁腺激素以及异黄酮。

（1）激素代替疗法：激素代替疗法被认为是治疗绝经后妇女骨质疏松症的最佳选择，也是最有效的治疗方法。存在的问题是激素代替疗法可能带来其他系统的不良反应。激素代替疗法避免用于患有乳腺疾病的患者，以及不能耐受其副作用者。①雌二醇：建议绝经后即开始服用，在耐受的情况下终身服用。周期服用，即连用3周，停用1周。过敏、乳腺癌、血栓性静脉炎及诊断不清的阴道出血者禁用。另有炔雌醇和炔诺酮属于孕激素，用来缓解中到重度的与绝经期有关的血管舒缩症状。②雄激素：研究表明对于性激素严重缺乏所致的骨质疏松症男性患者，给予睾酮替代治疗能增加脊柱的BMD，但对髋骨似乎无效，因此雄激素可视为一种抗骨吸收药。③睾酮：肌内注射，每2～4周1次，可用于治疗性腺功能减退的BMD下降患者。肾功能受损以及老年患者慎用睾酮，以免增加前列腺增生的危险；睾酮可以增加亚临床的前列腺癌的生长，故用药需监测前列腺特异抗原（PSA）；还需监测肝功能、血常规以及胆固醇；如出现水肿以及黄疸应停药。用药期间应保证钙和维生素D的供应。另有外用睾酮可供选择。

（2）选择性雌激素受体调节剂（selective estrogen receptor modulator，SERM）：该类药物在某些器官具有弱的雌激素样作用，而在另一些器官可起雌激素的拮抗作用。SERM能防止骨质疏松、还能减少心血管疾病、乳腺癌和子宫内膜癌的发生率。这类药物有雷洛昔芬，它是雌激素的激动药，能抑制骨吸收、增加脊柱和髋部的BMD，能使椎体骨折的危险性下降40%～50%，但疗效较雌激素差。绝经前妇女禁用。

（3）二磷酸盐类：二磷酸盐类是骨骼中与羟基磷灰石相结合的焦磷酸盐的人工合成类似物，能特异性抑制破骨细胞介导的骨吸收并增加BMD，具体机制仍未完全清楚，考虑与调节破骨细胞的功能以及活性有关。禁用于孕妇以及计划怀孕的妇女。第一代命名为羟乙基膦酸钠称依替膦酸钠，治疗剂量有抑制骨矿化的作用，因此主张间歇性、周期性给药，每周期开始时连续服用羟乙基膦酸钠2周，停用10周，每12周为一个周期。服用羟乙基膦酸钠需同时服用钙剂。

近年来不断有新一代的磷酸盐应用于临床，如氨基二磷酸盐、利塞膦酸、氯膦酸（氯甲二磷酸盐）以及帕米膦酸钠等，抑制骨吸收的作用特强，治疗剂量下并不影响骨矿化。阿仑膦酸钠证实能减轻骨吸收，降低脊柱、髋骨以及腕部骨折发生率达50%，在绝经前使用可以阻止糖皮质激素相关的骨质疏松症的出现。

（4）降钙素：降钙素为一种肽类激素，可以快速抑制破骨细胞活性，缓慢作用可以减少破骨细胞的数量，具有止痛、增加活动功能和改善钙平衡的作用，适用于二磷酸盐和雌激素有禁忌证或不能耐受的患者。国内常用的制剂有降钙素和依降钙素。降钙素有肠道外给药和鼻内给药2种方式，胃肠外给药的作用时间可持续达20个月。

（5）维生素D和钙：维生素D及其代谢产物可以促进小肠钙的吸收和骨的矿化，活性维生素D可以促进骨形成，增加骨钙素的生成和碱性磷酸酶的活性。服用活性维生素D较单纯服用钙剂更能降低骨质疏松症患者椎体和椎体外骨折的发生率。另有维生素D和钙的联合制剂可供选择，治疗效果比较可靠。

（6）氟化物：氟化物是骨形成的有效刺激物，可以增加椎体和髋部BMD，降低椎体骨折发生率。每天小剂量氟，即能有效地刺激骨形成且副作用小。

对于接受治疗的骨质减少和骨质疏松症的患者，建议每1～2年复查BMD一次。如检测骨的更新指标很高，药物应减量。为长期预防骨量丢失，建议妇女在绝经后即开始雌激素替代治疗，至少维持5年，以10～15年为佳。如患者确诊疾病已知会导致骨质疏松，或使用明确会导致骨质疏松的药物，建议同时给予钙、维生素D以及二磷酸盐治疗。

（三）饮食调整

良好的营养对于预防骨质疏松症具有重要意义，包括足量的钙、维生素D、维生素C以及蛋白质。从儿童时期起，日常饮食应有足够的钙摄入，钙影响骨峰值的获得。欧美学者们主张钙摄入量成人为800～1000mg，绝经后妇女每天1000～1500mg，65岁以后男性以及其他具有骨质疏松症危险因素的患者，推荐钙的摄入量为1500mg/天。维生素D的摄入量为400～800IU/天。含蛋白质及钙丰富的食物，如牛奶、鱼、豆制品；水果以橙、柑、西柚、奇异果为佳，因其含丰富维生素C，有助骨骼健康；减少钠盐摄入及少吃腌制食物，如榨菜、腊味食品、罐头食品等，以减少钙质流失。

（四）正确姿势

指导骨质疏松患者有意识的维持良好的姿势，如卧位时使用硬床垫和较低的枕头，尽量使背部肌肉保持挺直。站立时，肩膀要向后伸展，挺直腰部并收腹。坐位时椅高及膝，双足自然着地，挺腰收颈。读书或工作时不向前弯腰，尽可能的避免持重物走路。

（五）物理治疗

1. **日光浴**　太阳中含有大量的中长波紫外线，其穿透深度为0.1～1mm，可以达到表皮深层，毛细血管，神经末梢和部分真皮毛细血管层。

2. **紫外线照射法**　紫外线照射治疗骨质疏松症是一种病因治疗，贵在长期坚持。

3. **理疗**　物理因子治疗对骨质疏松症引起的疼痛、麻木和骨折有一定的疗效。如中低频电疗法、磁疗、按摩疗法具有较好的消炎止痛效果；温热疗法、光疗法、超声波疗法、离子导入疗法及磁疗可促进骨折愈合。

（六）支具、矫形器

骨质疏松最常出现的问题是椎体压缩性骨折、脊柱畸形、股骨颈骨折、桡骨骨折和肱骨近端骨折，因此在康复过程中为患者制作合适的支具、矫形器和保护器是固定制动、减重助行、缓解疼痛、矫正畸形、预防骨折发生、配合治疗顺利进行的重要措施之一。

（七）继发骨折后康复护理

1. 脊柱压缩性骨折 静卧期见可进行床上维持和强化肌力训练，主要进行腰背肌、臀肌、腹肌的等长运动训练，3～4周后逐渐进行坐位、站立位的上述肌肉肌力和耐力训练。对骨质疏松患者脊柱骨折没有必要使用石膏固定，以免加重骨质疏松，可以坐起时暂时佩戴腰围支具。

2. 对于桡骨远端骨折的患者宜立即进行复位，石膏固定，然后即可进行肩部大幅度主动运动及屈肘伸握拳，拇指对指等练习，逐步增加用力程度，骨折愈合后即可进行腕屈伸和前臂旋转活动练习，1～2周后增加腕掌支撑练习。

3. 髋关节置换术后的康复护理 详见髋关节置换章节。

六、健康教育

1. 强调三级预防 给予健康宣教，提高患者及家属对三级预防重视。在日常生活中逐步做到三级预防。

2. 运动指导 运动可有效预防骨质疏松症，指导患者适宜的体力活动，并坚持锻炼。指导患者运动不要过量，以免发生骨折；采取各种措施预防跌倒。

3. 饮食指导 注意合理营养，应多食蛋白质及含钙丰富的食物，如牛奶、豆制品、蔬菜及水果。

4. 用药指导 钙是提高骨峰值和防治骨质疏松症的重要营养素，WHO指出钙剂是骨质疏松症的膳食补充剂，补钙是预防骨质疏松症的基本措施，钙摄入推荐量是800mg/天；指导患者遵医嘱服用钙剂的同时，还要指导患者限制影响骨代谢药物的应用。

5. 良好的生活习惯 避免嗜烟和酗酒；少喝咖啡和碳酸饮料；多进行户外活动，晒太阳可以促进维生素D的合成；注意保持正确姿势，以预防脊柱变形、压缩性骨折的发生。

6. 定期复查 在补充钙剂和维生素D时，要注意复查血钙和尿钙，以免产生高钙血症和高尿钙症，以致发生尿路结石；长期雌激素替代治疗者，应定期进行妇科及乳腺检查，以免子宫内膜癌及乳腺癌发生；二磷酸盐治疗期间注意服药方法，防止药物对上消化道损伤。

（武子斐　冉秀华）

第三节 》 老年康复护理

一、概述

世界卫生组织对老年人年龄划分有两个标准：发达国家将65岁以上的人都定义为老年人，而在发展中国家则将60岁以上人群成为老年人。老年人生理、心理特点：老人随着年龄的增长，机体各系统组织器官的生理功能衰退，导致机体调节功能下降，适应能力减退，抗病能力低下，易患各种老年人的常见病、多发病。其中威胁他们健康的主要内科病有心、脑血管病、慢支、肺气肿、糖尿病、癌症等，另外痴呆和抑郁等大大降低了老年人的生活质量。同时老年人工作了几十年，从不同的岗位退休，由于生活环境、社会地位、经济条件的变化，导致心理状态复杂。有些老人还经受丧偶的沉重打击，往往使他们产生低落悲观、恐惧、孤独、紧张、固执、任性等各种各样的心理状态。

在中国，人口迅速老龄化，平均年增长3%，老年人慢性病多，残疾率高，据有关统计，在65岁以上的老年人中有40%～50%的人有不同程度的功能障碍或活动受限，85岁以上者则高达80%。解决病伤而不残、残而不废，提高老年人的生活质量是目前康复医学的主要任务之一。康复护理是康复医学领域中的一部分，是采用除治疗手段外，日常生活活动密切相关的运动治疗、作业治疗的方法，帮助残疾者自理生活的护理方法。

二、主要功能障碍

（一）生理功能衰退

1. 感觉功能减退主要表现在皮肤、视觉、听觉、嗅觉、味觉与本体感觉的老化

（1）皮肤：主要表现在皮肤的触觉、痛觉、温度觉、免疫应答能力降低。通过检测发现老年人皮肤温度比成年人低0.5℃～1.0℃，对高温负荷也较差，皮肤触觉敏感性降低，阈值提高；对痛觉的敏感性也下降；免疫应答能力降低，对外界各种刺激的耐受力和伤口的愈合能力都下降，易出现皮肤损伤和压疮。

（2）视觉：主要表现在视力的减退、晶状体的调节能力下降、色觉减退和视野缩小，眼底血管硬化、视网膜变薄、眼睑下垂、泪腺分泌减少等。老年人易患青光眼、白内障、视网膜病等。

（3）听觉：随着增龄，老年人耳蜗和听神经变性，耳蜗内神经上皮、小血管萎缩；内耳骨质硬化、增生，妨碍声波的传导。老年人双耳听力阈值低，很少超过10dB，老年人易发生神经性耳聋。

（4）嗅觉：随着增龄，嗅觉黏膜逐渐萎缩、变性，嗅球神经元的数目逐渐减少。嗅觉功能减退。

（5）味觉：老年人由于舌黏膜上的舌乳头逐渐消失，味蕾明显减少，对酸、甜、苦、辣的敏感性降低，味觉迟钝。

（6）触觉、压觉、位置觉：随着衰老，触觉小体和压觉小体数目减少，触觉小体和表皮的连接也变得松懈，导致触觉、压觉敏感性下降。老年人因脊髓感觉根的有髓神经纤维减少30%，大脑的躯体感觉皮质变薄，伴神经细胞缺失，外周和中枢感觉通路的突触也呈衰老改变，故对躯体部分的认识能力下降，立体判断能力损害，引起位置觉的分辨力下降。

2. 心血管功能减退　主要表现为老年人的心脏储备能力下降，心脏对颈静脉窦的敏感度随增龄而增加，窦房结内的自律细胞减少，常使老年人心跳过慢，易出现期前收缩、心房颤动及传导功能的变化。由于增龄，老年人动脉硬化，易发生心肌梗死，由于自主神经功能稳定，调节血压和血容量的压力感受器的生理功能下降，容易发生体位性低血压。

3. 呼吸系统减退　老年人由于呼吸肌、膈肌以及韧带萎缩，肋软骨钙化，气管及支气管上皮和黏液腺的退行性变化，肺及气管弹性减弱，加之免疫功能降低，易发生肺部感染、肺气肿、阻塞性肺疾病。

4. 消化系统功能减退　随着增龄，老年人出现牙齿松动、脱落，口腔黏膜萎缩，唾液分泌减少，咀嚼功能降低，影响食物消化和吸收，易导致老年性营养不良。老年人的胃肠肌运动减弱，大肠肌张力降低，易导致老年性便秘。

5. 泌尿系统功能减退　随着增龄，老年人膀胱肌萎缩、容量逐渐减少、排尿时膀胱收缩能力减弱，残余尿量增多。膀胱括约肌萎缩、肌张力减低，老年人常出现尿急、尿频以及尿失禁等。老年人男性激素分泌减少，前列腺结缔组织增多，早期表现为尿频，尤其是夜尿增多。中期出现排尿困难，尿射程不远尿流逐渐变细。晚期出现尿潴留，排尿不能呈流而呈点滴状，每次排尿后膀胱内有残余尿。当尿潴留膀胱内的压力超过尿道括约肌的压力时，可出现失禁。

6. 神经系统功能减退　随着增龄，脑内神经细胞的数目减少，大脑萎缩程度逐渐加快，70岁以上的老年人神经元数目仅为青年人的60%～80%。脑内某些中枢神经递质减少，功能紊乱细胞内有脂褐素和淀粉样物质沉积。大脑皮质的综合分析能力下降，外周神经传导速度下降，感觉减退、触觉和温度觉阈值下降，反射延缓。大脑血流量及耗氧量随增龄逐渐减少，老年人出现记忆和认知功能的减退，反应迟钝，由于儿茶酚胺含量减少，老年入睡眼时间减少、睡眠质量欠佳，也可出现精神抑郁、动作缓慢等症状。

7. 内分泌功能减退　随着增龄，甲状腺和肾上腺功能降低。使摄取碘，分泌激素的功能减退，基础代谢率降低，机体的应激能力明显减弱。老年人常出现怕冷、皮肤干燥、心率减慢、倦怠等症状。胰岛功能减退，发生老年性糖尿病。老年人性腺功能减退，性激素分泌减少，常发生骨质疏松。

8. 退行性骨关节炎 多由于衰老、创伤、肥胖、代谢障碍和遗传等因素引起。80%的骨关节炎发生在55～65岁老年人。66岁以上老年人中几乎人人患有骨关节炎，只是症状轻重不同。最易发病的是远端关节、指间关节、髋关节、膝关节、颈椎及腰椎。疼痛是本病最常见的症状。

（二）心理功能降低

老年期的心理变化与生理功能的衰老过程密切相关，同时与生存条件、社会文化、生活方式、自我意识等多种因素相互影响。

1. 情绪、性格变化明显 随着机体的老化，老年人在社会、家庭中的角色的改变，疾病、经济等诸多因素使老年人出现不同的心理变化，主要表现在情绪、性格、意志、认知等方面。如有些老年人对机体的客观状态和环境变化不能很快适应，产生失落感、恐惧感等，出现明显的情绪变化，如沉默寡言、表情淡漠、急躁易怒等；在性格特征方面有些老年人会出现任性，自控能力降低，固执与偏执、爱发牢骚等。

2. 焦虑或抑郁 是一种很普遍的现象，几乎人人都有过焦虑的体验。但持久过度的焦虑则会严重影响个体的身心健康。焦虑包括指向未来的害怕不安和痛苦的内心体验，分急性焦虑和慢性焦虑两类。急性焦虑主要表现为急性惊恐发作。老年人发作时突然感到不明原因的惊慌、紧张不安、心烦意乱、坐卧不安、失眠或激动，常伴有潮热、大汗、口渴、心悸、气促、脉搏加快、血压升高等躯体症状。慢性焦虑表现为持续性精神紧张，经常提心吊胆，有不安的预感，容易激怒，易与他人发生冲突，注意力不集中，健忘等。抑郁和焦虑一样，持久过度的抑郁可严重损害老年人的身心健康，加速衰老，并可诱发高血压、冠心病等心脑血管疾病的发生。

（三）社会适应能力降低

老年人离开工作岗位后，家庭成了主要的活动场所。社交范围和社会活动减少会使老年人有一种失落感，萎靡不振，孤独寂寞，丧失自信。如体弱多病，行动不便时，上述消极感会加重。

三、康复护理评定

（一）躯体功能

日常生活活动能力是老年人自我照顾、从事每天必需的日常生活的能力，是老年人最基本的自理能力。如果日常生活能力下降或功能受限，将影响老年人基上生活需要。临床上多采用Barthel指数评定。

（二）心理健康状况

老年人的心理健康状况直接影响其身体健康和社会功能状态，正确评估其心理健康状况，对维护和促进老年人的身心健康、有的放矢地进行康复护理具有重要作用。老年人的心理健康状况常从情绪和情感、认知能力、压力与应对等方面进行评估。

1. 情绪与情感

情绪和情感直接反映人们的需求是否得到满足，是身心健康的重要标志。老年人的情绪纷繁复杂。焦虑和抑郁是最常见的情绪状态。常用访谈与观察心理测验，焦虑可视化标尺技术等方法进行评估心理测验如采用汉密尔顿焦虑量表（见附录1）。

2. 认知能力　认知是人们认识理解、判断、推理事物的过程，通过行为、请言表现出来，反映了个体的思维能力。认知功能对老年人是否能够独立生活以及生活的质量起着重要的影响作用。

3. 压力与应对能力　进入老年期后，退休、丧偶、亲朋好友去世、慢性疾病折磨、身体功能受限等，都可给老年人带来压力，如果应对不当，将给老年人的身心健康造成危害。护士应全面评估老年人压力的各个环节。及时了解有无压力源存在以及压力源的性质、强度、持续的时间，正确评价老年人的应对能力，帮助老年人适应环境变化，有效地减轻压力反应，促进身心健康。

（三）社会功能评估

社会功能是指个体作为社会成员发挥作用的大小程度。社会功能评估的目的是在一定的社会环境下，描述老年人的功能状态的特性。全面认识和衡量老年人的健康水平，除生理、心理功能外，社会功能状况与老年人的社会健康相关。进入老年期，即进入人生历程的最后一站。由于社会角色的改变，躯体疾病的影响，个体对衰老的认识程度，寡居及家庭再定位等，对老年人的社会功能也造成一定的损害。例如角色功能紊乱，社会适应不良等。社会健康评估应对老年人的社会健康状况和社会功能进行评定，具体包括角色功能、社会资源、社会适应等。

（四）生活质量综合评估

生活质量是一个带有个性的和易变的概念，老年人的生活质量不能单纯从躯体、心理、社会功能等方面获得，评估时最好以老年人的体验为基础进行评价。环境、社区、邻里、家庭、收入都决定着生活质量，但这些客观指标不能充分揭示老年人对生活是否满意，是否顺心。越来越多的人认为，主观感受应在生活质量评估中占相对较大比重。生活质量评估，既要评定受试者生活的客观状态，同时还要注意其主观评价。

四、康复护理原则与目标

1. 康复护理原则

老年期功能衰退是一个渐进性过程，所以要注重预防性康复护理，保持最佳功能状态。对老年期潜在的危险因素进行积极干预和功能促进，提高日常生活自理能力，保持稳定情绪，改变患者不良的生活方式进行心理和社会适应能力训练，推行健康老龄化和积极老龄化，提高生活质量。

2. 康复护理目标分为短期目标和长期目标

（1）短期目标：①促进和维护老年人的自尊、自信，增强自我照顾能力；②保持积极的功能状态，延缓躯体、心理和社会 化的进程；③创造良好的生活训练环境，稳定患者的情绪，促进患者身心的全面发展；④增强老年人的社会适应能力，促进积极老龄化。

（2）长期目标：提供适合老年人特点的综合康复护理，促进老年人保持最佳的功能状态，延缓老化进程，提高生活质量。

五、康复护理措施

（一）生理功能与慢性疾病的调整和改善

随着增龄和慢性疾病的影响，机体功能会发生退行性变化，要注意机体各项功能的调节和维持。对老年人进行相关肢体的功能护理及肌力训练，定要注意循序渐进，避免因不恰当的锻炼引起意外的发生。

1. 日常生活活动能力 鼓励老年人多参与家务劳动。尽量自己照顾自己，防止过早退化。当老年人自理能力下降时，家庭成员和护士有责任教会老人做自我护理，而不是替代。如洗漱、穿脱衣服、排泄大小便等。但对电源、煤气等容易发生意外的用具不能让老年人操作，防止发生危险。

2. 防治骨质疏松症 老年人常患有骨质疏松症，应多参加户外活动，增加日光照射时间；每日饮用1~2杯牛奶，口服适量的鱼肝油，或保证每日有1g钙的摄入，甚至是接受专业的骨质疏松用药。含钙多的食物有奶及奶制品、黄豆及豆腐、小鱼、虾米皮、骨头汤、海带等。

3. 保持和加强大脑功能 平时应注意大脑的保养，合理用脑，勤于用脑，重视智力的训练。多参加集体活动或社交活动，培养良好和乐观的情绪。注意营养供给合理，提供大脑工作的需要。适当补充健脑食物，如核桃、松子、芝麻、蜂王浆等。保证充足的睡眠。加强对患者的生活护理。对痴呆患者应防止意外损伤和外出迷失方向，外出时身上可带随身卡，记清家庭住址、电话、联系人姓名等。

4. 治疗老年人慢性疾病　对长期患有慢性病、功能障碍的老年人要早期治疗，因年龄越轻身体功能潜力越好，康复护理的效果就越好。同时要进行积极的功能训练及日常生活活动能力的训练，提高自理能力。

（二）心理功能的调整与改善

心理功能随增龄而发生变化，如随着脑细胞的老化、脑的萎缩，记忆能力，思维的敏捷性、操作的速度和注意力均下降。情绪、性格也发生很大变化。因此，要为老年人创造良好的活动、学习和生活环境，满足老年人的各种需要。

指导老年人保持良好的心态，学会自我疏导和自我放松，建立规律的活动与睡眠习惯，尽量避免使用可引起焦虑症状的药物，帮助老年人的子女学会谦让和尊重老年人，理解老年人的心理，鼓励和倾听老年人的内心宣泄，真正从身心上去关心体贴老年人。重度焦虑遵医嘱应用抗焦虑药物如地西泮、氯氮平进行治疗焦虑症，减轻抑郁症状，减少复发，提高生活质量。

（三）增加社会适应能力

合理安排老年人接触社会的机会，提高老年人的自我保健能力和健康水平。长期孤独的老人得不到心理的安慰和支持则可出现抑郁或压抑，对孤独老人劝其多与外界联系，同邻居和社区成员一起交谈，多参加娱乐活动，如参加园艺活动、书法绘西、毛衣编织、剪纸、泥塑等培训班。家庭成员多给予关心，每天抽出时间给老人，通过言语或非言语的沟通增进相互间的来近感，让儿童多些时间陪伴老人，使其享受天伦之乐。

（四）加强营养

老年人饮食应遵循由"食以味为先"转为"食以补为先"的原则，应注意节制饮食、务求清淡、少量多餐、易于消化以及多补钙、铁及蛋白质。

膳食原则：①平衡膳食；②粗细搭配；③易于消化；④充足的蔬果；⑤适度体力活动，保持能量平衡；⑥注意食品的色香味形和硬度（牙齿不力便的老年人可把蔬来、水果切碎或制成泥食用）。除食物之外，可补充一定量的多种维生素和葡萄糖酸钙，以防止维生素和无机盐的缺乏。

（五）防治便秘

合理饮食，老年人应多吃含粗纤维的粮食和蔬菜、瓜果、豆类食物，多饮水，每日至少饮水1500ml，尤其是每日晨起或饭前饮一杯温开水，可有效预防便秘。此外，应食用一些具有润肠通便作用的食物，如黑芝麻、蜂蜜、香蕉等；培养良好的排便习惯，进行健康教育，帮助患者建立正常的排便行为，可练习每晨排便一次，即使无便意，亦可稍等，以形成条件反射，同时，要营造安静、舒适的环境及选择坐式便器；鼓励患者参加力所能及的运动，如散步、走路或每日双手按摩腹部肌肉数次，以增强胃肠蠕动能力。对长期卧床患者应勤翻身，并进行环形按摩腹部或热敷。

（六）促进良好睡眠

晚餐不吃油腻食物，不过多饮食，防饱胀不适影响睡眠。睡前看书、看报时间不要太长，说话不要太多，以免思想活跃，影响入睡。不在睡前喝茶或咖啡，以免精神兴奋，难以入睡。参加适当的体力劳动和体育运动有助于睡眠。睡觉时环境安静，避免刺眼灯光。睡眠时枕头不宜过高或过低，一般以高8~15cm为宜。睡眠障碍经自我调整无效者，可在睡前服用助眠药物。老年人每晚应保证6~9小时的睡眠。

（七）前列腺肥大

每天喝2~2.5L开水，以冲洗尿道。保持清洁，每天温水坐浴1次。忌烟酒，不吃辛辣刺激性食物，以减少前列腺充血。节制性生活，避免憋尿、长时间的骑跨，避免久坐在凉石头上，因为寒冷可以使交感神经兴奋增强，导致尿道内压增加而引起逆流等。避免体力、脑力劳动过度。积极预防和治疗泌尿道感染。

（八）退行性骨关节炎

对患有退行性骨关节炎者要注意保护关节功能，避免过度使用，使其充分休息，其中负重的膝、髋关节尤其重要。日常生活中可以借助助行器，肥胖者适当减肥，可有效减轻对膝关节的负荷。

六、康复护理指导

1. 合理营养　老年人基础代谢下降，活动量减少，胃肠功能常发生紊乱，加上咀嚼不好，对饮食有特殊要求。要做到"三高、一低、四少"，即高蛋白、高维生素、高纤维素，低脂肪、少盐、少油、少糖、少辛辣调味品。给予提供优质蛋白，如鱼、蛋、乳类、瘦肉、大豆制品及丰富的维生素。食物种类要多样化，选用适合老年人食用的新鲜、营养丰富易消化吸收的食物。老年人肠蠕动减慢常有便秘，保证足够的饮水量，并养成定时排便的习惯。

2. 生活习惯　指导患者养成良好的生活习惯，吃饭有规律，细嚼慢咽，少食多餐，戒烟酒，不暴饮暴食，早睡早起，养成良好作息习惯。

3. 环境要求　老年人易激动或睡前过度思考问题，同时对外界的光、声、热等较敏感，身体的某些不适都直接影响睡眠。为保证老年人的睡眠，要为老年人制订科学的作息时间，创建个良好的睡眠环境，室温在20℃~22℃，湿度50%~60%，协助患者舒适体位，关闭灯光，减少噪音。

4. 积极运动　老年人应提倡有氧运动，有氧运动能改善心脏功能，提高血液中高密度脂蛋白的比例。还能有效防止钙丢失，预防老年性骨质疏松，有利于降压，降血脂和控制血糖。增强胃肠蠕动，有利于食物的消化吸收和废物的排泄。指导老年患者活动应遵守安全第一的原则，根据个人体质选择适当的锻炼项目，有目的、有步骤地进行科学锻炼。运动量要从小到大，循序渐进。运动量的适宜标志一般是：锻炼后有轻微出汗，轻松愉快，食欲和睡眠良好，虽稍感疲乏，肌肉酸痛，但休息后可以消失，次日感觉体力充沛，有运动欲望，表明运动量适当。

5. 安全护理　教育老年人及其家族成员 做好安全护理，防止老人摔伤或发生意外事故。防跌倒，帮助老年人熟悉环境，物品按习惯放置便于拿取。活动范围光线充足、路面平坦、不滑、无障碍物。防坠床，意识障碍的老年人应加床档。从床上或椅子上站起时，动作应慢，防止发生晕厥。

6. 用药护理　老年人对药物的耐受性、敏感程度及代谢、排泄能力都有很大变化，易引起不良反应及蓄积中毒。指导患者及家属观察疗效及不良反应。

7. 生活护理　有长期卧床和不能自主活动的老人，由于局都皮肤长期受压极易发生压力性损伤，因此要定时为老人翻身拍背，可使用气垫床，在膝关节外森部放置柔软小枕，同时保持床单平整、无发屑。大小便失禁的患者要及时擦洗会阴部，保持会阴部清洁干燥。

8. 定期复诊，不适随诊　老年人多患有两种以上的疾病，多脏器的病理改变，导致病情复杂多变。同时他们神经系统功能低下，感觉迟钝，常自觉症状轻微，临床表现不典型，主诉又不确切，容易发生误诊，漏诊延误治疗。因此除了要遵医嘱定时门诊复查，还要指导患者及家属学会如何进行病情观察，及时发现病情变化，及时就诊。

9. 心理护理　老年人要保持良好的心理状态，维持心理上的适度紧张，人退休心不退休，人老心不老。培养业余爱好。如养花、养鱼、书写、绘画等，进生活情趣，改善心境。加强自我调节，做情绪的主人。

（徐锦　蔡翠翠）

第八章　常见并发症的预防与康复护理

第一节 》肩部并发症的康复护理

一、肩手综合征

（一）概述

肩-手综合征（shoulder-hand syndrome，SHS）又称反射性交感神经性营养不良综合征（reflex sympathetic dystrophy，RSD）。1892年由Stelnbrocker首次报告故又称Stelnbrocker综合征。是指患者患手突然浮肿、疼痛及肩关节疼痛并手功能受限。

1. 病因及发病机制

关于肩-手综合征的病因及机制，至今尚未得到令人信服的证明及假设，可能与交感神经功能障碍：由于腕关节在屈曲位长时间受压影响静脉淋巴液回流；过度牵拉腕关节；患侧的手背长时间静脉输液或手受到意外伤害等因素有关。其发生机制如下。

（1）交感神经功能障碍学说：脑卒中急性发作影响了血管运动中枢，直接导致患肢交感神经兴奋性增高及血管痉挛性反应，造成局部组织营养障碍，出现肩胛周围和手腕部水肿、疼痛。而疼痛刺激又进一步经末梢感觉神经传至脊髓，造成脊髓中间神经元异常兴奋，出现血管运动性异常，导致恶性循环。

（2）肩-手泵功能障碍学说：肩手的血液回流有赖于肩泵和手泵，而肩泵和手泵的动力均来源于肌肉运动，瘫痪后肌肉运动减弱或消失，血液回流缺乏动力，从而造成上肢远端淤血水肿。

（3）腕关节异常屈曲：脑卒中后，在上肢异常协同模式中，屈腕和屈指是典型症状，在强制性过度屈腕时，手的静脉回流受到严重阻碍。痉挛明显的偏瘫患者，会因进一步压迫腕关节而使静脉回流更为受阻。

（4）腕关节过度伸展：在康复治疗中，有时治疗者无意地超过了患者的关节活动范围。而过度的强制性活动，使关节及周围组织损伤。像这种因治疗时腕关节过度背屈导致水肿的患者，其肩-手综合征发病大多在较晚的时期，而且大多数是从偏瘫发病早期就开始活动的患者。

（5）静脉输液：在患者急性期需静脉输液时，不少护士因喜用患手背静脉输液以解放健手，殊不知长时间反复使用患手静脉输液更易引起水肿。

2. 流行病学调查

引起肩-手综合征的疾病除脑卒中外，如心肌梗死，颈椎病，上肢外伤，截瘫，肺疾病，肩关节等疾病皆可引起。脑卒中后发生率为25%～70%，和性别、年龄、病因无关，绝大多数发生于发病后1～3个月，以1个月左右多见。

3. 临床表现

表现为患侧突然出现肩痛，运动受限，手水肿伴疼痛，尤以被动屈曲手指更为剧烈。局部皮温上升，消肿后手部肌肉萎缩。重症晚期可出现手及手指挛缩畸形，患手功能永久丧失。具体分期如下：

Ⅰ期：患者的手突然水肿且很快发生活动范围明显受限。水肿主要出现在患手的手背部，皮肤失去褶皱，触及患手可有柔软及膨胀感，常终止于腕关节近端；手的颜色发生改变，呈橘红色或紫色，特别是当手下垂位时更明显；手有微热感或潮湿感，指甲变得苍白不透明；患侧肩关节及腕关节疼痛，关节活动范围受限，特别是前臂被动外旋时受限明显；腕关节背屈受限更为明显，若做腕关节被动背屈时，疼痛感明显，甚至在做患侧上肢负荷体重的治疗时也可引起疼痛。

Ⅱ期：肩痛、运动障碍和手的水肿减轻，血管运动性发生变化，如皮温增高和发红；患手皮肤和肌肉明显萎缩，可出现手掌腱膜肥厚和手指呈爪型或手指挛缩；X线检查可见患手骨质疏松样变化；肉眼可见在腕骨间区域、掌骨和腕骨相结合部出现坚硬隆起。

Ⅲ期：水肿和疼痛完全消失，但因未行治疗，手的活动能力永久丧失，造成永久性后遗症，形成固定的特征性畸形手。腕屈曲偏尺侧，背屈受限，掌背侧隆起固定。前臂外旋受限；拇指和食指部分萎缩、无弹性；远端及近端指间关节固定于轻度屈曲位，即使能屈曲，也在很小范围内进行；手掌扁平，拇指和小指显著萎缩；压痛及血管运动性变化消失。

4. 诊断要点

患者在脑卒中后，患侧肩痛、手肿胀、皮肤潮红、皮温升高；手指屈曲受限；局部无外伤、感染，也无周围血管病即可诊断。

5. 预防

（1）急性期，医护人员及家属应注意患者上肢及手的摆放正确，尤其是关节的位置。医护人员及家属要帮助患者及时调整患肢的位置，避免腕关节处于过度掌屈位，影响手部静脉回流造成水肿。尤应注意从卧位到坐位等体位改变过程中肩关节及腕关节的保护，坐起后腕关节应置于胸前的隔板上。

（2）在康复训练中，避免长时间患上肢侧方支撑训练，该训练常造成腕关节过度背屈；另外要避免被动关节活动中手指的过度伸展，尤其是掌指关节的过度伸展，过度伸展常会造成关节损伤，诱发肩手综合征。

（3）尽可能保护好肩关节，避免肩关节半脱位。因有研究表明，几乎所有肩－手综合征患者都同时伴有肩关节半脱位，其因果关系尚不清楚。

（4）尽可能不用患手背静脉输液，尽可能减少输液时间。

（5）避免对患手的任何外伤。

（二）康复治疗及护理

（1）体位摆放：良肢位摆放可有效防止肩和手的损伤。

1）健侧卧位时患侧肢体处于上方，将患者的躯干保持与床面成直角，偏瘫上肢由枕头支撑在患者的前面，上举约100º，这样有利于患肢的血液循环，预防水肿。

2）仰卧位时在患侧肩胛下放一个枕头，患肢前伸，从而使患侧上肢处于抬高的位置。

3）侧卧位时患侧肢体处于下方，将患者的患侧上肢前伸，与躯干的角度不小于90º，前臂旋后，腕被动背伸，患侧肩胛骨前伸，使肩胛骨的内缘平靠于胸壁。患侧肢体处于下方，有利于刺激牵拉患侧，减轻痉挛（图8-1-1）。

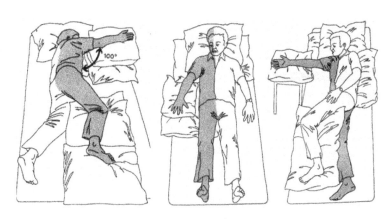

图8-1-1　良肢位摆放（阴影为患肢）

4）坐位时：在弛缓期肌张力低的状态下，坐起时可因身体重力牵拉而使肩关节下垂。为此应把患肢前臂放置在胸前小桌上起到托起患肢的作用，在轮椅上坐时，也应把患肢前臂放置在轮椅桌上。坐位有利于躯干伸展，有利于生活自理能力的提高。需要注意各种体位摆放均应避免腕屈曲。在良肢位摆放时，护理人员应指导患者家属协助进行体位摆放，避免发生肩关节脱位及关节畸形等（图8-1-2）。

（2）主动运动法：在可能的情况下，练习主动活动。如指导应用健手握患手上举上肢，来回左右摆动。此方法可刺激肌肉的收缩，促进静脉回流从而减轻水肿。但要活动适

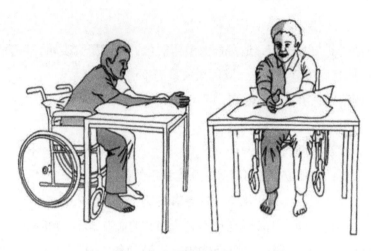

图8-1-2　良肢位摆放（阴影为患肢）

度，避免拉伤及持重。

（3）被动运动法：脑卒中后24～48小时即可进行，越早越好。患者上肢的外旋活动范围下降与腕关节活动受限有关，因此治疗师应从扩大腕关节活动入手治疗。注意手和指的被动活动必须轻柔，保证在无疼痛情况下小范围内活动。

（4）冰水浸泡法：把患手浸泡在冰水中，冰与水之比为2：1。浸泡时间以患者能耐受为准。需要防止冻伤。对于有认知障碍或感觉障碍的患者，应用这种方法时，一定要让医护人员或家属的手与患者的手同时放入冰水中，或患者的健手与患手同时放入冰水中，并记录时间，以正常的手所能忍受的时间为准。期间需注意观察皮肤色泽、末梢循环，避免冻伤。

（5）冷水温水交替浸泡法：若冰水浸泡法患者感到难以耐受，可改为冷水－温水交替。冷水一般为10℃左右，温水为40℃左右。先浸泡温水10分钟，然后浸泡冷水20分钟。可促进末梢血管收缩、扩张，改善交感神经紧张性。

（6）向心性缠绕压迫手指：用直径为1～2mm的毛线或长布从远端向近端缠绕患手每一指，手掌，手背至腕关节止，然后立即解开，这样每天可以反复进行。此方法简便、省钱、省时，家属也可以做到，而效果却非常好。由于水肿减轻，循环可立即得到改善。

（7）激素类药物口服治疗：激素类药物口服对于减轻水肿及疼痛有明显的临床疗效。患有糖尿病、控制不理想的高血压、高脂血症、骨质疏松症的患者应慎用。用药期间密切观察病情变化及用药后反应。

（8）淋巴回流技术：适用于淋巴滞留性水肿的患者。淋巴水肿是组织间隙内持续堆积过多的血管外细胞外液及蛋白质的现象。此方法通过手法推动淋巴液的流动，使肌肉收缩，增加淋巴液的回流量，从而减轻水肿（图8-1-3）。

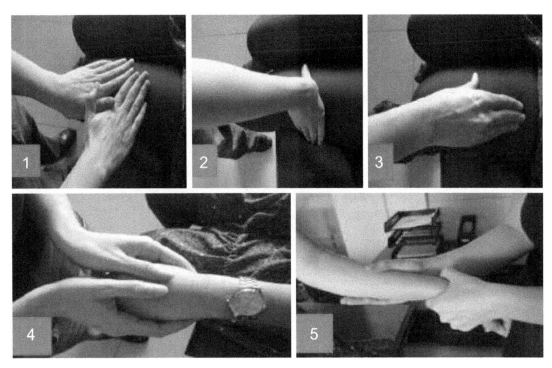

1.静止圆；2.压送手法；3.旋转技术；4.蹚趾画圆；5.铲形技术

图8-1-3　淋巴引流手法

（9）颈星状神经节封闭：指向星状神经节周围注射局麻药而阻滞支配头、颈和上肢的交感神经。颈星状神经节封闭治疗肩一手综合征常有效，有条件可应用。

（三）健康教育

健康教育贯穿于整个康复治疗过程中，对患者进行健康教育，建立正确的康复观念，树立信心，争取患者及家属主动配合。

二、肩关节半脱位

（一）概述

肩关节半脱位是脑卒中最常见并发症之一。其发生率在弛缓性瘫痪时占60%~80%，好发于 Brunnstrom Ⅰ期~Ⅱ期肌张力弛缓阶段，因此多数出现在发病后1个月之内。长期发展可引起一系列并发症，如肩－手综合征、肩袖损伤、肩痛等，将严重影响上肢功能的恢复，阻碍康复治疗的进程，甚至影响日常生活活动能力，故应高度重视。

1.病因及发病机制

（1）解剖结构的不稳定性：从解剖因素上看，肩部是由盂肱关节、肩峰下滑囊、肩锁关节、胸锁关节和肩胛胸壁关节5个关节组成的一个复杂系统，为三维空间结构，活动范围大，而肱骨头的2／3又处于肩关节盂外，因而稳定性小，只能依靠部分包围肩部的肌肉来代偿。如果因偏瘫和退变使肩袖的功能受到影响，会导致肩脱位。

（2）肩关节固定机构作用的丧失：在弛缓性瘫痪期，肩关节周围的肌肉张力低下，使固定机构的作用丧失，不能起到加固关节囊的作用；肌力下降，主动活动能力丧失，肌肉反射消失，对肩关节的牵拉保护机制丧失。由此不可避免地使肱骨头从关节腔内自由的脱出，导致肩关节半脱位。

（3）患肢自身重力的牵拉作用：肩关节半脱位是卒中早期开始坐或站时，由于重力作用而自然发生的，并非创伤或不正确的处理所致。对于处于弛缓性瘫痪期的患者，在翻身、起坐过程中，对肩关节未予适当的保护，甚至牵拉患侧上肢，常常是造成肩关节半脱位的一个重要因素。

2. 临床表现 表现为肩部运动受限，局部有肌肉萎缩，肩峰与肱骨头之间可触及明显凹陷。

（1）肩胛带下沉伴方肩畸形。患肩向下倾斜，呈方肩畸形，在肩峰与肱骨之间可出现凹陷，明显时可触诊触及此凹陷。

（2）翼状肩胛。肩胛骨的内侧缘被拉离胸壁，成为"翼状"肩胛。从后面看肩胛骨靠近脊柱，肩胛下角内收明显并且比另一侧低。

（3）冈上肌、冈下肌及三角肌的后部明显萎缩。

3. 检查方法

（1）体格检查：患者取坐位，观察肩峰下有无凹陷。检查者用手指轻按凹陷部位，以1、1.5、2、2.5、3横指为单位度量并记录。

（2）X线检查：患者取坐位，双上肢自然下垂，掌心朝向体侧，X线管的中心高度与锁骨外侧端的上缘一致，中线与肱骨头中线相同，管球向足侧倾斜15°，距离为1cm。在相同条件下分别投照双侧上肢，测量肩峰与肱骨头之间隙，双侧比较。

4. 诊断标准

（1）肩峰下可触及凹陷。

（2）两侧肩关节正位片上病侧肩峰与肱骨头间隙大于1.4cm，或患侧与健侧相比，患侧的间隙比健侧大1.0cm。

5. 预防

（1）保持正确的姿势

活动时注意保护患者的肩关节，严禁粗暴牵拉患上肢。因为牵拉患上肢，不但容易造成肩关节半脱位，而且极易造成关节损伤，引起肩痛。

（2）悬吊带的应用

应用悬吊带后不能减轻偏瘫患者肩关节半脱位，其肩关节活动度、肩关节疼痛及肩关节半脱位指标均无明显改善，但可预防脱位加重。注意有时会加重偏瘫上肢的屈肌痉挛，妨碍用手臂保持姿势及支撑和步行时上肢的摆动及步态训练中对患侧的指导；制动会引起血液及淋巴回流淤滞。

（3）避免不恰当的护理

肩和上肢要给予正确的被动活动，患者瘫痪后，为保持正常的关节活动范围，要进行被动的关节活动，但应注意的是，在活动过程中一定要避免牵拉，并应注意随时保护肩关节，避免引起损伤。

（二）康复治疗及护理

（1）体位摆放：肩关节良肢位的正确摆放，一定程度上能够避免肌肉的松弛，使肩关节保持正常的功能位，避免肩关节囊和韧带的继发性损伤和松弛，能够有效地预防或减轻半脱位的形成和痉挛的产生（具体见肩-手综合征部分）。另外需注意的是：①更换体位时两人进行，一人固定患者肩关节，另一人帮助患者更换体位；②站立位时固定患侧肩关节于正常解剖位置，使用肩吊带托起患肢，使上臂置于胸前，掌心向上，三角巾及吊带固定在颈部，减轻肩关节的负荷，防止因重力作用导致肩关节半脱位加重。

（2）刺激肩关节周围稳定肌群的活动及张力：让患者上肢负重，通过挤压肩关节和反射性地刺激肌肉活动，使肩关节周围稳定肌群的活动及张力提高。治疗者必须协助患者患侧躯干伸展，以保证肩胛骨的正确位置。另外，治疗者可将患者上肢托于患者的前方，另一手迅速有力地从腋下向上轻拍肱骨头。可通过引起牵张反射，用下法增加三角肌和冈上肌的张力和活动：让患者前屈肩，伸手向前上方，治疗者用手掌根部顶住患者手的根部迅速重复地通过患者上肢对其肩施加压力，加压时要求患者保持手向前和肩不能向后。治疗者还可用此法于在冈下肌、三角肌和肱三头肌表面有力地抚摸，迅速地从近端移向远端，治疗师一手固定患手，另一手叩击冈上肌，促进其收缩。

（3）无痛性全关节范围活动：在不损伤肩关节及周围组织的条件下，指导患者Bobath握手，嘱其用健侧上肢带动患侧上肢上举至头顶，使肩关节充分前伸，同时患侧肘关节保持伸直，然后再将双侧上肢放于腹部。动作要缓慢、到位，患者在卧位、坐位或站立时均可进行，活动范围以不引起肩关节疼痛为度；也可指导患者患侧主动耸肩运动20次。在运动过程中各种姿势和上肢的活动都应符合无痛性原则，治疗者要注意在活动过程中一旦出现疼痛即应立刻停止并改变姿势，如改正肩胛骨的位置。

（4）患侧上肢负重训练：患者取坐位，头转向患侧，健手协助控制，使患侧肘关节伸展，腕关节背屈，患手放在坐位臀部水平略外侧，让躯体向患侧倾斜，使患肢负重，保持5～10分钟。

（5）针灸、经皮肌肉电刺激等均可有效提高肌肉的张力，使盂肱韧带维持正常的功能状态，促进神经肌肉恢复正常功能，从而提高肩关节的稳定性。

（三）健康教育

健康教育贯穿于整个康复治疗过程中，在护理过程中向患者及家属讲解导致肩关节半脱位的原因、临床表现以及对患者日常生活自理能力的影响，康复护理的重点及意义，增强患者保护肩关节的意识和康复的信念，争取患者及家属主动配合。

三、肩部软组织损伤

1. 肩袖损伤　肩袖损伤是因为组成肩袖的肩胛下肌、冈上肌、冈下肌、小圆肌等肌腱组织出现损伤或无菌性炎症后引起肩部疼痛、压痛，持续活动时加重继而使肩关节功能受限，甚至引起肩部肌肉萎缩和肌腱撕裂，从而限制了患者的肩关节活动，影响患者的日常生活。

（1）临床表现：

1）肩关节疼痛：肩关节疼痛是肩袖破裂的早期主要症状：呈间歇性，在劳作后及夜间患侧卧位症状加重，休息后减轻。

2）肩关节功能障碍：患肢不能外展、上举或外展、上举无力，严重者有肩部不稳感。

3）肌肉萎缩。

4）疼痛弧征阳性：患肢外展上举60°～120°范围时由于肩袖受到的应力最大而出现肩前方疼痛，为疼痛弧综合征阳性。

5）撞击实验阳性：肱骨大结节与肩峰撞击出现疼痛为撞击实验阳性。

（2）实验室检查：首选MRI，对肩袖损伤的诊断和分级的准确性较高；其他还有超声检查、X线检查、肩关节造影、关节镜检查等。

（3）治疗及护理

1）药物治疗：非甾体类抗炎药在肩袖损伤的康复治疗中占据重要地位，如芬必得、醋氯芬酸钠、塞来昔布等。在明确诊断后应用，能加快肩关节功能恢复，起到一定辅助作用。

2）局部封闭治疗：是把局麻药和类固醇药物的混合液注射于疼痛的部位，达到消炎、镇痛的目的。

3）关节腔注射激素能促进炎症消退、缓解疼痛，效果可持续近3个月。

4）物理因子治疗：如超声波、微波、冲击波等物理治疗可以改变组织细胞的体积，减轻肿胀，放松肌肉，改善血循环，加速镇痛物质释放等作用。

5）康复治疗：被动关节活动训练、力量训练、维持关节活动度、关节松动、力量训练等综合治疗。

6）肌内效贴：肌内效贴是一项较新的治疗技术，因其材质上具有伸缩性，可促进皮肤下的血液和淋巴液的回流，减轻水肿，协助三角肌收缩，放松肩袖肌，保护软组织，缓解疼痛，促进损伤恢复，并可在康复期增加关节活动度，加强目标肌的肌力，帮助患者更好地完成康复训练。

2. 滑膜炎 滑膜炎是指当关节受外在性和内在性因素影响时，滑膜发生反应，引起充血或水肿，并且渗出液体，导致关节肿胀，疼痛，功能受限和肌肉萎缩。

（1）临床表现

1）关节肿胀型：主要是过度运动后肿胀为主，疼痛轻重不一。

2）非肿胀型：以肩关节滑膜损伤后，滑膜呈现充血、水肿和中性粒细胞浸润。滑膜血管扩张，血浆和细胞外渗，产生大量渗出液，同时滑膜细胞活跃，产生大量粘液素。严重者关节积液呈血性，关节肿胀及活动受限。如不及时处理，晚期可发生滑膜肥厚、关节内粘连和软骨变性等。如果反复损伤，滑膜反应即可转为慢性，表现为淋巴细胞和浆细胞浸润。

（2）治疗及护理

1）休息，患肢制动：如采用患肢制动的方案，固定时间不宜过长，以免出现严重的肌肉萎缩和关节僵硬，并要在医生指导下进行功能锻炼。

2）手法治疗：手法治疗通常用于改善关节功能，对滑膜炎没有直接的治疗作用。

3）功能锻炼：功能锻炼的主要目的是延缓滑膜炎造成的功能障碍和肌肉萎缩。

4）用药指导：一般采取口服非甾体类抗炎药治疗，服药期间注意观察药物不良反应。

5）手术治疗：对于保守治疗无效的病例或诊断不清的病例要考虑关节镜检查并做关节镜下滑膜切除术。

3. 腱鞘炎 是肌腱长期在腱鞘内过度摩擦，引起肿胀，发生肌腱和腱鞘损伤性炎症。

（1）临床表现

腕侧红肿、发热、压痛；关节肿胀、活动受限。不积极治疗可能发展成永久性活动不便。同时，治疗必须结合预防才能避免复发。

（2）治疗及护理

初诊或症状较轻时，可采用制动、热敷、理疗或局部封闭保守治疗。如果非手术治疗症状改善不明显或反复发作时可采用手术治疗。

（王鸿静　彭茜茜）

第二节 ≫ 关节挛缩的康复护理

一、概述

痉挛常见于脑血管意外、脊髓损伤、脑瘫、多发性硬化等疾病，是上运动神经元病损后，由于脊髓和脑干反射亢进而出现的肌张力异常增高的症候群。表现为肌肉张力增高、深肌腱反射活跃甚至亢进。

挛缩是指肌肉或关节长期处于痉挛状态或某种特定位置，致使肌肉挛缩、关节变形和固定，进而造成机体功能障碍和产生局部疼痛。

关节挛缩的诊疗目的主要是保持肌肉长度，维持肢体的正常位置，防止继发性软组织缩短，提高患者日常生活活动能力。

二、康复治疗及护理

1. 心理支持护理 脑卒中患者难免会面临肢体瘫痪、语言障碍、行动困难及大小便失禁等多重威胁，患者心理情况较差，易引发抑郁，对于康复的希望值较低。护理人员应与患者进行有效沟通，通过对其讲解相关知识及播放康复成功案例视频等，建立健康教育途径，帮助制订完整可行的康复计划，鼓励其积极进行早期康复训练。

2. 关节持续被动活动 指导家属协助患者进行患肢关节的持续被动活动，以减少肌痉挛及关节挛缩的发生。遵循循序渐进的原则，逐渐加大关节活动幅度，但不宜超过关节正常活动范围。在关节被动活动过程中，可以对相关肌群进行按摩，如股前、股后、小腿后侧肌群及肩肘关节肌群等。但应避免过度按摩，防止屈肌痉挛。护理时须密切观察患者的情况，如患者出现头晕、恶心等不适立即停止操作。

3. 良肢位摆放 参考肩-手综合征的预防及护理。

4. 体位变换 指导并协助患者保持卧床时良好的姿势体位，将肢体置于功能位，并根据患者的情况调整体位，每隔1～2小时为患者翻身1次。如痉挛及挛缩较重，可使用辅具帮助患者将肢体保持在功能位，如踝足矫形器、弹力绷带、膝矫形器、夹板等。

5. 维持关节活动范围 关节活动范围训练是缓解肌痉挛的基本方法。护理过程中应指导并协助患者进行功能训练，协助其在有效活动范围内进行髋膝、踝关节的被动训练。被动训练时应注意保持关节和软组织的最大活动范围，髋关节伸直与外展、膝关节的伸直、踝关节的充分背屈与跖屈，每日最少进行2次，每次20～30分钟。

6. 药物治疗的护理 临床上常用药物主要是作用于中枢神经系统的巴氯芬、地西泮、替扎尼定和直接作用于骨骼肌的丹曲林。护理时应密切观察记录患者药物治疗前后各项生命体征的变化情况，如有不良反应及时与主管医生沟通。

7. 其他方法　有研究发现，A型肉毒毒素注射治疗患者的痉挛部位，可以降低肌张力，扩大被动关节活动度，改善主动关节活动范围。还有部分实验证明鞘内注射巴氯芬可以减轻脑卒中后的痉挛。另外还有一些外科方法用于治疗痉挛及挛缩，但是缺乏临床试验证据。

（孟雪　柳召兰）

第三节 》 疼痛的康复护理

一、概述

1. 定义

1986年国际疼痛研究会将疼痛的定义定为一种与组织损伤或潜在损伤相关、不愉快的主觉和情感体验。同时可伴有代谢、内分泌、呼吸、循环及心理学等多系统的改变。美国于20世纪50年代建立了疼痛门诊、疼痛科、疼痛临床研究中心，并且在1973年成立了国际疼痛研究会。1999年维也纳召开的第九届国际疼痛大会提出，疼痛不仅仅是一个症状，也是一种疾病。

2. 流行病学

目前尚缺乏疼痛的流行病学数据和资料。在欧洲等15国对46392人进行了调查，慢性疼痛发生率为19%，其中66%为中性疼痛，34%为严重疼痛。美国调查表明慢性疼痛患病率为40%。慢性疼痛的发病率随年龄的增长而增加，60~70岁达高峰。

3. 成分疼痛　包括以下两个主要成分

（1）疼痛的感觉：是一种复杂的主观感受。在人身上测定的疼痛阈值简称痛阈，即患者用语言表达疼痛感觉时所受的最小刺激量。

（2）疼痛的反应：可分成3个方面：①躯体-运动性反应：伴有肢体屈曲反射、握拳、呻吟、叫喊、挣扎、逃脱以及局部肌肉反射性痉挛；②自主-内脏性反应：常常伴有心率加快、血压升高、呼吸频率加快、瞳孔散大、汗多、血糖升高等；③神经-精神性反应：伴有脑电图的改变，痛苦、焦虑、烦躁不安的情绪。

4. 机制

目前普遍认为有效合理的是1965年Melzack和Wall提出的闸门学说。闸门学说核心是脊髓的阶段性调制，抑制性中间细胞元起着关键的闸门作用。阶段性调制神经网络是由初级传入神经A和C纤维、背角投射神经元（T细胞）和脊髓胶质区抑制性的中间细胞元

（SG细胞）组成。SG细胞是痛觉调制的关键部位，起到闸门作用。A和C纤维传入冲动均能激活T细胞活动；但对SG细胞则作用相反，A纤维传入可兴奋SG细胞，但C纤维传入能抑制SG胞的活动。因此当伤害性刺激经过C纤维传入时，SG细胞被抑制，闸门打开，T细胞兴奋，痛觉信息就会上传，当非伤害性刺激经A纤维传入时，SG细胞兴奋，闸门关闭，T细胞活动被抑制，就阻碍了伤害性刺激的上传。

5. 疼痛分类

疼痛可以按照性质、部位及持续时间等分类。

按疼痛的性质可分为以下几类。

（1）刺痛：又称第一痛（锐痛、快痛）。人体对刺痛主观感受是痛觉迅速产生，迅速消失，疼痛部位明确，伴有受刺激肢体的保护性反射，下意识躲避，一般无明显的不良反应。

（2）灼痛：又称第二痛（弥散痛、钝痛）。人体对灼痛的主观体验是痛觉缓慢产生，缓慢消失，往往难以忍受，疼痛部位不明确，多伴有自主神经症状及强烈的情绪反应。

（3）酸痛：又称第三痛。人体对酸痛的主观体验是疼痛形成缓慢，而部位广泛，无法指出疼痛的具体部位，疼痛难以描述，常伴有内脏与躯体反应和较强的情绪反应。

（4）放射痛：是指患者除感觉患病部位局部疼痛外，还可以出现远离病变部位的体表或深部组织的疼痛，多是由于周围神经根病变引起，表现为疼痛沿着受累神经走，向其远端支配区域传导。在临床上，很多疾病都是以放射痛为首发症状或主要症状，如腰椎间盘突出症。

（5）牵涉痛：是指某些内脏疼痛往往会引起以远隔的体表部位感觉疼痛或痛觉过敏的现象，如阑尾炎可引起脐周围或上腹部疼痛，心肌缺血或梗死引起心前区、左肩和左上臂尺侧发生疼痛，胆囊病变可在右肩区出现疼痛。

按疼痛的部位可分为以下几类。

（1）躯体性疼痛：是传出神经被激活的结果，但无周围神经及中枢神经的损伤，表现为疼痛，如胆囊病变可在右肩区出现疼痛。

（2）内脏性疼痛：是内脏感受伤害的神经被激活的结果，表现为深部的刺痛，并伴有痉挛的感觉，如神经系统疼痛、心血管系统疼痛、血液系统疼痛、消化系统疼痛、泌尿系统疼痛部位明确，如头痛、牙痛、胸痛、腹痛等。

按疼痛的持续时间可分为以下几类。

（1）短暂性疼痛：一过性疼痛。

（2）急性疼痛：发病急，持续时间相对短，在短时间内或经过处理就会消失。

（3）亚急性疼痛：疼痛介于急性疼痛和慢性疼痛之间，这一过程也可被视为是疼痛可以完全被治愈的最后机会。

（4）慢性疼痛：疼痛持续时间长或间断发作，其发病缓慢是由于急性疼痛因多种原因延续所致。国际疼痛学会认为疼痛持续3个月或以上即可诊断为慢性疼痛。由于原因不同，临床上分为癌性疼痛和非癌性疼痛。

（5）再发性疼痛：为一种间隔较长一段时间后再发作的"孤立"的疼痛模式，它常是在慢性病理基础上的急性发作，是不连续的急性发作重复。

二、康复护理评定

1.评定的目的

疼痛是一种主观感觉，由多因素造成，受多种因素影响，如躯体的、精神的、环境的，认知和行为的等。所以有必要从多方面对疼痛进行评定，包括疼痛部位、程度、性质，治疗后疼痛的反应（缓解或加重），患者对疼痛的感受程度等。

2.评定的方法

（1）视觉模拟评分法（visual analogue scale，VAS）用来测定疼痛的幅度或强度，是临床上最常用最简单的测评方法。临床上通常采用的是中华医学会疼痛学会监制的WAS卡。卡中心在有数字的10cm长线上有可滑动的游标，两端分别表示"无痛"（0）和"极痛"（100）。患者可将游标放在最能代表疼痛程度的部位，护士面对有刻度的一面，记录疼痛的程度（图8-3-1）。

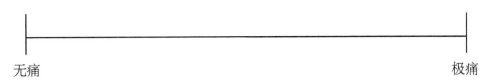

无痛   极痛

图8-3-1 视觉模拟评分法

（2）口述描绘评分法（verbal rating scale，VRS）是由一系列描述疼痛的形容词组成，这些形容词以疼痛从最轻到最强的顺序排列，用于评定疼痛的强度。最轻程度疼痛的描述常被评为0分，以后每级增加1分，因此每个形容疼痛的形容词都有相应的评分，以便于定量分析疼痛。有许多不同分级的WRS，如4级评分、5级评分、6级评分、12级评分和15级评分法。

疼痛程度分级法

0级：无疼痛。

Ⅰ级（轻度）：有疼痛但是可忍受，生活正常，睡眠无干扰。

Ⅱ级（中度）：疼痛较明显，不能忍受，要求服用镇痛药物，睡眠受干扰。

Ⅲ级（重度）：疼痛非常剧烈，不能忍受，需用镇痛药物，睡眠受严重干扰，可伴自主神经紊乱或被动体位。

（3）数字评分法（numerical rating scale，NRS）是以0到10共11个点来描述疼痛的强度。其中0表示无痛，10表示剧痛，患者根据个人疼痛的感受在其中的一个数字上做记号（图8-3-2）。

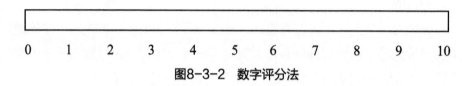

图8-3-2　数字评分法

（4）麦吉尔疼痛调查表（McGill pain questionnaire，MPQ）是Melzack和Torgerson提出，用于评估各种疼痛的治疗效果。调查表共包括78个词汇把这些词汇分成三大类20个组：第一大类第1～10组按时间、空间、温度、压力和其他性质描述疼痛感觉类的词汇；第二大类第11～15组是按照紧张、恐惧和自主神经系统反应性质描述情感类的词汇；第16组为描述主观疼痛强度的评定词；第三大类第17～20组为不分类的词汇。目前它是英美国家应用最广泛的疼痛评估工具，由于它的合理性，被翻译成多种语言而广泛应用。

以下为疼痛常用评定方法的比较（表8-3-1）。

表8-3-1　疼痛常用评定方法的比较

	优点	缺点
VAS	有效测定疼痛的强度 易于理解 可随时进行 与VRS相比效果更好 也可用于疼痛的缓解情况	太随意 不适宜在老年人中应用，因为老年人的感知直线和准确标定坐标位置的能力较低
VRS	易于管理和评分 结果可靠和有效 其结果与疼痛的强度密切相关 对疼痛变化十分敏感 能较好地反映疼痛的多方面特性	以疼痛的程度来划分等级，等级又取决于患者自身的经验 用不同级别的VRS，不同的形容词代表的分值不同 对细微的感觉变化不敏感，容易受感情变化影响

续表

	优点	缺点
NRS	易于理解 比WAS更为直观	患者容易受到数字和描述字的干扰，降低灵敏性和准确性
MPQ	在主观疼痛测定中的敏感性强，结果可靠 不仅能顾及疼痛体验的多个方面，并且对疼痛的治疗效果和不同诊断十分灵敏	不易于理解，需要评定者做详细的解释工作 观察项目多，费时 对其稳定性和内部统一性存在质疑

三、康复治疗（表8-3-2）

表8-3-2　疼痛治疗的目的

急性疼痛	慢性疼痛
消除病因	减轻疼痛
提供快速止痛	改善睡眠和情绪
提供强效持久止痛	维持和改善关节功能
尽量使患者舒适满意	康复

1. 物理治疗

（1）电刺激镇痛疗法

1）经皮神经电刺激（transcutaneous electrical nerve stimulation，TENS）：是应用一定频率、波宽的低频脉冲电流作用于体表，刺激感觉神经以镇痛的治疗方法。治疗时将2个电极对置或并置于痛点、腧穴、运动点、神经走行部位或神经节段。根据治疗需要选择电流频率、波宽，治疗时间一般为20～60分钟，每日1～3次，可较长时期连续治疗。适应证包括术后伤口痛、神经痛、扭挫伤、肌痛、关节痛、头痛、截肢后残端痛、幻肢痛、分娩宫缩痛等。禁忌证包括置有心脏起搏器、颈动脉窦部位、孕妇下腹部与腰部。认知障碍者不得独自使用此疗法。

2）经皮脊髓电刺激疗法（transcutaneous spinal electrostimulation，TSE）：是近些年发展的一种新方法，将电极安放在相应脊髓外部进行刺激，使用高频率、短时间的电流刺激，使上行神经传导路径达到饱和，难以感觉疼痛。用TSE短时间刺激可以产生较长时间的止痛效应。

3）脊髓刺激（spinal cord stimulation，SCS）：用导管针经皮或椎板切除术在相应脊髓节段的硬膜外间隙安置电极，导线引出体外。硬膜外弱电流可以兴奋后索粗神经纤维，抑制痛觉传入而止痛。脊髓刺激对血管性疼痛尤其有效。

4）深部脑刺激（deep brain stimulation，DBS）：通过神经外科手术，将电极置入脑部，电刺激垂体，治疗一些顽固性疼痛。

5）其他电疗：如间动电疗、干扰电疗、感应电疗、音频电疗、正弦调制及脉冲调制中频电疗等，都有较好的止痛效果。超短波、微波电疗及药物离子导入也有不同程度的止痛作用。

（2）热疗和冷疗

1）热疗：热疗可以提高痛阈，也可使肌梭兴奋性下降，放松肌肉，减少肌肉痉挛。热可扩张血管，加快血液循环，减少患部充血，促进炎症吸收。皮肤温度感受器受到刺激，可以抑制疼痛反射。如电热垫、电光浴、热水浸泡、热水浴、热敷或蜡浴等。深部透热、超声可作用于机体深部组织，如关节、韧带和骨骼。热疗可以对肌肉、关节和软组织病变所致的疼痛具有很好的治疗作用。热疗对退行性关节病变或椎间盘病变所致的腰痛、痛性关节炎和肌筋膜炎等骨骼肌肉疾患有效。对胃肠道和泌尿道平滑肌痉挛，深部热疗非常有效。

2）冷疗：冷可以降低肌张力减慢肌肉的内神经传导速度，从而减轻原发骨关节病变所致的肌肉痉挛。不严重的损伤初期48小时内使用冷疗能减轻疼痛，预防和减少出血与肿胀。手术后尤其是骨科手术后应用冷疗有助于止痛。头痛、牙痛、轻度烫伤、早期肱骨外上髁炎都可以应用冷疗。也可通过外科手术进行直接神经冷冻阻滞，对痛性骨结构进行冷冻止痛。对一些严重疼痛的病症，可交替使用热疗和冷疗，比单用一种治疗效果更好。另一些病症可能只对一种疗法有特殊的反应，如冷疗对类风湿关节炎的治疗效果很好，热疗却会使病情加重。

（3）运动疗法（kinesiotherapy）指采用主动和被动运动，通过改善、代偿和替代的方式，促进神经肌肉功能恢复，提高肌力、耐力、心肺功能和平衡功能减轻异常压力或施加必要的治疗压力，纠正躯体畸形和功能障碍。患者有主动活动的能力时，更要提倡主动活动。运动疗法主要通过神经反射、神经体液因素和生物力学作用等途径，对人体全身和局部产生影响和作用。特别是运动对骨关节和肌肉、骨代谢、免疫功能和心理精神的影响有助于减缓疼痛。

（4）手法治疗：是指康复治疗师应用手法使关节的骨端能在关节囊和韧带等软组织的弹性限范围内发生移动的操作技术，包括推动、牵拉和旋转。这种被动活动具有一定的节律性，且患者可以对其进行控制或因疼痛产生抵抗。应用时常选择关节的生理运动和附属运动。关节的生理运动是指关节在生理范围内完成的运动，可主动或被动完成，在关节松动技术中属于被动运动。关节附属运动是指关节在自身及其周围组织允许的范围内完成的运动，是维持关节正常活动不可缺少的运动，一般不能主动完成，需他人或本人对侧肢体帮助才能完成。关节松动技术主要作用是通过生物力学与神经反射作用而达到止痛效果，包括促进关节液的流动，改善关节软骨和软骨盘无血管区的营养；缓解疼痛，防止关节退变；抑制脊髓和脑干致痛物质的释放，提高痛阈。

2. 认知行为疗法

50%～70%的慢性疼痛患者均伴有认知行为和精神心理的改变，从而进一步加重疼痛，若不进行干预，易形成恶性循环。

认知行为疗法（cognitive behaviour therapy，CBT）是针对慢性疼痛患者的综合性多方面的治疗，其目的是鼓励患者积极参与，帮助患者学习自我控制和处理问题的能力，改善与疼痛相关的认知结构与过程及功能状态。采取方法可包括忽略想象、疼痛想象转移、注意力训练等。放松训练是应用较多、效果较好的治疗方法。放松训练可增加患者的活动，减少疼痛的压力，如缓慢深呼吸、膈肌呼吸、深部肌肉放松法等。

3. 姿势矫正和支具的应用

保持身体的正常对位、对线可以减缓疼痛。除让患者自身矫正、注意姿势外，可以采用支具如腕部支具、脊柱支具等，可以稳定和支持关节，减少肢体的压力和应力。要注意使用支具的方式及佩戴支具的时间。

4. 针灸、推拿和按摩

（1）针灸治疗：针灸可减轻或缓解疼痛。针灸可以激活神经元的活动，从而释放出5-羟色胺、内源性鸦片样物质、乙酰胆碱等神经递质，加强镇痛的作用。

（2）推拿和按摩：对关节和肌肉进行推拿、按摩治疗，有助于放松肌肉，改善异常收缩，纠正关节紊乱，减轻活动时的疼痛。

5. 药物治疗

药物治疗是疼痛治疗中较为基本、常用的方法。目的是使疼痛尽快缓解，有利于患者尽早恢复或获得功能性活动。常用的药物包括镇痛、镇静药，抗痉挛药、抗抑郁药、糖皮质激素、血管活性药物和中草药。镇痛药是指主要作用于中枢神经系统、选择性抑制痛觉的药物。慢性疼痛常伴有焦虑、烦躁、抑郁、失眠、食欲不振等症状需联合使用辅助药物治疗，如三环类抗抑郁药、苯二氮䓬类抗焦虑药和镇静催眠药物等。糖皮质激素具有抗炎、免疫抑制及抗毒素等作用，常用于急性疼痛，特别是神经阻滞，以加强治疗效果。药物的使用要充分注意疼痛的特点，明确疼痛的病因、性质、程度、部位及用药后的反应。

6. 神经阻滞疗法

直接在末梢神经干、神经丛、脑脊神经根、交感神经节等神经组织内或附近注入药物或物理刺激而阻断神经功能传导称为神经阻滞。神经阻滞疗法的机制是通过阻断痛觉的神经传导通路、阻断疼痛的恶性循环、改善血液循环、抗炎等达到镇痛目的。神经阻滞疗法短期镇痛效果可靠，治疗范围及时效可选择性强。疗效与操作技术关系密切，因此对操作技术要求较高。注射部位应根据不同病症的性质而定，有周围神经、中枢神经和自主神经，最常用的是周围浸润，可治疗带状疱疹后神经痛，对亚急性期效果更佳。常用的局麻药有普鲁卡因、利多卡因。

四、健康教育

健康教育是针对患者疼痛的诱发因素及注意事项等进行宣传教育，利用口头宣教、宣传册、录影带等，将专业知识用简单易懂、图文并茂、生活化的方式表述，有效地预防疼痛及其并发症的发生。

临床可用手术破坏神经通路达到止痛的目的，还可进行外科冷冻神经、手术置入刺激器的方法治疗慢性疼痛。手术的理想状态是只切断痛觉纤维，不损伤其他感觉纤维或运动纤维，手术对周围正常组织无侵袭，术后无疼痛复发。到目前为止，尚无一种除痛手术能同时满足上述三条要求。手术除痛方法需慎重选择。

（孔娜　张振清）

第四节 ≫ 深静脉血栓的预防与康复护理

一、概述

（一）定义

深静脉血栓（deep venous thrombosis，DVT）是指血液在深静脉内不正常地凝结而阻塞管腔，导致静脉回流障碍，引起远端静脉高压、肢体肿胀、疼痛及浅静脉扩张等临床症状。以下肢深静脉血栓最常见。

（二）病因

静脉壁损伤、血流缓慢或血液高凝状态是导致深静脉血栓形成的三大因素，其中血液高凝状态是最重要的因素。血栓形成的因素及过程见图8-4-1。

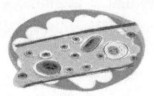
血流缓慢
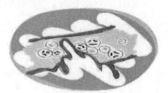
静脉壁损伤
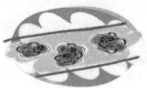
血液高凝状态

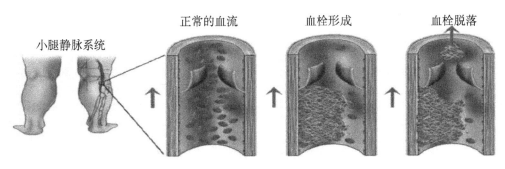

图8-4-1　血栓形成的因素及过程

（三）危险因素

表8-4-1　血栓形成的危险因素

轻度危险	中度危险	重度危险
卧床>3天	膝关节镜手术	臀、大腿骨折
久坐不动（长时间的坐车或飞机旅行）	激素替代治疗或口服避孕药	髋、膝关节置换
年龄的增长	恶性疾病、化疗	重大普外科手术
腹腔镜手术	充血性心衰、呼吸衰竭	重大创伤
肥胖	中心静脉置管	脊髓损伤
妊娠/分娩	妊娠/产后、DVT后	
静脉曲张		

（四）临床分型

1. 中央型——髂-股动脉

2. 外周型——股和小腿深静脉

3. 混合型——髂-股-小腿深静脉

（五）临床表现

根据深静脉血栓发生部位、病程及临床分型不同而临床表现不同。

1. 上肢深静脉血栓形成

（1）腋静脉血栓：主要表现为前臂和手部肿胀、胀痛、手指活动受限。

（2）腋-锁骨下静脉血栓：整个上肢肿胀，伴有上臂、肩部、锁骨上和患侧前胸壁等部位浅静脉扩张，上肢下垂时，症状加重。

2. 上、下腔静脉血栓形成

（1）上腔静脉血栓：在上肢静脉回流障碍临床表现的基础上，还有面颈部和眼睑肿胀、球结膜充血水肿；颈部、胸壁和肩部浅静脉扩张；常伴有头痛、头胀及其他神经系统和原发疾病的症状。常见于纵隔器官或肺的恶性肿瘤。

（2）下腔静脉血栓：表现为双下肢的深静脉回流障碍和躯干的浅静脉扩张。主要是由于下肢深静脉血栓向上蔓延所致。

3. 下肢深静脉血栓

（1）中央型：血栓发生于髂-股静脉，左侧多于右侧。表现为起病急骤，患侧髂窝股三角区有疼痛和压痛，浅静脉扩张，下肢肿胀明显，皮温及体温均升高。

（2）周围型：包括股静脉及小腿深静脉血栓形成。前者主要表现为大腿肿痛而下肢肿胀不严重；后者的特点为突然出现小腿剧痛，患足不能着地和踏平，行走时症状加重，小腿肿胀且有深压痛，做踝关节过度背屈试验时小腿剧痛。

（3）混合型：为全下肢深静脉血栓形成。主要表现为全下肢明显肿胀（Homans征阳性）剧痛、苍白和压痛，常有体温升高和脉率加速、任何形式的活动都可使疼痛加重。若进一步发展，肢体极度肿胀而压迫下肢动脉并出现动脉痉挛，从而导致下肢血供障碍，足背和胫后动脉搏动消失，进而足背和小腿出现水泡，皮温明显降低并呈青紫色若处理不及时，可发生静脉性坏疽。

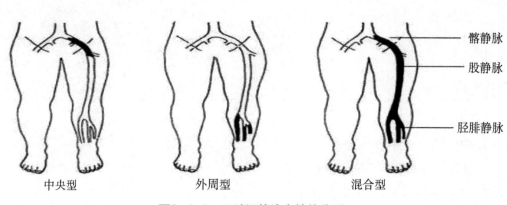

中央型　　　　　　外周型　　　　　　混合型

髂静脉
股静脉
胫腓静脉

图8-4-2　下肢深静脉血栓的分型

（六）辅助检查

1. 血浆D-二聚体测定　>500ug/L有重要参考价值。

2. 多普勒超声检查　静脉腔内强回声、无血流、静脉不能压缩。

3. 静脉造影　深静脉主干闭塞或中断、充盈缺损、侧支静脉显影。

（七）治疗原则

1. 药物治疗　抗凝（肝素）、溶栓（尿激酶）、抗聚（阿司匹林）。

2. 手术治疗　Fogarty导管取栓术、经导管直接溶栓术。

3. 预防措施　间歇气压治疗，可促进静脉回流，减轻水肿、急性期卧床制动。

二、康复护理评估

1. 评估患者近期是否有外伤、手术、分娩、感染等病史，是否妊娠。

2. 评估患肢疼痛发生的时间、部位、有无肿胀，患肢感觉情况。评估患侧肢体肿胀和浅静脉扩张的程度、远端动脉搏动情况、皮温、色泽变化和感觉等。评估动脉搏动和皮温时应注意患侧与健侧对称部位的对比。若出现动脉搏动减弱或消失，皮温降低，提示动脉供血不足。

3. 评估患者是否有头痛、头胀等其他症状。溶栓及抗凝治疗期间有无出血倾向，如皮下出血点，鼻、牙龈出血，穿刺点和伤口渗血，血尿或黑便等。

4. 通过多普勒超声、静脉造影或放射性核素检查了解深静脉血栓形成的部位、范围和形态等。尿和粪便常规检查有无血尿或粪便隐血试验阳性等。

三、康复护理措施

1. 日常生活护理

（1）饮食：进食低脂、富含纤维素的食物，忌辛辣刺激、肥腻食物，保持大便通畅，必要时使用开塞露等，尽量避免因排便困难引起腹内压增高而影响下肢静脉回流。

（2）保暖：室温20～22℃，患肢保暖，不宜热敷。

2. 病情观察及记录

（1）病情观察：观察患者肢体有无肿胀、皮肤颜色、温度、末梢循环、足背动脉搏动、甲床血管充盈时间等，一旦发现皮肤发绀、温度降低、下肢明显肿胀，浅静脉怒张、足背动脉搏动减弱或消失、Homans征阳性等症状，应高度怀疑下肢深静脉血栓形成的可能。

（2）记录：每日测量、比较记录患肢不同平面的周径：①上肢周径测量方法：上臂可在肩峰下15cm平面测量，前臂可在尺骨鹰嘴下10cm平面测量；②下肢周径测量方法：大腿可在髂前上棘下20cm平面或髌骨上缘上10～15cm处测量，小腿可在胫骨结节下15cm平面或髌骨下缘下10～15cm处测量。

3. 缓解疼痛

（1）抬高患肢：患肢抬高30°，高于心脏水平20～30cm，可促进静脉回流并降低静脉压，减轻疼痛和水肿。

（2）药物止痛：剧烈疼痛或术后切口疼痛患者，可遵医嘱给予口服镇痛药物间断肌内注射哌替啶或术后应用镇痛泵等。

（3）非药物性止痛措施：分散患者注意力，如听音乐、默念数字等。

4. 预防出血 包括抗凝情况及出血情况的观察及出血处理。

（1）观察抗凝情况：根据抗凝药物作用时间观察抗凝状况。①肝素：使用时维持凝血酶原时间超过正常值（试管法，4~12分钟）约2倍为宜。若测得凝血时间为20~25分钟，应请示医师调整用药剂量。②香豆素类药物：用药期间应每日测定凝血酶原时间，测定结果应控制在正常值的20%~30%。

（2）观察出血倾向：观察有无牙龈出血、切口渗血或血肿、泌尿道或消化道出血，要特别注意有无头痛、呕吐、意识障碍、肢体瘫痪麻木等颅内出血迹象，对老年人及儿童，即使凝血指标正常，也应密切观察患者神志、瞳孔、血压及四肢活动等情况。

（3）出血处理：有出血时，应及时报告医师并协助处理，包括立即停用抗凝药，遵医嘱给予鱼精蛋白作为拮抗剂或静脉注射维生素K，必要时给予输注新鲜血浆。

5. 预防肺栓塞 包括卧床休息和病情观察。

（1）卧床休息：急性期患者应绝对卧床休息10~14日，抬高患肢，以防栓子脱落引起肺栓塞。同时，膝关节屈曲15°，使腘静脉呈松弛不受压状态，并可缓解腘静脉牵拉。避免膝下垫枕，以免影响小腿静脉回流，床上活动时避免动作幅度过大，禁止按摩患肢，以防血栓脱落和导致其他部位的栓塞。

（2）病情观察：若患者突然出现胸痛、呼吸困难、血压下降等异常情况，提示可能发生肺动脉栓塞，应立即嘱患者平卧，避免做深呼吸、咳嗽、剧烈翻动，同时给予高浓度氧气吸入，并报告医师，配合抢救。

6. 术后护理 术后抬高患肢30°，鼓励患者尽早活动，不能活动者由旁人辅助下肢被动运动，以免血栓再次形成。恢复期患者逐渐增加活动量，如增加行走距离和锻炼下肢肌，以促进下肢深静脉再通和侧支循环的建立。

7. 弹力袜和弹力绷带的应用 急性期过后，开始下床活动时，需穿医用弹力袜或使用弹力绷带，包扎弹力绷带或穿弹力袜应在每日早晨起床前进行。若患者已起床，则应嘱其重新卧床，抬高肢体10分钟，使静脉血排空，然后再包扎。弹力袜大小必须适合患者腿部周径。包扎弹力绷带应从肢体远端开始，逐渐向上缠绕，注意松紧适度，平卧休息时解除。应用弹力绷带期间应注意肢端皮肤色泽及患肢肿胀情况。

8. 心理护理 深静脉血栓患者因疾病带来的不适症状及担心预后，容易产生焦虑、抑郁等不良情绪，护士要主动与患者交谈，态度诚恳，让患者发泄心中不良情绪，运用科学理论讲解疾病有关知识，增加其自信心，使之能积极配合治疗，建立良好的护患关系。

四、健康教育

1. 戒烟　告诫患者要绝对禁烟，防止烟草中尼古丁刺激引起血管收缩影响静脉回流。

2. 饮食　低脂、高纤维饮食，保持大便通畅。

3. 运动　适当运动，促进静脉回流，鼓励患者加强日常功能锻炼，促进静脉回流，预防深静脉血栓形成。

4. 保护静脉血管　长期静脉输液者，应尽量保护静脉血管，避免在同一部位反复穿刺，尤其是使用刺激性药物时更要谨慎。同时，应尽量避免在瘫痪侧肢体输液。

5. 及时就诊　注意观察肢体有无色泽改变、水肿、浅静脉怒张和肌肉有无深压痛，若突然出现下肢剧烈胀痛、浅静脉曲张伴有发热等，应警惕下肢深静脉血栓形成的可能，及时就诊。

（王鹤洁　曹丹丹）

第五节 》 体位性低血压的康复护理

一、概述

（一）定义

体位性低血压是由于体位的改变，如从平卧位突然转为直立，或长时间站立发生的低血压。通常认为，站立后收缩压较平卧位时下降20mmHg或舒张压下降10mmHg，即为体位性低血压。

体位性低血压是老年人的常见病，据统计65岁以上老年人体位性低血压者约占15%，其中75岁以上的老年人可高达30%～50%。老年人由于心脏和血管系统逐渐硬化，大血管弹性纤维也会减少，交感神经增强，可使老年人收缩期血压升高。长期偏高的血压，不仅损害压力感受器（位于颈动脉处）的敏感度，还会影响血管和心室的顺应性。当体位突然发生变化或服降压药以后，在血压突然下降的同时，缺血的危险性也大大增加。此外，老年人耐受血容量不足的能力较差，可能与其心室舒张期充盈障碍有关。因此，任何急性病导致的失水过多，或口服液体不足，或服用降压药及利尿药以后，以及平时活动少和长期卧床的患者，站立后都容易引起体位性低血压。

（二）病因

（1）原发性

1）纯自主神经功能衰竭（Bradbury-Eggleston综合征，即特发性体位性低血压）。

2）多系统萎缩的自主神经功能衰竭（Shy-Drager综合征）。

3）家族性自主神经机能障碍（Riley-Day综合征）。

4）多巴胺β羟化酶缺乏。

（2）继发性

1）慢性酒精中毒。

2）帕金森病。

3）糖尿病。

4）卟啉病。

5）淀粉样变性。

6）恶性肿瘤。

7）维生素B_1或B_{12}缺乏。

（3）其他

1）低血容量（如出血、烧伤、血液透析）和脱水。

2）血液动力学调节差（如老年、妊娠、发热或长期卧床）。

3）药物（如降压药、胰岛素、三环类抗抑郁药）。

（三）分类

（1）突发性：突发性多因自主神经功能紊乱，引起直立性小动脉收缩功能失调所致。主要表现是直立时血压偏低，还可伴有站立不稳，视力模糊，头晕目眩，软弱无力，大小便失禁等，严重时会发生晕厥。

（2）继发性：多见于脊髓疾病，急性传染病或严重感染（如大叶性肺炎），内分泌紊乱，慢性营养不良或使用降压药、镇静药之后。

（3）可逆性：较多见。老年人特别是长期卧床者，多有下肢或全身静脉回流不畅，如静脉炎、静脉结构缺陷、肌肉萎缩、肌泵作用减弱等。若同时有心梗、心衰或不慎使用强利尿药，可促使体位性低血压发作。甲基多巴、胍乙啶等影响交感神经功能致可逆性小动脉反射消失，当患者改变体位时，也易发生体位性低血压。以收缩压下降明显、舒张压基本不变、心率增快为特征，个别时间可出现晕厥。病因去除后多可得到纠正。

（4）不可逆性：某些患者自主神经功能紊乱，尤以α-肾上腺能神经减弱，释放缩血管介质减少，可发生体位性低血压。另外，shy-Drager综合征是一种缓慢起病、进行性加重的老年性疾病，表现为直立性低血压、自主神经功能障碍（如排尿、出汗和性功能失调等）和其他神经系统功能障碍。系自主神经中枢、小脑、延脑的橄榄核、脑桥、脊髓等处明显变性、萎缩所致。预后差，病死率高，国内一组随访5年的患者中，病死率达44.1%。

（四）治疗

1. 避免各种诱发因素，特别要慎用容易引起体位性低血压的药物；正在使用的药物被明确为已引起体位性低血压者，应果断停止使用；必须使用的药物，如心绞痛时使用的硝酸甘油制剂，若已引起与低血压有关的不适反应，应及时减量或拉长用药间隔时间或改变剂型或改用其他药物。

2. 适当放宽饮水和摄钠的限制。

3. 及时治疗容易引起低血压和晕厥的心力衰竭、心律失常、其他心血管疾病、脱水、电解质紊乱、贫血、糖尿病、神经系统疾病、内分泌系统疾病。有严重病态窦房结综合征或高度房室传导阻滞屡屡引起晕厥者宜安装房室顺序型永久性起搏器。对晕厥次数不多又与心律失常关系不十分密切者，尽可能不要预防性使用抗心律失常药，因为这类药物本身即有致心律失常作用，有可能加重原有心衰或心律失常，还会有其他副作用，久用也可致患者对之产生耐药性。对EPS诱发出单形性持续性室速、LP示为阳性、Holter记录到自发性室速者，应积极治疗其原发病，同时给予抗心律失常治疗。

4. 药物治疗　一般情况下不应过分积极采用药物治疗，只有在症状严重、晕厥发作频繁，上述各方法无效时，才在严密观察下试用之。

（1）提高血容量：适用于平时食盐很低又无绝对禁忌证者。可增加氯化钠的摄入或口服醋酸氢化可的松0.05～0.1mg/d，因其有升高立位血压之功效，但需严防其致心衰和电解质紊乱等副作用。

（2）升高血压：如血管加压药和拟交感神经药麻黄素碱、间羟胺等，在住院条件下已小剂量试用，升压效果是肯定的，但其对心脑血管的副作用限制了其应用。

（3）β-受体阻滞剂、迷走神经抑制剂如美托洛尔12.5～25mg/d或山莨菪碱（654-2）10mg/d可较好地抑制晕厥的发生，但老年人对这两种药的敏感性各不相同，最好先半量试用，无不良反应者方可在严密观察下全量使用。用药前一定要严格掌握其适应证和禁忌证。

（4）其他如吲哚美辛、麦角醇制剂也有某些疗效，但老年患者宜慎用。

（五）预防

1. 无症状低血压由于脑血流无明显减少，多不需要治疗，但应鼓励患者起床散步，避免长期卧床休息或久坐，应当纠正内科疾病，采取增加血容量，改善血循环及增强心脏功能的措施，已有脱水不宜使用利尿剂，应该养成良好的大便习惯避免排便时用力过度。

2. 缓慢改变体位和姿势。避免突然起床或者迅速变换体位，并在每次改变体位时应休息2～3分钟，以使体位代偿反应适应于每次体位的变化。在早晨起床站立或开始走路之前，首先应坐在床上几分钟，在去浴室厕所时，因体位性低血压导致神志模糊或意识丧失而跌倒，可发生骨折及其他伤害，使用床边便桶或尿壶可以预防意外发生。

3. 避免过度饱餐，少吃多餐，少吃大量易消化的碳水化合物，适当摄取钠盐，适量饮水，保持正常的血容量。

4. 洗澡水温不宜过高，洗澡时间不应过长。

5. 酷暑时减少外出，减少大量出汗。

6. 穿弹力长筒袜，增加回心血量。

7. 尽量避免影响血压的药物。

二、护理措施

1. 以下为几种易发生体位性低血压情况的预防及应对措施。

（1）睡眠使用头高脚低、与地平面呈20°以上斜度的床板，以便降低肾动脉压，有利于肾素的释放和有效血循环量的增加。

（2）夜尿使用床旁便器，以防止夜间如厕时发生体位性低血压；厕所宜设扶手以备随时扶持；保持大便通畅，便时不宜过分用力。

（3）体位转换不宜速度过快，如由卧位到坐起、直立和行走等每种体位最好保持1~2分钟，经观察无症状、无低血压发生，方可进入下一体位。

（4）浴室宜铺胶垫，浴水不宜过热，浴时不宜过长。

（5）餐次适当增多，每餐不宜过饱，餐后不宜立即站立。

（6）避免高空或其他危险作业。

（7）尽量避免长期卧床、长久站立和过度运动，少用灌肠通便法。必须长期卧床者，宜加强下肢锻炼。

（8）一旦出现晕厥前驱症状，患者应尽快就地躺下，医护人员要迅速采取相应的救护措施。

2. 康复锻炼宜循序渐进，这对年老体弱、久病卧床和心脑血管疾病者尤为重要。体位变换不能过急过猛，应先由他人或器械辅助，然后逐渐过渡到独立站立、行走锻炼。

3. 物理疗法，如使用可增加静脉回流的紧身腹带、紧身裤和弹力长袜，但有些老年人不愿接受。

（卢冬梅　徐娟）

第六节 >> 废用综合征的康复护理

一、概述

（一）定义

是指机体长期丧失活动能力或持续不能活动而产生的继发性障碍。

（二）病因

1. 各种原因造成的长期卧床，基本不活动或者活动不足患者。

2. 外伤或是原发疾病造成运动障碍。

3. 严重的感觉障碍引起的刺激减少导致活动减少。

4. 各种骨关节的疾病使机体活动范围减少。

（三）临床表现

1. **局部废用表现**　废用性肌无力及肌萎缩；关节挛缩；废用性骨质疏松。

2. **全身废用表现**　直立性低血压；静脉血栓形成。

二、康复护理措施

1. **局部废用护理措施**

（1）废用性肌无力和肌萎缩：制动的瘫痪肢体的肌力每周下降10%~20%，完全不动的3~5周肌力下降50%。早期加强肌肉的活动，特别是负重训练，同时加强营养的支持，可以预防废用性肌肉萎缩的发生或是减轻其程度。神经肌肉电刺激也可以预防或减轻肌无力和肌萎缩。训练的时间要根据患者的实际情况循序渐进，不能操之过急。

（2）关节挛缩：应以预防为主，及早开始关节全范围的被动运动、辅助主动运动和主动运动能起到较好的预防作用。对于已经形成的挛缩畸形，主要进行牵拉治疗，配合温热疗法，逐渐的增加关节活动范围。

（3）废用性骨质疏松：及早的开始负重站立，力量、耐力和协调性的训练，肌肉等长、等张收缩等训练。

2. **全身废用护理措施**

（1）直立性低血压：定时变换体位，开始动作要缓慢，以后逐渐提速。平卧时，使头部略高于脚，然后逐步抬高上身，从15°、30°、45°直到90°，以患者耐受为度。对健侧肢体、躯干和头部做阻力运动，以增加心搏出量。

（2）静脉血栓：长期卧床或下肢瘫痪者的血流缓慢，容易形成静脉血栓，而深部的静脉血栓一旦脱落易造成肺或脑栓塞。预防方法是使用弹力绷带以促进静脉血液回流，早期活动肢体，抬高下肢位置。一旦发生下肢深静脉血栓形成应立即停止患肢静脉输液，抬高患肢，避免按摩及热敷，严重者可使用抗凝剂如华法林、肝素以及阿司匹林等。必要时可手术治疗。

（辛丽丽　李楠）

第七节 >> 失禁相关性皮炎的康复护理

一、概述

（一）定义

失禁相关性皮炎（incontinence-associated dermatitis，IAD）是指由于暴露于尿液或粪便所造成的皮肤损伤，是一种发生在大小便失禁患者身上的接触性刺激性皮炎，任何年龄阶段均可发生，其影响的皮肤范围不限于会阴部位。

（二）病理生理

尿液或和粪便使角质层细胞肿胀及角质层结构破坏、加重皮肤炎症、易受摩擦而损伤皮肤、尿素转化成氨、皮肤的pH值升高、粪便中的酶破坏角质层等，抗生素的使用、不恰当的失禁处理等也会导致IAD的出现。

（三）临床表现

主要包括皮肤红斑、皮温升高、皮肤破损、继发感染、局部不适等症状和体征。

1. 皮肤红斑通常呈镜面效应，左右对称。

2. 不是所有的IAD都会出现皮肤破损。

3. 真菌感染的皮疹通常从中心部位向四周扩散，颜色为亮红色，点状丘疹或脓疱一般延伸进正常皮肤的皮疹边缘。

4. IAD影响的皮肤范围不仅仅限于会阴（肛门与外阴或阴囊之间的部位），尿失禁会影响女性大阴唇或男性阴囊的褶皱，以及腹股沟褶皱；大便失禁首先会影响肛周部位的皮肤，如臀裂和臀部，进而可向上延伸至骶尾部和背部，以及向下延伸至大腿后部。

（四）IAD的危险因素

主要危险因素：失禁、失禁频繁发作、使用封闭性护理产品、皮肤状况差、移动能力受限、认知能力降低、个人卫生无法自理、疼痛、体温升高、药物、营养状况差、严重疾病，年龄并不是IAD的独立危险因素。

（五）IAD的治疗与处理

发现并治疗失禁的病因是预防IAD的关键环节，清洗和保护皮肤是预防和处理IAD的重要措施。

1. 处理失禁

首先要对患者进行全面评估，明确失禁发生的原因，与医生沟通，针对病因采取措施，中断尿液和粪便对皮肤的刺激并制订护理计划；同时采取营养、液体摄入管理，训练如厕技巧等行为干预，应用成人纸尿裤之类的吸收性失禁产品等护理措施。

2. 局部清洗

清除尿液或粪便。清洁时动作要轻柔，避免大力损伤皮肤。最好能使用弱酸性的清洗剂清洁，以避免破坏皮肤表面的弱酸性保护层。

3. 保护皮肤

目的是避免或尽量减少皮肤暴露于尿液或粪便以及摩擦。清洗之后，可用皮肤保护剂涂抹皮肤以达到预防和治疗IAD的效果。若出现IAD，皮肤保护剂的使用可在角质层与潮湿或刺激物之间形成保护层，还能加快皮肤修复。常用的皮肤保护剂有：凡士林、氧化锌、护肤隔离霜、赛肤润等。

二、健康教育

1. 局部皮肤避免受压，勤更换体位。
2. 保持床单清洁、干燥、平整。
3. 保持通风，避免使用不透气的纸尿裤。
4. 搬动患者时注意手法，避免因拖拉产生摩擦力，引起物理机械性损伤。
5. 患者大小便后应及时清洁皮肤。尽量采用柔软的清洁用布或湿纸巾进行局部清洁。

（马景芹　于雪晴）

第八节 >> 自主神经反射障碍的预防与护理

一、概述

（一）定义

自主神经反射障碍（autonomic dysreflexia，AD）自主神经反射障碍是由于脊髓损伤后，自主神经系统中交感与副交感的平衡失衡所引起的一种急性的交感神经兴奋综合征，是脊髓损伤中最严重的并发症之一，常见于损伤平面在T_6及以上的脊髓损伤患者。

（二）诱因

各种有害刺激均可诱发自主神经反射障碍，最常见的有害刺激来自膀胱，其次来自胃肠道。

（三）临床表现

与交感神经兴奋，肾上腺素类递质大量释放有关。有血压升高、脉搏变慢、伴或不伴有搏动性头痛、眼花，视物模糊，损伤平面以上出汗、潮红和鼻塞等症状。

二、康复护理评估

（一）最客观的指标是血压，需要观察患者的血压、心率等。

（二）评估患者的膀胱是否充盈，有无尿路梗阻、尿管打折、前列腺增生等导致排尿不畅的原因。

（三）评估患者是否有便秘、排便困难等情况的发生。

三、康复护理措施

自主神经反射障碍一旦发生，可会危及生命，需要紧急处理。

（一）立即去除可能引起自主神经反射障碍的诱因，如引流膀胱，排空肠道，松解患者衣裤，保持坐位等。

（二）诱因解除15分钟后若症状未缓解，或收缩压＞150mmHg，可使用降压药物。

（三）出现恶性高血压者，需静脉应用降压药，给予床旁血压监护。需要注意的是，只有当不良的诱因、刺激不能查明和消除时，或者怀疑原因消除后症状仍然持续时才使用药物治疗。

四、健康教育

（一）做好患者及家属的健康教育，使其认识到自主神经反射障碍的危害及其预防的重要性。

（二）指导患者及其家属保持尿管通畅，翻身时避免牵拉尿管。

（三）指导患者加强水分及高纤维食物的摄入，指导腹部按摩，保持定时排便习惯。

（四）告知患者随身携带紧急医疗卡片，写上病因和治疗的简要说明。

（王欣　郑学风）

第九节 》 神经源性膀胱的康复护理

一、概述

（一）定义

神经源性膀胱（neurogenic bladder）是指由中枢神经或周围神经病损导致的膀胱储存和尿液排空功能障碍。

（二）病因

1. 中枢神经疾病 脑卒中、脑肿瘤、脑外伤等。

2. 脊髓损伤 外伤、肿瘤、多发性硬化、腰椎间板切除术等。

3. 骶髓损伤 骶髓肿瘤、椎间盘突出症、骨盆挤压伤、马尾神经损伤、盆腔手术后、直肠癌、子宫癌根治术。

4. 周围神经病变 糖尿病、艾滋病、带状疱疹等。

（三）临床表现

尿失禁和（或）尿潴留。

（四）分类

目前，对于神经源性膀胱尚无统一的分类标准。以下简要介绍有关神经源性膀胱的最常用的几种分类系统。

1. Turner–Warick分类法

Turner–Warick分类主要应用于脊髓损伤患者，根据逼尿肌的活动情况将其分为逼尿肌反射亢进和逼尿肌无反射两类，即痉挛性膀胱和弛缓性膀胱。这种分类方法过于简单，不适于脊髓损伤患者的个体化康复护理。

2. Lapides分类法

Lapides分类法根据神经损伤后感觉和运动功能改变的特点，将神经源性膀胱分为5类：感觉性神经源性膀胱、运动麻痹性膀胱、无抑制性神经源性膀胱、反射性神经源性膀胱和自主神经型神经源性膀胱。这种分类系统比较简单，便于理解和记忆，但是并非所有的患者都能采用该系统进行适当分类。见表8-9-1。

3. Wein分类法

Wein分类法是一种以尿流动力学为基础的功能分类方法。它将神经源性膀胱分为尿失禁、尿潴留、尿失禁合并潴留三大类，每一类又根据膀胱引起还是流出道引起的排尿功能障碍进行了细分。目前在临床上得到了广泛的应用。见表8-9-2。

表8-9-1 Lapides分类

分类	机制	常见病因
感觉性神经源性膀胱	膀胱至脊髓的感觉神经纤维或至大脑的传入脊束被切断	糖尿病、脊髓病变恶性贫血
运动麻痹性膀胱	支配膀胱的副交感运动神经分布遭到破坏	盆底根治性手术、严重的盆底外伤、带状疱疹
无抑制性神经源性膀胱	神经系统疾病导致皮质调节束受损	脑血管意外、帕金森病、脑部或脊髓肿瘤
反射性神经源性膀胱	脑干和骶髓之间损伤且脊髓休克期结束后的膀胱尿道功能状态	造成该段脊髓损伤的任何疾病，常见于创伤性脊髓损伤和横断性脊髓炎
自主神经型神经源性膀胱	来自骶髓并分布于膀胱的运动和感觉神经完全分离现象	导致骶髓或骶神经根和盆腔神经的任何疾病

表8-9-2 Wein分类

尿失禁	A由膀胱引起 无抑制性收缩 容量减少 顺应性低 正常（因认知、运动等原因引起） B由流出道引起 膀胱颈压下降 外括约肌压下降	
尿潴留	A由膀胱引起 逼尿肌反射消失 容量大／顺应性高 正常（因认知、运动等原因引起） B由流出道引起 高排出压，伴低尿流率 内括约肌协调不良 外括约肌协调不良 括约肌过度活跃（括约肌或假性括约肌协调不良）	
尿潴留与尿失禁混合	由膀胱引起，无抑制性收缩合并逼尿肌活动下降	

4. Madersbacher分类方法

Madersbacher分类方法由欧洲泌尿协会（European Association of Urology）提供，该分类是基于原流动力学结果和临床检查结果制订。根据逼尿肌与括约肌的功能将神经源性膀胱功能分为8类：（1）逼尿肌过度活跃伴括约肌过度活跃；（2）逼尿肌过度活跃伴括约肌活动不足；（3）逼尿肌过度活跃伴括约肌功能正常；（4）逼尿肌活动不足伴括约肌过度活跃；（5）逼尿肌活动不足伴括约肌活动不足；（6）逼尿肌活动不足伴括约肌功能正常；（7）逼尿肌功能正常伴括约肌过度活跃；（8）逼尿肌功能正常伴括约肌活动不足。这种分类方法简单可行，临床护理人员能够根据不同类型神经源性膀胱的处理原则对患者进行康复护理指导。

二、康复治疗原则与治疗方法

（一）康复治疗原则

神经源性膀胱康复治疗的原则包括：控制或消除尿路感染；使膀胱具有适当的排空能力；使膀胱具有适当的控尿能力（图8-9-11）。

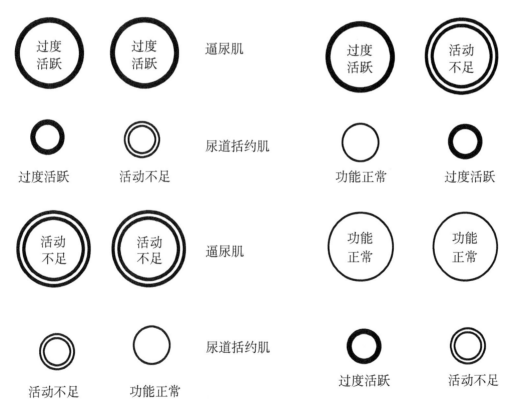

图8-9-1

（二）康复治疗方法

1. 间歇性导尿

间歇性导尿（intermittent catheterization，IC）指在需要时将尿管经尿道插入膀胱内，排空尿液后把导尿管拔出的方法。根据操作时是否采用无菌操作，分为间歇性无菌导尿和间歇性清洁导尿两种，目前临床上多采用间歇性清洁导尿。

间歇导尿目的：①使膀胱规律性充盈和排空；②规律排出残余尿量；③促进膀胱功能恢复。

间歇导尿适应证：①神经系统功能障碍：如脊髓损伤等导致的排尿问题；②非神经源性膀胱功能障碍：如前列腺增生、产后尿潴留等导致的排尿问题；③膀胱内梗阻导致排尿不完全；④用于检查：取尿液标本、测尿量等。

间歇导尿相对禁忌证：①不能自行导尿且照顾者不能协助导尿；②缺乏认知导致不能配合或不能按计划导尿；③尿道解剖异常；④完全或部分尿道损伤和尿道肿瘤；⑤膀胱容量小于200ml；⑥严重的尿路感染；⑦严重的尿失禁；⑧每天摄入大量液体不能控制；⑨经过治疗仍有膀胱自主神经异常反射。

间歇导尿的操作过程：患者取仰卧位或侧卧位，手法要轻柔，当导尿管前端到达尿道括约肌处时要稍做停顿，了解尿道括约肌部位的阻力，再继续插入。导尿完毕，拔管要慢，到达膀胱颈部时，稍做停顿，同时嘱患者屏气增加腹压，或医护人员用手轻压膀胱区，使全部尿液引出，达到真正的膀胱排空。在操作时，成年人用10～14号导尿管，每隔4～6小时一次，每日不超过6次。每次导尿量控制在300～500ml。

对进行IC的患者，每日的液体摄入量应严格控制在2000ml以内，约为1500～1800ml，具体方案为：早、中、晚进水量各400ml，可在10：00、16：00和睡前20：00可再饮水200ml，睡后到次日起床前不再饮水。

目前，常使用膀胱容量测定仪来测量膀胱容量，指导间歇导尿。一般说来，成人残余尿量少于100ml即认为膀胱功能达到平衡，可停止导尿（表8-9-3）。

2. 膀胱训练

（1）尿潴留

1）意念排尿。

2）诱导排尿：条件反射诱导排尿，开塞露塞肛诱导排尿。

3）反射性排尿训练：导尿前半小时，轻轻叩击耻骨上区，大腿上1/3内侧，50～100次/分，每次叩击2～3分钟。或牵拉阴毛、挤压阴蒂、阴茎或用手刺激肛门诱发膀胱反射性收缩，产生排尿。

表8-9-3　间歇导尿排尿记录表

姓名		性别	年龄	住院号		诊断
日期	时间	导尿频次	漏尿量（ml）	自排量（ml）	导尿量（ml）	备注

（2）尿失禁

1）盆底肌训练：确定尿失禁类型和配合程度，指导患者在不收缩下肢、腹部及臀部肌肉的情况下自主收缩盆底肌肉（会阴及肛门括约肌），每次收缩5~10秒，重复做10~20次，每日3组。

2）指导呼吸训练：吸气时收缩肛门，维持5~10秒，呼气时放松；指导患者在桥式运动下做收缩肛门动作。

3. 集尿器的使用　外部集尿器主要是男用阴茎套型集尿装置，女用集尿装置还很不理想，仍需使用尿垫。集尿器适用于各种类型的尿失禁患者。

4. 药物治疗　应用抑制膀胱收缩药物，如抗胆碱类，平滑肌松弛剂治疗逼尿肌不随意收缩；应用促进膀胱排尿药物，如氨基甲酰甲基胆碱，坦索罗辛等减少膀胱出口阻力。

5. 针灸疗法

6. 封闭疗法

7. 肉毒杆菌毒素A外括约肌注射

8. 手术治疗　作用是提高膀胱反应性及容量，改变膀胱出口阻力，需经非手术治疗证明无效，并在神经病变稳定后进行。如经尿道膀胱颈切开或部分切除术，膀胱颈Y-V成形术，膀胱扩大术等。

三、康复护理措施

1.休息与运动　保持充足的睡眠，有利于康复训练。

2. 饮食指导　指导患者多食素纤维蔬菜及水果（如地瓜、芋头、猕猴桃、豆腐渣等），少进食菠菜、韭菜、芹菜等粗纤维食物。

3. 心理指导　针对患者不同心理情况，可组织病友联谊会，同病友互相交流，增加战胜疾病的信心。

4. 膀胱管理

（1）间歇导尿的饮水计划：每天饮水量维持在1500ml～2000ml左右，早、中、晚各饮水400ml，10：00、16：00、20：00再各饮水200ml，20：00至次晨6：00不能饮水。导尿时间4～6小时一次，每日不超过6次，每次导尿不能多于500ml。

（2）间歇导尿法：两次导尿之间自主排尿＞100mL，残余尿量＜300ml者，每6小时导尿一次。两次导尿之间自主排尿＞200ml，残余尿量＜200ml者，每8小时导尿一次。残余尿量＜100ml或低于膀胱容积的20%应停止导尿。

5. 预防压疮　保持床铺清洁，平整干燥，应用气垫床，每2小时翻身一次，翻身时行轴线翻身，注意体位保护。

6. 保持大便通畅　鼓励患者多进食素纤维蔬菜及水果（地瓜、猕猴桃等），多饮水，早晚空腹饮香油、蜂蜜水（血糖不高者）。完全性损伤的患者可隔天定时排便，患者用手指按摩腹部。

7. 安全方面　在使用轮椅转移前一定要先上刹车，再转移患者。拉起床挡，避免患者坠床。

8. 床上关节被动活动　防止深静脉血栓的形成或栓塞。

9. 防止体位性低血压　改变体位时动作不要过快，必要时穿抗血栓弹力袜。

四、健康教育

1. 加强康复锻炼　对于肢体活动障碍者，加强肢体功能锻练，户外活动必须有专人陪护，防止意外的发生，鼓励患者经常做主动和被动运动锻炼，防止肌肉萎缩。

2. 注意劳逸结合，保持充足睡眠。

3. 心理护理　帮助患者树立战胜疾病的信心，对疾病要有正确的认识。

4. 指导患者每周复查尿常规，出现泌尿系统感染及时就诊。

5. 间歇导尿患者出院后继续进行自我清洁间歇导尿，教会患者根据残余尿量确定导尿频率。

6. 出院后一个月复诊，如有不适应随时就诊。

（葛萍　韩艳）

第十节 » 神经源性肠道的康复护理

一、概述

（一）定义

神经源性肠道是指支配肠道的中枢或周围神经结构受损或功能紊乱导致的排便功能障碍。

（二）病因

常见于脊髓损伤、脑卒中、脑外伤、脑肿瘤、多发性硬化、糖尿病等疾病。

（三）分类

1. 上运动神经元导致的肠道功能障碍（反射性直肠）　骶2～骶4以上病变时，高级排便中枢被破坏，排便不受大脑控制，但因脊髓腰骶段的初级排便中枢和排便反射弧正常，排便反射仍存在，患者可通过反射自动排便，称为反射性直肠。

2. 下运动神经元导致的肠道功能障碍（弛缓性直肠）　骶2以下脊髓或周围神经损伤时，因初级排便中枢和排便反射弧被破坏排便反射消失，控制排便的肌肉张力低下，称为迟缓性直肠。

（四）临床表现

反射性直肠表现为便秘，迟缓性直肠表现为大便失禁。

二、康复护理措施

1. 反射性直肠护理

（1）指力刺激患者取左侧卧位，护士的示指或中指带指套，涂润滑油，缓缓插入肛门，用指腹一侧沿着直肠壁顺时针转动。每次指力刺激可持续15～20秒，直到感到肠壁放松、排气、有粪便流出。如果发现患者肛门处有粪块阻塞，可先用手指挖出的方法，将直肠的粪块挖清，然后再进行指力刺激。指力刺激可诱发肠道反射，促进粪团的排出。

（2）腹部按摩在指力刺激前或同时，可以先进行腹部顺时针的按摩。使患者屈膝，放松腹部，护士的手掌自右向左沿着患者结肠的解剖位置（升结肠、横结肠、降结肠、乙状结肠）方向，自右下腹、右上腹、左上腹、左下腹做顺时针环状按摩，促进肠道蠕动，从而可加速粪团的排出。

（3）肠道功能训练

1）盆底肌训练：患者取仰卧位或坐位，双膝屈曲稍分开，轻抬臀部，缩肛提肛，维持10秒，连续10次，每天练习3次，促进盆底肌功能恢复。

2）腹肌训练：常用的方法有仰卧直腿抬高训练、仰卧起坐等。

3）模拟排便训练：选择合适的排便环境以及习惯的排便时间、姿势，最好采取蹲位或者坐位，嘱患者深吸气，往下腹部用力，模拟排便。每日定时进行训练，有助于养成定时排便的良好习惯。

4）药物使用 可使用通便剂，如开塞露、甘油等，软化粪便，润滑肠壁，刺激肠蠕动而促进排便。

5）饮食与运动 多进食水果、蔬菜及粗粮等高纤维素食物，多饮水。指导患者保持适当运动，增强身体，进行增强腹肌和盆底肌的训练。

2. 弛缓性直肠的护理

（1）手指协助排便 在进行腹部顺时针按摩后，可进行手指协助排便。

（2）肠道功能训练 弛缓性直肠的患者可通过盆底肌功能训练、腹肌训练等增强对排便的控制能力，同时养成定时排便的良好习惯。

（3）保持床单、被服干净，保证肛周、臀部皮肤清洁干燥，避免破损。如出现肛周发红，可涂氧化锌软膏。

（4）饮食指导 清淡、规律饮食，禁烟、酒，避免导致大便松散的食物，如辛辣食品等。

（赵丽莉　陈秀　孙乙超）

第十一节 ≫ 言语–语言障碍的康复护理

一、概述

1. 定义　言语-言语障碍是指言语-语言处理过程中的各阶段单独受损或两个以上阶段共同受损。言语-语言障碍的康复是指通过各种手段对言语-语言功能障碍的患者进行针对性的康复治疗。

2. 治疗目标　根据波士顿失语严重程度分级标准确定患者的治疗目标，见表8-11-1。

表8–11–1　失语症的治疗目标

程度	严重程度分级	长期目标
轻度	4、5	改善言语功能，力争恢复就业
中度	2、3	充分利用残存功能，在交流上做到基本自如
重度	0、1	利用残存功能和代偿方法，竞选简单的日常交流

3. 训练开始时间　开始实施语言治疗的条件是患者意识清楚、病情稳定、能够耐受集中训练大约30分钟左右。训练前应做好语言评估，根据患者失语的类型及程度给予针对性的相关训练。尽管失语症患者发病后的3~6个月是言语功能恢复的高峰期，但临床发现发病后2~3年的失语症患者，只要能够坚持系统的、强化的言语治疗，仍会有不同程度甚至明显的改善。

4. 训练形式

（1）"一对一"训练：即1名治疗师对1名患者的面对面训练方式。

（2）自主训练：患者经过"一对一"训练之后，充分理解言语训练的方法和具体要求，具备了独立练习的能力和基础；这时治疗师可将部分需要反复练习的内容让患者自行进行训练。但教材、内容和量须由治疗师制订并要定期检查。

（3）集体训练：将各种类型以及不同程度的语言障碍患者集中到一起，以小组的形式进行语言治疗。能够改善语言障碍患者对社会的适应性，减少其心理不安、提高交流的欲望，同时也提供了一个可以相互交流的场所，对改善言语障碍患者心理、情绪、人际关系方面等起到积极的作用。

（4）家庭训练：应将制订的治疗计划、评价方法介绍并示范给家属，通过观摩、阅读指导手册等方法教会家属相关训练技术，再逐步过渡到回家自主训练。治疗师应定期检查和评定，调整训练课题及告知相应注意事项。

二、康复护理评定

1. 评估患者有无失语症、失语症的类型及轻重程度，了解患者残存的交流能力。

2. 评估患者的反射、呼吸、唇的运动、颌的位置、软腭、喉、舌的运动、言语状况等。

三、康复护理措施

1. 失语症

（1）治疗方法：包括Schuell刺激促进法、阻断去除法、程序学习法及脱抑制法。20世纪以来应用最广泛的训练方法之一是Schuell刺激促进法，包括六个原则①适当的语言刺激；②多种途径的语言刺激；③反复刺激提高其反应性；④刺激引起患者某些反应；⑤对患者正反应的强化；⑥矫正刺激。

（2）实用交流能力训练：对大多数的失语症患者来说，虽然其言语功能与非言语功能（如手势语、绘画等）在许多时候同时受损，但与言语功能受损的程度相比，非言语功能的损害程度可能较轻，即非言语交流能力完全或部分保留。如果经过系统的言语-语言动能训练仍然没有显著改善，则应该考虑进行实用交流能力的训练，目前应用较多的训练方法是由Davis和Wilcox创立的交流效果促进法（PACE），PACE是目前国际上公认的促进实用交流的训练方法之一。其理论依据是在训练中利用接近实用交流的对话结构，在言语治疗师与患者之间双向交互传递信息，使患者尽量调动自己的残存能力，以获得实用化的交流技能。具体方法：将一叠图片正面向下扣置于桌上，治疗师与患者交替摸取，不让对方看见自己手中图片的内容；然后运用各种表达方式（如呼名、迂回语、手势语、指物、绘画等）将信息传递给对方，接受者通过重复猜测、反复质问等方式进行适当反馈，治疗师可根据患者的能力提供适当的示范。

（3）对症治疗

1）听理解训练：以Schuell刺激法为核心。根据患者听理解障碍的严重程度选择合适的训练课题：①语音辨识；②听词指图；③听语记忆广度扩展；④句篇听理解；⑤执行口头指令。

2）口语表达训练：①言语表达技能训练：先训练患者发元音"a""u"和容易观察的辅音"b""P""m"。可以用压舌板帮助患者使其发音准确，要求患者对着镜子练习，有利于调整发音。②改善发音灵活度的训练：对于发音缓慢费力的患者，让其反复练习发音。③命名训练：首先要进行听觉训练、图片与文字卡匹配作业，然后用图片或实物让患者呼名。④扩大词汇的训练：通过单词复述、图片－单词匹配等作业扩大词汇，也可应用反义词、关联词、惯用语等。⑤复述训练：根据患者复述障碍的程度进行直接复述（单音节、单词、词组、短句、长句等）；看图或实物复述；延迟复述；重复复述等。⑥描述训练：给患者出示有简单情景的图片，让患者描述。

3）阅读理解和朗读训练：根据患者的功能水平（视觉匹配水平、单词水平、语句及篇章水平），选择适当的阅读和朗读内容。

4）书写训练：对于失写患者，训练时要循序渐进，训练顺序为临摹、抄写、自发性书写（看图书写、听写、功能性书写等）。

（4）注意事项：①时间安排：每日的训练时间应根据患者具体情况而定，最初的训练时间应限制在30分钟以内，以后循序渐进增加，短时间、高频率训练的效果优于长时间、低频率的训练。训练要持续数月、1年或更久。②避免疲劳：要密切观察患者的行为变化，一旦有疲倦迹象应及时调整训练时间和改变训练项目，及时处理异常反应。③训练目标要适当：每次训练开始时从患者容易的课题入手，激励进一步坚持。对于情绪不稳定、处于抑郁状态的患者应调整到较容易的课题上；对那些过分自信的患者可提供稍难一些的课题进行尝试，以加深其对障碍的认识。

2. 构音障碍

（1）呼吸训练：是改善发声的基础。可通过采取不同的体位，分别做增加呼气时间的训练和呼出气流控制训练。

（2）放松训练：主要针对痉挛型构音障碍患者，可进行如下放松训练，顺序是下肢、躯干、上肢、头颈部。

（3）语音训练：对伴有口颜面失用和言语失用的患者，需做以下练习：①言语治疗师画出口形图，告诉患者舌、唇、齿的位置以及气流的方向和大小，以纠正口颜面失用。②嘱患者模仿治疗师发音，包括汉语拼音的声母和声调。

（4）减慢言语速度训练：利用节拍器控制言语速度，由慢逐渐加快，患者随节拍器发音可以明显增加言语清晰度。

（5）音辨别训练：首先要让患者能分辨出错音，可以通过口述或放录音，也可以采取小组形式，由患者说一段话，让其他患者评议，最后再由治疗师给予纠正。

（6）克服鼻音化训练：鼻音化构音会明显降低声音的清晰度，使对方难以理解。可采用以下方法进行训练：①吹蜡烛、吹喇叭、吹哨子等。②采用"推撑"疗法：让患者两手掌放在桌面上向下推，或两手掌放在桌面下向上推，在用力的同时发"啊"音，可促进腭肌收缩和上抬。③发舌根音"卡"，可加强软腭肌力，促进腭咽闭合。

（7）韵律训练：可借助电子琴等乐器让患者随音的变化训练音调和音量，借助节拍器让患者随节奏发音，以纠正节律。

（8）音节折指法训练：患者每发一个音，健侧一个手指掌屈，音速与屈指的速度一致。实现自主控制说话，提高说话的清晰度。

（9）非言语交流方法的训练：重度构音障碍的患者存在言语功能的严重损害。为使这部分患者能进行社会交流，语言治疗师可根据具体情况和交流的实际需要，选择替代言语交流的一些方法，如手势、图画板、词板、句子板等。对于文化水平较低和失去阅读能力的患者，图画板上画有多幅日常生活活动的画面，会有所帮助；而词板、句子板适用于有一定文化水平的和运动能力的患者。

四、健康教育

1. 早期开始 需告知患者及家属尽早进行言语-语言治疗的意义，开始得越早，效果愈好。

2. 及时评估 言语-语言治疗前进行全面的语言功能评估，治疗过程中要定期评估。

3. 循序渐进 言语训练过程应该遵循循序渐进的原则，由简单到复杂。

4. 及时反馈 强化正确的反应，纠正错误的反应。

5. 鼓励患者主动参与 言语 – 语言治疗的本身是一种交流过程，需要患者的主动参与，治疗师与患者，患者与家属之间的双向交流是治疗的重要内容。

6. 注意心理治疗，增强信心及信任感 要充分理解、尊重患者，积极鼓励进步，提高患者的训练欲望，与其建立充分的信赖关系。

（付尧　郭菁）

第十二节 》 吞咽障碍的康复护理

一、概述

1. 定义 吞咽障碍是指由于下颌、双唇、舌、软腭、咽喉、食管括约肌或食管功能受损，不能安全有效地把食物正常送到胃内的一个过程。

2. 病因 （1）脑血管疾病：半球卒中、脑干卒中、腔隙性脑梗死、多发性脑梗死。（2）神经、肌肉疾病，大致可分为：①弛缓性肌力低下：主要的疾病是肌萎缩侧索硬化症、延髓空洞等神经性疾病等；②运动过多、异常紧张：主要的疾病是亨廷顿病、张力障碍等神经性疾病、肌强制性营养不良等肌病、硬皮病等引发软组织病变的疾病等；③帕金森病。（3）机械性因素：①口咽部：甲状腺肿、淋巴结病、Zenker憩室、头颈部肿瘤等；②食道：食道黏膜溃疡性狭窄、食道肿瘤、食道化学性损伤、放射性损害等。

3. 吞咽生理 整个吞咽过程分为5个阶段，认知期、口腔准备期、口腔期、咽期、食管期（图8-12-1）。

（1）认知期：指将食物放入口中之前的这一阶段，又称先行期或口腔前期。

（2）口腔准备期：指将食物置于口腔内，并在适量唾液的帮助下，由唇、齿、舌、颊将食物磨碎形成食团的过程。又称咀嚼期。

（3）口腔期：指舌推进食团开始向后运动到进入咽部之前的过程。此期唇紧闭，舌上举，口腔内压上升，食团从舌尖沿硬腭被推送至舌根，触发吞咽发射。食团在口腔内传递的时间为1～1.25秒。

（4）咽期：是指食团从进入口咽部开始到通过食管上括约肌进入食道的阶段。用时不足1秒，却由20多对肌肉共同协调完成，这时期喉部是封锁的，以防止食物流入呼吸道。

（5）食管期：吞咽时，食团由食道入口处移送至胃部入口处的这一阶段。此期在食管平滑肌与横纹肌收缩的共同作用下实现的，因此不受吞咽中枢控制。需用时约8～20秒。

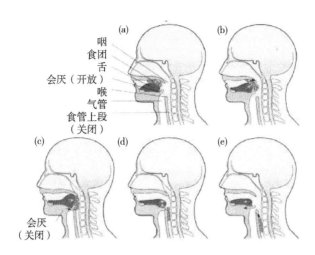

a.食物位于舌背部，部分食物已经被驱动到会厌谷；b.舌尖向前上方运动并与硬接触，舌与的接触面积向后逐渐增加，驱动剩下食物进入口咽部；c.舌向后挤压食团至下咽部；d.舌继续向后挤压，食团通过食道上括约肌；e.舌与腭分离，咽及鼻咽部张开，食道上括约肌关闭

图8-12-1 正常吞咽过程

4.分类

（1）依据解剖功能结构的变化情况，可分为①功能性吞咽障碍：由中枢神经系统或周围神经系统损伤、肌病等引起运动功能异常，无器官解剖结构改变的吞咽障碍。②器质性吞咽障碍：是口、咽、喉、食管等解剖结构异常引起的吞咽障碍。

（2）按发生部位分为①口咽吞咽障碍：患者引发吞咽动作时较费力，通常认为颈部是存在问题的部位。②食管吞咽障碍：可能的发生部位多在近端和远端食管，分别称为"高位"和"低位"吞咽障碍。

5.临床表现 流涎、食物从口角漏出、咀嚼不能、张口困难、吞咽延迟、咳嗽、哽咽、声音嘶哑、食物反流、食物滞留在口腔和咽部、误吸及喉结构上抬幅度不足等。患者可因吞咽障碍而发生误吸、误咽和窒息，甚至引起肺炎等；也可因进食困难而引起营养物质摄入不足，水、电解质及酸碱平衡失调，从而影响患者的整体康复。

二、康复护理评定

1.评估患者现病史、既往史、个人史、家族史等。

2.通过EAT-10吞咽筛查量表、反复唾液吞咽试验、饮水试验、Any Two试验、标准吞咽功能评估（SSA）等评估患者吞咽障碍程度。

3.通过实验室检查、放射性核素扫描检查、超声检查、测压检查、内镜检查、肌电图检查及脉冲血氧定量法等评估吞咽障碍的分期和程度。

三、康复护理措施

1. 间接训练（基础训练）

间接训练从预防废用性功能低下、改善摄食-吞咽相关器官的运动及协调动作入手，为经口腔摄取做必要的功能性准备。由于间接训练法不使用食物，误咽、窒息等危险很小，不仅对轻度患者，对严重的摄食-吞咽障碍患者也可进行。

（1）口腔周围肌肉训练：

1）唇运动：包括闭唇、噘嘴和唇角上抬。患者紧闭唇，治疗师将食指与中指分别压于上下唇，用力掰开双唇，促进闭唇力量。患者用力噘嘴，治疗师用食指置于唇角向外拉，给予阻力。患者微笑，治疗师将中指置于口角，抵抗唇角上抬。用冰块沿口角向面颊快速轻擦，可促进唇角上抬。

2）颌运动：包括张颌和闭颌。患者张嘴时，治疗师手放在下颌下，向上推，抵抗下颌的向下力量。闭颌时，患者用力咬合，治疗师向下拉下颌，施加反向力。

3）舌运动：包括伸出、侧伸、舌尖舌根抬高。要求患者尽可能地向外伸舌。用勺子或压舌板给予阻力。用压舌板或勺子在舌中部快速向内压。伸舌舔吸管或果冻。舌侧伸时，用压舌板给予阻力。舌在口内将两侧面颊顶起，给予阻力。于唇角放置果冻，患者用舌舔。舌尖做顺时针逆时针清扫牙齿动作。用压舌板快速用力向下压舌根部，然后用压舌板抵抗舌根部抬高。发"k"音，也有助于舌根部抬高。

（2）寒冷刺激法：①吞咽反射减弱或消失时：用冰冻的棉棒，轻轻刺激软腭、腭弓、舌根及咽后壁，可提高软腭和咽部的敏感度，使吞咽反射容易发生。②流涎对策：对颈部唾液腺用冰块按摩，直至皮肤稍稍发红。1日3次，每次10分钟。

（3）屏气-发声运动：患者坐在椅子上，双手支撑椅面做推压运动，屏气。然后突然松手，大声用力发"a"音。也可改为推墙。或者患者试图发声时，治疗师在前面将双手置于患者双肩给予压力，发声时患者推动身体向前，抵住治疗师的手。此运动可以训练声门闭锁功能、强化软腭肌力，有助于除去残留在咽部的食物。

（4）咳嗽训练：患者反复咳嗽，清嗓子，促进喉部闭锁的效果。

（5）构音训练：患者张口发"a"音，并向两侧运动发"yi"音，然后再发"wu"音，每次每音发5次。也可嘱患者缩唇然后发"hu"音，像吹蜡烛、吹哨动作。进一步让患者发"你、我、他"简单音。然后唱一段最熟悉的歌，鼓励大声唱，通过张闭口动作，声门开闭来促进口唇肌肉运动和声门的闭锁功能。

（6）呼吸训练：通过延长呼气吸气，控制呼吸能力。

（7）屏气吞咽：丧失呕吐反射、咳嗽反射、声带麻痹易造成吸入性肺炎。可改善进食步骤，进行声门上吞咽，防止误咽。方法是，咀嚼－吸气－屏住呼吸－吞咽－咳嗽－吞咽。

（8）吸吮和喉头上举训练：患者食指带上胶套，放在治疗师的口中，治疗师吸吮手指。然后患者把手指放在自己口中，模仿吸吮动作，体验吸吮的感觉。反复练习，直到产生中度的吸吮力量。患者把自己的手指置于治疗师的甲状软骨上缘，在治疗师吞咽时，感觉它的运动。然后患者将自己的手指置于甲状软骨上，模仿动作。

2. 摄食训练（直接训练）

包括进食体位和姿势、食物的形态、食团入口位置、食物性状、一口量、进食速度、吞咽辅助手法及进食时提醒等。

（1）体位及姿势：培养良好的饮食习惯至关重要。最好定时、定量，能坐起来不要躺着，能在餐桌上不要在床边进食。但由于口腔阶段及咽腔阶段同时存在功能障碍的患者较多，因此应因人因病情而异。开始训练时应选择极有代偿作用且又安全的体位。对于不能坐位的患者，一般取躯干呈30°仰卧位，头部前屈，偏瘫侧肩部以枕垫起，护士位于患者健侧，食物不易从口中漏出，利于食物向舌部运送，减少逆流和误咽。对尚能下床者，取坐直头稍前屈位，身体亦可倾向健侧30°，使舌骨肌的张力增高，喉上抬，食物容易进入食道。如果头部能转向瘫痪侧80°，此时健侧咽部扩大，便于食物进入，以防止误咽。

（2）食物形态：在可以进行吞咽造影检查的情况下，要确认食物形态是否合适。选择适宜吞咽障碍者的食物，首要条件是易于口腔内移送和吞咽，不易误咽。其特征如下：柔软，密度及性状均一；有适当粘度，不易松散；通过口腔和咽部时容易变形；不易粘在黏膜上。

（3）食团在口中位置：进食时应把食物放在口腔最能感觉食物的位置，且能最适宜促进食物在口腔中保持及输送。

（4）一口量及进食速度：一口量，即最适于吞咽的每次摄食入口量。一般正常人每口量：流质1～20ml，果汁5～7ml，糊状食物3～5ml，肉团平均为2ml。为减少误吸，应调整合适的进食速度，前一口吞咽完成后再进食下一口，避免两次食物重叠入口。

（5）进食时提醒

1）语言示意 例如照顾者在患者边进食边说"吞"提醒患者。

2）手势示意 例如照顾着指着自己的嘴唇以提醒患者在吞咽期保持嘴唇闭紧。

3）身体姿势示意 例如使用下巴和头的支撑器以提醒患者保持正确的身体姿势。

4）文字示意 利用文字给患者和照顾者提供不断的提醒注意预防并发症。

5）食物的味道和温度示意 冷觉可刺激触发吞咽反射，而热的液体可提醒患者慢慢吸吮液体。

（6）常见的代偿姿势及适应证（表8-12-1）。

表8-12-1　常见的代偿姿势及适应证

代偿技巧	适应证
低头	吞咽前和吞咽中误吸
伸颈	食团推进障碍
头转向患侧	吞咽后单侧咽无力造成残留
侧方吞咽：指导患者头部向左右侧做点头样动作	单侧肌无力，梨状隐窝残留
半卧位	咽残留及吞咽后反流性误吸
空吞咽：每次食物后，再反复做几次空吞咽，使食团全部咽下	咽残留
交互吞咽：让患者交替吞咽固体食物和流质，这样既有利于诱发吞咽反射，又能去除咽部残留	咽残留
注射进食	口腔食团推动不足
声门上吞咽：患者做深呼吸，然后屏住呼吸，再进行咽吞，吞咽后用力咳嗽	声门关闭不充分或延迟
超声门上吞咽	喉口关闭不充分或延迟
用力吞咽：患者舌用力向后移动进行吞咽，推动食团通过咽腔，可改善舌根后缩及咽肌收缩的力量	舌根后缩无力
门德尔森吞咽：以舌部顶住硬腭、屏住呼吸，示指、中指置于甲状软骨上方及环状软骨上，感受喉	喉部可以上抬的患者结上抬

3. 间歇管饲技术

通过间歇性管饲为不能经口进食或单纯经口进食会产生低营养和水分摄取困难的患者提供营养物质、水分、药物，以维持患者营养和治疗的需要，维持胃肠道的正常功能，减少胃肠道、代谢以及感染等相关并发症的发生。

（1）评估　吞咽治疗师评估后确定间歇方式，检查患者是否有间歇插管禁忌证。

（2）知情同意　取得患者和家属同意，签订知情同意书。

（3）准备　14号球囊导尿管或胃管、食物（适宜温度）温水、5ml注射器、听诊器、灌食空针。

（4）体位　清洁口腔后采取坐位或半卧位（床头至少抬高30°），体位性低血压及压疮患者依病情而定。

（5）插管前注意做好口腔护理，把口腔内的分泌物清理干净。

（6）插管 戴清洁薄膜手套，管前端用蜂蜜或饮用水润滑，手持导管前端沿口腔正中插入，并向咽后壁推进导管，插至咽喉部时嘱患者做吞咽动作，同时将导管顺势插入食管，插入长度18～22cm，胃管插入长度为45～55cm。

（7）往导管球囊内注入3～5ml水，然后轻轻向外提拉，有卡住的感觉，此位置为环咽肌下缘，此时随着食管蠕动导管可到达食管中上段。

（8）判断是否误入气管导管外侧端置于水中，观察有无规律气泡产生。若呼吸时有气泡溢出，则提示管可能误入气道内。

（9）往导管另一侧口缓慢注入5m水，如无呛咳注入20～50ml水，如没有不良反应方可注入食物。

（10）测量食物温度 注食速度为50ml／min，每次注食量300～500ml。

（11）注食完食物和水后拔掉导管，保持喂食时的体位30分钟。

（12）用后的导管用水冲洗干净，自然环境晾干以便下一次使用。

（13）根据患者病情，每天插管次数一般4～6次。

（14）开始管饲饮食前，应评定营养状态，以确定营养素的需要量。

（15）插入时如果发生呛咳、呼吸困难、发绀等情况可能误入气管，应立即拔出，休息片刻后再插。

（16）注入食物应从少量开始，观察经2～3天无明显不适后，再逐渐增加注入量和次数。

（17）灌食空针每天更换，导管及5ml注射器每周更换一次。

（18）陪护人员或患者本人经培训后掌握操作要领后可由他们操作。

（19）观察并记录患者摄入量、出量及营养状态，监测体重。如果发现患者摄入量和消耗不平衡及时与医生联系，调整护理方案。

4. 并发症的预防和护理

（1）营养不良及时请营养师评估患者营养状况并采取胃肠外或肠内营养。

（2）误吸及误吸性肺炎

1）经口进食患者：护士及照顾者要严格观察患者每一次经口进食情况，做到如下几点：①不要让患者在无人看护下进食；②为患者提供治疗师所要求的性状的食物和液体；③注意一般情况下患者进食时需要坐起，除非治疗师有特别的要求；④鼓励患者小口进食；⑤允许患者有足够的进食时间；⑥在进食更多食物时要确信患者前一口食物已经全部咽下；⑦如果患者出现窒息立即停止喂食；⑧一般进餐后让患者坐位休息20～30分钟；⑨保持安静的环境，减少干扰，最好没有电视干扰。

2）管饲过渡到经口进食患者：必须监控过渡进程，逐步谨慎地调整治疗计划，防止误吸和反流的发生。任何肺组织的急慢性炎症均提示存在误吸的可能性，患者由于沉浸于能够重新经口进食的兴奋中，往往会忽略，需要立即向患者的主管医生报告。

3）管饲患者

确保喂养管位置正确：放置胃管后，每次间断喂养前或持续喂养每次换喂食物前均需检查胃管位置。

减少胃残余量：可通过回抽胃内容物来确定胃残余量，胃残余量过多可增加反流和误吸的危险。如果自上一次喂养后2小时，胃内容物有100ml或1h后有大约50%的喂养液残留在胃内，提示患者消化不良，有胃潴留，此时要暂停鼻饲或将胃内潴留物抽干净后，按常规减半进行鼻饲，必要时辅助促消化药。

合适的体位：a. 坐位或半卧位：食物反流、胃潴留等是重型颅脑损伤患者行鼻饲喂养常见并发症。b. 侧卧位：对于脑出血早期和有明显颅内压增高的患者，插管时将患者头部托起有造成脑疝的危险，采取侧卧位插管法，不仅能防止呕吐误吸，还适用于气管插管患者。双侧脑卒中的患者，取侧中卧位，可增加胃管通过咽的腔隙。c. 平卧位：一侧脑卒中患者取平卧位，选择健侧的鼻腔置管，可使胃管经健侧咽后壁入食管。d. 俯卧位：昏迷患者置胃管，可取俯卧位。此体位使舌后坠减轻，口咽通道不再受阻，口腔分泌物自然流出，使呼吸道通畅，置管顺利。

及时清除口腔内分泌物：误吸呼吸道的物质有3种，口咽细菌、微粒物质和酸性胃内容物；咽障碍患者口腔及咽部感觉、反射差，环咽肌功能障碍患者唾液无法进入食管，通常容易流入呼吸道；进食后残留在口腔及咽部的食物容易随呼吸进入呼吸道，导致进食后潜在性的肺部感染。进食前后口腔与咽部的清洁对于吞咽障碍患者预防肺部感染是一项重要措施。

密切观察病情：仔细观察患者痰液性状及量的变化，判断痰液是否与鼻饲有关，如果确定是胃内容物反流所致误吸，必须明确引起的原因并加以改正，必要时停止鼻饲，以免加重患者肺部感染，应根据痰液细菌培养，合理使用敏感的抗生素。

4）胃造瘘患者：护理中应掌握食物的量、输注的速度、温度；选择合适的体位，半坐位（床头角度≥30°）符合食物在消化道的正常运动方向，胃排空不良的患者可减少食物的反流，因此管饲过程和管饲后半小时内给患者采取半坐位，管饲后1小时内尽量不吸痰。患者一旦发生误吸，应尽快吸出口腔、咽喉、气管内的食物，情况较严重时可用纤维支气管镜冲洗，配合抗生素治疗。

5）人工呼吸道患者：除合理选择胃管，减少咽及食管的刺激，正确的管饲体位，适宜的喂养方式，合理安排吸痰时间等干预外，重点应采取如下措施：

①气囊压力的调节：气囊压力过大易导致气管黏膜缺血性损伤甚至坏死，随后瘢痕形成而致气管狭窄，严重时可发生穿孔，导致气管食管瘘。相反，压力过小则充气不足，可导致吸呼道漏气，发生潮气量不足、误吸等并发症，故调整气囊压力非常重要。气囊压力测定的方法有很多、一般临床上常用的有捏气囊感觉法、定量充气法及气囊压力表测量法。

②气囊放气护理：气囊定时放气，可预防充气时间过长压迫气管壁导致的并发症，一般每4～6小时放气3～5分钟。气囊放气前，可采用简易呼吸囊辅助清除气囊上滞留物，以预防其误入呼吸道而导致吸入性肺炎，甚至窒息。气囊放气或充气应匀速缓慢，以免刺激支气管壁黏膜诱发咳嗽。

③预防肺部感染：机械通气的患者、口腔自洁作用较差，易导致感染，应每日更换牙垫，加强口腔护理。由于气囊滞留物中存活的多为耐药菌，即使少量进入肺部也可能导致严重的肺部感染，因此要格外注意。在患者自主呼吸恢复，撤离呼吸机与拔出气管插管之间的一段时间，不可直接将气囊置于放气状态。因为人工呼吸道仍存在，没有气囊的作用，口、鼻腔分泌物会直接入呼吸道引起肺部感染，严重者可致呼吸困难，甚至窒息。给予患者鼻饲时，应将气囊充气，以免误吸或食物向呼吸道反流。

（3）脱水：吞咽障碍患者应定期监测血清电解质、尿比重、尿量及中心静脉压。每日监测24小时出入量。每日尿量应保持在1000～1500ml，若不能经口进食液体或食物时，需间歇管饲，留置胃管或静脉补液。24小时至少应输入1500～2000ml液体，注意速度不宜过快，以防心力衰竭及肺水肿。有高热、出汗过多、腹泻或呕吐时应增加输液量。为了维持电解质的平衡，每日补充钠50～70mmol和钾40～50mmol。

5.心理疏导

做好心理护理是训练成功的基础和保证。由于吞咽障碍者言语不清，表达力差，容易出现烦躁，易怒和情绪抑郁，有的甚至拒食。因此，在进行饮食训练的同时，针对不同患者的性格特点、文化程度和社会阅历等进行有效地心理疏导。使患者能够理解吞咽机制，掌握训练方法，故而恢复自信，积极主动配合训练。

四、健康教育

根据吞咽障碍患者病情的特点及照顾者对误吸的认知情况，有选择地对照顾者进行教育。

1.误吸的预防教育　告知患者及家属误吸的危险性及主要症状，易导致患者发生误吸的行为动作，进食及喂食需观察的内容。

（1）对饮水有呛咳的患者，指导照顾者避免进食汤类流质，将食物做成糊状。食团大小要适宜，一般1汤匙为宜，一口量不要太大，进食不宜过快过急。待一口食物完全咽下再进行下一口，进食时注意力要集中。进食后不宜立即平卧休息，而要保持坐位或半卧位30分钟以上，以避免胃内容物反流。

（2）咳嗽、咳痰多及气急的患者，进食前要鼓励患者充分咳嗽、咳痰，避免进食中咳嗽，进食后不能立即刺激咽喉部，如刷牙、口腔护理，进食时应戴上义齿。

（3）患者出院前加强对照顾者的指导，使患者在家中仍可获得较好的护理。

2. 误吸患者的紧急处理教育　告知患者家属发生误吸时的现场急救措施。

（1）若误吸食物在咽喉壁，最迅速有效的方法是用手掏出或用食物钳钳出。

（2）易碎的固体异物，采用海姆立克急救法。即将患者倒转，呈俯卧位，头部在下，用手拍击背部，促使异物滑出；也可握拳放于患者的剑突下向膈肌方向猛力冲击上腹部，造成气管内强气流，使阻塞呼吸道的异物排出；或让患者仰卧，用拳向上推其腹部，利用空气压力将异物冲出喉部。

（王娜　曹国荣　申秋霞）

第十三节 ≫ 面瘫的康复护理

一、概述

1. 定义　面瘫主要是由病毒感染或寒冷刺激所导致，临床常见症状有口眼歪斜、眼睑闭合不全、颜面麻木、言语不利、进食不便、流口水、嘴角漏水，以及患侧不能完成皱额、蹙眉、闭目、鼓气和噘嘴等动作。

2. 分类　根据病因及临床症状的表现，可分为中枢性面瘫和周围性面瘫。

（1）中枢性面瘫：由皮质、脑桥、皮质脑干纤维等受到损伤时引起，这些部位统称为核上组织，这些部位的损伤引起人体面部肌肉麻痹，面部神经感知系统故障。常见表现为嘴角口角下垂，不能自行进行吹口哨和鼓腮行为，鼻子与嘴唇之间的鼻唇沟变浅，主要是因为神经中枢病变导致而成，经常会出现在脑肿瘤、脑炎和脑血管疾病等疾病。

（2）周围性面瘫：由面部神经受损或面部神经核受损引起，出现面部肌肉瘫痪或出现病灶，患者不能进行简单的皱额皱眉行为，不能露齿、鼓腮和吹口哨，不能闭眼，眼角膜反射甚至消失，口角下垂口水直流。严重时还有的说话不清晰、舌头大半部分味觉障碍。引起的主要原因是一些神经纤维瘤和面部神经受损，常伴随风寒、脑膜感染和耳部炎症发生，这类面瘫治愈周期长。由于周围性面瘫的病因较为复杂，根据其病因又可分为以下几类。

1）特发性面瘫：特发性面瘫是周围性面瘫最常见的类型又称Bell面瘫，几乎超过半数的周围性面瘫患者都被诊断为Bell面瘫，但其诊断一定是在排除其他因素之后才能作出明确判断。

2）亨特氏综合征：亨特氏（Hunt）综合征，又称膝状神经节炎，是一种常见的周围性面瘫，发病率仅次于Bell面瘫。主要表现为一侧耳部剧痛，耳部疱疹，可伴有听力和平衡障碍。本病由潜伏在面神经膝状神经节内的水痘带状疱疹病毒，于机体免疫功能降低时再活化引起。除侵犯膝状神经节外，还可累及邻近的位听神经，细胞免疫功能低下与发病有关。

3）创伤性面瘫：此类面瘫由创伤所导致，常见于颅底骨折，特别是颞骨骨折而引起伴发面瘫，面部外伤也可导致面神经直接损伤，中耳的穿通伤和冲击伤可能导致面瘫的发生。由于此病有创伤史，诊断清晰。

4）肿瘤相关性面瘫：肿瘤相关性面瘫主要指发生在颅内或颅外的肿瘤直接或间接侵及或压迫神经丛而造成周围性面瘫。

5）医源性面瘫：近几年医源性面瘫的发病率升高，面神经的损伤范围限制在手术或治疗介入的范围之内，值得引起关注。另外，物理性、化学性、中毒性因素导致的医源性的面瘫近年来也时有发生。

（3）主要临床表现：病变在面神经核或核以下周围神经，临床表现为同侧面肌瘫痪，主要是患侧额纹变浅或消失，不能皱眉，眼裂变大，眼睑闭合无力，患侧鼻唇沟变浅，口角下垂，尤其是在其做出露齿或微笑的动作时，面部歪斜与口角下坠的情况更为明显。吹口哨与鼓腮时，患侧因口唇无法闭合而产生漏气的情况，患者进食时，食物残渣常于患侧的齿颊间隙内残留，并伴有口水自该侧流下，可伴患侧舌前2/3味觉丧失、听觉过敏，泪点随下睑外翻导致了泪液无法依照正常引流而出现外溢表现。任何年龄均可发病，男性患者比例高，以成人多见。通常于数小时或1～2天内达本病的高峰期。

二、康复护理评定

到目前为止，尚未有一种对面神经损伤后对面部功能评价的公认标准，现存的评价标准主要以主观和客观两种方法。

1. 主观评估法

临床上以观察患者面部运动并作出主观判断的方法大体上可分成以下几类：总体状况的评价、度量法、区域评价。

2. 客观评估法

简单测量法、线性测量法、计算机辅助灰度对比法。

三、康复护理措施

1. 预防眼部并发症

患者常有眼睑闭合不全，因此应注意眼角膜的保护，多卧床休息，避免过多使用目力，避免强光直射及烟尘刺激患眼，外出最好佩戴墨镜。白天用眼药水滴眼3~4次，每次1~2滴，睡前用抗生素眼膏保护角膜，覆盖无菌纱布块，防止灰尘和异物进入眼睛，预防暴露性角膜炎发生。保持病室内环境安静整洁，光线适宜，避免强光刺激眼球，使用人工泪液滴眼3~4次，保持眼球湿润，注意手的卫生。

2. 口腔护理

患者通常患侧咀嚼肌瘫痪，唇颊沟积食，易引起口腔炎症的发生。指导患者养成饭后用淡盐水漱口，早晚刷牙，保持口腔清洁。

3. 局部护理

日常活动注意对面部的保护，减少外出，如果必须外出的情况下，需要使用口罩对面部进行保护，避免空气中的污染物对面部进行刺激，同时佩戴墨镜，避免强光直射和烟尘刺激。洗脸水温度控制在25℃~35℃，或使用温毛巾敷于面部，每日3~4次，每次10~15分钟。

4. 饮食起居护理

患者在急性期需要多休息，入院以后采取避风措施，严格遵照医嘱，不准离开病房。外面刮风时不能开门窗。晴朗天气也不要开门窗超过0.5小时，开门窗时避免站于门窗旁边。夏天不要使用风扇及开空调。因事情真要走出病房，无论什么天气都要戴口罩。尽量乘坐封闭车辆。无论什么季节，均不能应用凉水洗脸。温水洗脸后快速用毛巾擦干。平时注意多休息，保证睡眠充足，注意面部保暖，应防止面部，特别是耳后部受风寒的直接袭击。饮食方面，面瘫患者禁食辛辣刺激性食物，并禁烟酒。患者味觉功能减退，面神经麻痹可使患者咀嚼不便、纳差、饮食减少，造成潜在的营养不良，因此应嘱患者本人注意饮食调养，多食新鲜蔬菜、水果、不食冰冻饮料或食物，适当增加钙质和维生素B族的摄入，增强机体免疫力。

5. 功能锻炼

面部主要累及的表情肌有额肌、眼轮匝肌，提上唇肌，口轮匝肌，鼻根肌和颊肌等。做面肌操，会使患者面瘫侧面肌得到充足的运动，有助于防止麻痹肌肉的萎缩而且能促进肌张力的康复。方法：运动时患者对着镜子做皱额、闭眼、吹口哨、示齿等动作，每个动作以患者不疲劳为宜，每天2~3次，提高面部肌张力，恢复面肌的运动功能，使受损的神经肌肉能逐步建立正确的面部运动模式，另外，通过训练使肌肉适当收缩，促进了面部血管扩张，训练后面肌红润，皮肤温度升高，改善了面部血液循环，使神经兴奋，使瘫痪面肌的不协调运动得以矫正。几种面肌操，方法如下。

（1）抬眉训练

嘱患者上提健侧与患侧眉目。

（2）闭眼训练

训练闭眼时嘱患者开始时轻轻地闭眼，两眼同时闭合10~20次，如不能完全闭合眼睑，露白时可用示指的指腹沿着眶下缘轻轻地按摩一下，然后再用力闭眼10次。

（3）耸鼻训练

有少数患者不会耸鼻运动，在训练时应注意往鼻子方向用力。

（4）示齿训练

嘱患者口角向两侧同时运动，避免只向一侧用力练成一种习惯性的口角偏斜运动。

（5）努嘴训练

进行努嘴训练时用力收缩口唇并向前努嘴，努嘴时要用力。

（6）鼓腮训练

鼓腮漏气时，用手上下捏住患侧口轮匝肌进行鼓腮训练。

6. 心理护理

本病在发病前多数患者可无任何不适，起病突然，此时应主动多与患者交流，了解患者心理问题，及时给予心理疏导，鼓励患者正确对待疾病，树立战胜疾病的信心，主动与患者沟通治疗时间。根据治疗进程，每天都给予语言暗示，让患者以稳定的心态、面对现实、安心接受治疗。尽最大努力给患者提供帮助，向患者家属、单位提供情况，建议给予患者更多的关心，使患者得到心理上的支持。治疗时向患者说明病情，让患者接受现实、面对现实，利用听音乐、交谈等方法使患者转移注意力，减轻患者焦虑情绪。治疗中，及时指出其一点一滴的进步，使患者看到疾病康复的希望，保持愉快的心情，积极配合治疗，早日康复。

四、健康教育

患者即将出院时，应提醒患者合理安排生活与工作，注重日常身体锻炼，增加自身免疫功能，以防止疾病复发。警惕风寒邪气对面部的袭击，防止受凉、感冒，避免面部接触冷水、冷风。在生活中，多和亲戚、朋友交流沟通，保持乐观的生活态度，以避免持续紧张的心情，降低面瘫的复发率。告知患者注意劳逸结合，勿过度劳累，不可熬夜，保证充足的睡眠。冬季注意防寒，夏季不可贪凉。如有不适及时就医。

（杜晓妍 代俊俊 孙成伟）

第十四节 ≫ 压力性损伤的康复护理

一、概述

（一）定义

压力性损伤是位于骨隆突处、医疗或其他器械下的皮肤和或软组织的局部损伤。可表现为完整皮肤或开放性溃疡，可能会伴疼痛感。损伤是由于强烈和（或）长期存在的压力或压力联合剪切力导致。软组织对压力和剪切力的耐受性可能会受到微环境、营养、灌注、合并症以及软组织情况的影响。

（二）压力性损伤分期

1. 1期　指压不变白红斑，皮肤完整。局部皮肤完好，出现压之不变白的红斑，深色皮肤表现可能不同；此外，感觉、皮温、硬度的改变可能比观察到皮肤改变更先出现。此期的颜色改变不包括紫色或栗色变化，因为这些颜色变化提示可能存在深部组织损伤。

2. 2期　部分皮层缺失伴真皮层暴露。伤口床有活性，呈粉色或红色、湿润，也可表现为完整的或破损的浆液性水疱。脂肪及深部组织未暴露。无肉芽组织、腐肉、焦痂。该期损伤往往是由于骨盆皮肤微环境破坏和受到剪切力，以及足跟受到的剪切力导致。该分期不能用于描述潮湿相关性皮肤损伤，比如失禁性皮炎，皱褶处皮炎，以及医疗黏胶相关性皮肤损伤或者创伤伤口（皮肤撕脱伤，烧伤，擦伤）。

3. 3期　全层皮肤缺失。常常可见脂肪、肉芽组织和边缘内卷。可见腐肉和或焦痂。不同解剖位置的组织损伤的深度存在差异；脂肪丰富的区域会发展成深部伤口。可能会出现潜行或窦道。无筋膜，肌肉，肌腱，韧带，软骨和或骨暴露。如果腐肉或焦痂掩盖组织缺损的深度，则为不可分期压力性损伤。

4. 4期　全层皮肤和组织缺失。可见或可直接触及筋膜、肌肉、肌腱、韧带、软骨或骨头。可见腐肉和或焦痂。常常会出现边缘内卷，窦道和或潜行。不同解剖位置的组织损伤的深度存在差异。如果腐肉或焦痂掩盖组织缺损的深度，则为不可分期压力性损伤。

5. 不可分期　全层皮肤和组织缺失，损伤程度被掩盖。全层皮肤和组织缺失，由于被腐肉和或焦痂掩盖，不能确认组织缺失的程度。只有去除足够的腐肉和或焦痂，才能判断损伤是3期还是4期。缺血肢端或足跟的稳定型焦痂（表现为干燥，紧密粘附，完整无红斑和波动感）不应去除。

6. 深部组织损伤　持续的指压不变白，颜色为深红色，栗色或紫色。完整或破损的局部皮肤出现持续的指压不变白深红色，栗色或紫色，或表皮分离呈现黑色的伤口床或充血水疱。疼痛和温度变化通常先于颜色改变出现。深色皮肤的颜色表现可能不同。这种损伤是由于强烈和或长期的压力和剪切力作用于骨骼和肌肉交界面导致。该期伤口可迅速发展暴露组织缺失的实际程度，也可能溶解而不出现组织缺失。如果可见坏死组织、皮下组织、肉芽组织、筋膜、肌肉或其他深层结构，说明这是全皮层的压力性损伤（不可分期、3期或4期）。该分期不可用于描述血管、创伤、神经性伤口或皮肤病。

7. 附加的压力性损伤定义

医疗器械相关性压力性损伤：该概念描述了损伤的原因。医疗器械相关性压力性损伤，是指由于使用用于诊断或治疗的医疗器械而导致的压力性损伤，损伤部位形状通常与医疗器械形状一致。这一类损伤可以根据上述分期系统进行分期。

黏膜压力性损伤：由于使用医疗器械导致相应部位黏膜出现的压力性损伤。由于这些损伤组织的解剖特点，这一类损伤无法进行分期。

（三）好发部位

多发生于受压和缺乏脂肪组织保护、无肌肉包裹或肌层较薄的骨隆突处，并与卧位有密切的关系。

仰卧位：枕部、肩胛部、肘部、骶尾部、足跟。

俯卧位：额部、肩部、女性乳房、男性生殖器、髂嵴、膝部、足趾。

侧卧位：耳部、肩峰、肋部、股骨粗隆、膝关节内外侧、足踝。

坐位：坐骨

（四）高危患者

1. **神经系统疾病患者**　自主活动受限，长期卧床，身体局部组织长时间受压。

2. **老年人。**

3. **肥胖者**　加大了承受部位的压力。

4. **身体衰弱、营养不佳者**　受压处缺乏保护。

5. **水肿患者**　降低了皮肤抵抗力。

6. **疼痛患者**　处于强迫体位，活动减少。

7. **石膏固定患者**　翻身活动受限。

8. **大小便失禁患者**　皮肤经常受到污物、潮湿的刺激。

9. **发热患者**　排汗过多。

10. **使用镇静剂的患者**　自身活动减少。

二、康复护理评定

（一）压力性损伤的评估

1.评估时间

（1）患者入院或转入8小时内完成初次压力性损伤风险评估（Braden评分）。

（2）患者有特殊情况或病情变化时：如手术等。

2. 风险等级　　Braden评分总分23分，评分在15~18分提示轻度危险；评分在13~14分提示中度危险；评分在10~12分提示高度危险；评分在9分以下提示极度危险。

3. 患者身体状况的评估　　如年龄、体重指数、营养及饮食状况、血清总蛋白和白蛋白、血红蛋白等情况。

4.伤口渗出液的评估

（1）量的评估：

1）干燥：伤口床干；没有可见的湿润，第一层敷料没有明确的浸渍。

2）湿润：第一层敷料有微量浸渍；敷料更换频密程度适合于这种敷料。

3）潮湿：敷料更换可见少量液体；第一层敷料浸渍明显，但没有出现残留物。

4）饱和：第一层敷料湿润，有残留物出现；需要更频密地更换这种敷料；周围皮肤可能有浸渍。

5）渗漏：全层敷料已湿透，渗液从第一和第二层敷料溢出至衣服和其他地方。

（2）渗液颜色

1）淡黄的：表浅压疮，无感染。

2）黄白色的混浊、黏稠渗液：炎症或感染。

3）脓性：有白细胞或感染。

4）绿色：绿脓杆菌感染。

5）粉红或红色：出血或毛细血管损伤。

（3）渗液异味

臭味、腐烂气味表示伤口有细菌生长或感染、伤口有坏死组织。

5.伤口基底颜色的评估

常用黄色、黑色或红色、粉红色等几种色泽描述。用"%"表示占伤口总创面比例，表示仅使用百分比中的25%、50%、75%、100%描述。或者用1/4、2/4、3/4、4/4描述。

（1）肉芽：牛肉样鲜红，柔软发亮。

（2）腐肉：松散，呈黄色，失去活力。

（3）坏死：棕色或黑色，失去活力。

（4）上皮化：出现上皮细胞，呈粉红色。

（5）感染：皮肤周围红、肿、热、痛。

（二）伤口的测量方法

1. 伤口的大小及深度测量

（1）表面的测量：测量表面最宽、最长处，以头为坐标，纵向为长，横向为宽。

（2）深度的测量：把一根无菌长棉签或探针直接放入伤口的最深处，然后，标识出棉棒或探针与皮肤表面齐平的一点，测量棉棒或探针顶头处到标识点的长度，就是伤口的深度。

（3）伤口潜行的测量：

1）测量方法：同伤口深度测量方法。沿伤口四周边缘逐一测量。

2）记录方法：用顺时针方向记录，如6、7点间3cm潜行。

（4）窦道的测量：使用专用探针沿窦道方向深入直到盲端，用镊子夹住露在皮肤表面的探针再进行测量，同时记录窦道位置的变化（方法同潜行的测量）。

三、康复护理措施

压力性损伤主要是通过缓解压力对局部组织作用的时间来防止压疮的发生。具体措施如下。

1. 减轻局部压力与剪切力

（1）定时翻身：解除压迫是预防压疮的主要原则，又是治疗压疮的先决条件。体位变换的间隔时间不应超过两小时，必要时每30分钟翻身一次，侧卧位时背部使用枕头支撑使身体呈30°。翻身动作轻柔，不可拖、拉、拽；床铺应保持清洁、干燥、平整、无碎屑；对排泄物污染的褥单，要及时更换清洗，保持皮肤清洁干燥，及时更换汗湿内衣。

（2）减少骨突出部位的压迫：用软枕、翻身垫、海绵等物品架空骨突部位。

（3）避免外伤：缺乏神经支配或营养不良时即使很轻的皮肤损伤也会发生感染，演变成与压力性损伤相似的创面。因此，要特别注意清除床面、座椅上的异物，还应及时修剪指（趾）甲和清洗甲缝，以免划伤感染皮肤。

（4）加强营养：营养不良的患者，因皮肤对压力性损伤的耐受力下降，容易发生压力性损伤，所以，要注意增加高蛋白、高热量、高维生素饮食，防止患者出现贫血和低蛋白血症。

（5）鼓励患者活动：鼓励患者在不影响疾病治疗的情况下，积极活动，防止因长期卧床而导致的各种并发症。

四、康复护理措施

分期	护理目标	护理措施
1期	保护皮肤，促进血运	加强翻身与检测皮肤情况，局部可以不用任何敷料。避免再受压，观察局部发红皮肤颜色消退状况，对于深色皮肤的患者，观察局部的皮肤颜色与周围的皮肤颜色的差异变化。避免发红区持续受压与受潮湿造成皮肤浸润，发红区皮肤不可加压按摩，有效改善受压部位的微循环 减小局部摩擦力，局部皮肤可使用透明薄膜或薄的水胶体敷料或液体敷料，可改善局部皮肤缺血缺氧状况
2期	促进上皮爬行，保护新生上皮组织	小水疱（直径<2cm）：未破的小水疱应减少和避免摩擦，可以让其自行吸收 大水疱（直径>2cm）：局部消毒后，在水疱的最下端用5号小针头穿刺并抽吸出液体，用无菌敷料包扎。敷料3~7天更换一次。如渗液多，敷料已经松动脱落，及时更换敷料。如果水疱破溃，暴露出红色创面，按浅层溃疡原则处理伤口 浅层溃疡：可用生理盐水清洗伤口，以去除残留在伤口上的表皮破损的组织，根据渗液情况选择合适的敷料
3期、4期	清除腐肉，减少死腔，促进肉芽组织生长或保护暴露的骨骼、肌腱或肌肉，控制感染	清除坏死组织：评估患者的全身和局部情况后，选择合适的清创方法 控制感染：当伤口存在感染症状时，全身或局部使用抗生素前进行伤口分泌物或组织的细菌培养和药敏试验，根据结果选择合适的抗生素治疗。感染性伤口可选择合适的消毒液清洗伤口，再用生理盐水清洁 伤口渗液处理：根据伤口愈合不同时期渗液的特点，选择恰当的治疗，也可使用现代医学的负压治疗，主要目的达到伤口液体平衡，细胞不发生脱水，也不会肿胀 潜行和窦道的处理：根据潜行和窦道的深度及渗出液情况选择合适的敷料填充或引流，常用的引流和填充敷料有美盐、藻酸盐等 对大面积深达骨骼的压疮，应配合医生清除坏死组织，植皮修补缺损组织，以缩短压疮病程，减轻患者痛苦
深部组织损伤	保护皮肤，观察发展趋势	解除局部皮肤的压力与剪切力，减少局部的摩擦力。同时，密切观察局部皮肤的颜色变化，有无水疱、焦痂形成 伤口处理：局部皮肤完整时可给予液体敷料外涂，不可按摩，减少摩擦。如出现水疱可按2期压力性损伤处理 密切观察发展趋势，恶化者按3期、4期治疗原则处理

续表

分期	护理目标	护理措施
不可分期	清除焦痂和腐肉	完全减压 清除伤口内焦痂和坏死组织，再确定分期 伤口处理与3期、4期方法相同

（张雪　尹晓颖　麻宁）

第十五节 》 跌倒的预防与康复护理

一、概述

（一）定义

指住院患者在医疗机构任何场所，未预见性的倒于地面或倒于比初始位置更低的地方。可伴或不伴有外伤。所有无帮助及有帮助的跌倒均应包含在内，无论其由生理原因（如晕厥）或是环境原因（如地板较滑）造成。若患者是从一张较低的床上滚落至垫子（地面）上也应视其为跌倒。

（二）原因

患者跌倒的常见原因见表8-15-1。

表8-15-1　常见跌倒的原因

因素	常见原因
生理健康因素	年龄、营养不良、体质虚弱、肌肉力量下降、平衡感差/走路不稳、行动不便、大小便失禁、骨质疏松、头晕、失眠、沟通障碍、记忆力下降等
疾病因素	神经系统疾病：脑卒中、痴呆/精神错乱、颅脑外伤后、帕金森病等 关节肌肉疾病：风湿病、骨关节炎、骨质疏松症等 心脏疾病：心力衰竭、心律失常等 内环境紊乱：脱水、血生化指标异常、糖尿病低血糖等 知觉障碍：视觉、听觉、平衡能力、认知能力障碍等；还有精神疾病等
心理因素	躁动不安、对风险的认知态度、缺乏自信或害怕跌倒
药物因素	利尿剂、泻药、心血管药物、抗癫痫药、镇静催眠药、抗抑郁药、抗精神病类药等
环境因素	环境不熟悉、路面不平、湿滑、有障碍物、光线昏暗、病床未固定、病员服过长、拖鞋不防滑
安全因素	对患者病情评估不全面、安全教育流于形式、责任心不足、安全管理及监督不到位

287

（三）易增加跌倒风险的药物

1. 第一类　降压药

代表药物有美托洛尔、特拉唑嗪、苯磺酸氨氯地平等。在服降压药时，最常发生的是眩晕、晕厥和短暂意识丧失等中枢神经系统症状，从而导致跌倒的发生率增高，药学专家解释，主要因为降压药产生人体血流动力学的改变，导致体位性低血压。

2. 第二类　降血糖药

代表药物有甲福明、格列本脲、格列吡嗪等。降糖药可不同程度地影响意识、精神、视觉、平衡等，且有导致低血糖的可能，使服药者跌倒风险增加。

3. 第三类　抗精神病药

代表药物有氯氮平、奋乃静等。这类药物长期使用时，易导致共济失调，主要引起头晕、反应迟缓、眩晕和体位性低血压等不良反应，是引倒跌倒的重要危险因素。

4. 第四类　抗抑郁症药

代表药物有氟哌噻吨美利曲辛片、文拉法辛、阿米替林等。这类药物阻断α受体和增加5－羟色胺而影响血压和睡眠，阻断M受体引起视力模糊、睡意、震颤、头昏眼花、体位性低血压、意识混乱，也被认为是服药者跌倒的重要危险因素。

5. 第五类　抗癫痫药

代表药物有苯妥英钠、苯巴比妥、苯二氮卓类药物（地西泮、硝西泮）、丙戊酸钠、卡马西平等，该类药物能抑制病灶区神经元的异常放电或遏制异常放电向正常组织扩散，同时易发生眩晕、视力模糊、共济失调等不良反应，影响平衡功能和步态，导致跌倒。

6. 第六类　利尿药

代表药物有氢氯噻嗪、呋塞米等。这类药物在起利尿作用的同时，患者可因机体短时间内丢失大量体液和电解质，出现嗜睡、乏力、头昏，致站立、行走时跌倒。

7. 第七类　止痛药

代表药物有阿片类药物。止痛药可降低警觉或抑制中枢神经系统，导致跌倒。除镇静外，也有肌肉松弛的作用，让服药者肌肉反应动作缓慢。老人服药后，尤其容易出现昏沉、神经运动能低下，当下床、上厕所时，步态不稳再加上环境湿滑、大动作转换，更易发生跌倒。

8. 第八类　氨基糖苷类抗生素

代表药物有阿米卡星等。这类药品可干扰前庭正常功能，增加跌倒的风险。

（四）跌倒伤害分级

跌倒伤害指患者跌倒后造成不同程度的伤害甚至死亡。跌倒对患者造成的影响，根据美国护理质量数据库做出的分级定义如下。

1. **无** 没有伤害。

2. **严重度1级（轻度）** 不需或只需稍微治疗与观察即可的伤害程度，如擦伤、挫伤、不需要缝合的皮肤小撕裂伤等。

3. **严重度2级（中度）** 需要冰敷、包扎、缝合或夹板等医疗或护理处置的伤害程度，如扭伤、大或深的撕裂伤、皮肤撕破或小挫伤等。

4. **严重度3级（重度）** 需要医疗处置及会诊的伤害程度，如骨折、意识丧失、精神或身体状态改变等。

5. **死亡** 患者因跌倒产生的持续性损伤而最终致死。

二、康复护理评定

（一）评估工具及风险分级

1. 青少年、成人使用Morse跌倒风险评估量表进行评估，总分＜25分为无风险，25~45分为低风险，＞45分为高风险。其中"中深度镇静及手术后（局麻除外）的麻醉过程及复苏后6小时、产妇产后24小时内、步态不稳、肢体无力、晚期妊娠、重度贫血、视物不清、意识障碍、头晕、眩晕、精神状态差"自动列入高风险患者。见表8-15-2 Morse跌倒风险评估量表（2008版），表8-15-3风险级别。

2. 儿童（≤14岁）使用Humpty Dumpty跌倒风险评估量表进行评估，评分7~11分为低风险，≥12分为高风险。见表8-15-4 Humpty Dumpty儿童跌倒评估量表，表8-15-5风险级别。

（二）评估时机

1. **首次评估** 患者入院后2小时内完成评估，如遇急症手术等特殊情况，术后及时完成评估。

2. **再次评估** 评估为高风险患者需每日白班进行再评估。无风险、低风险成人患者每周进行一次再评估。有以下情况者需要再次评估：①病情变化，如手术前后、疼痛、意识、活动、自我照护能力等改。②使用影响意识、活动、易导致跌倒的药物，如抗胆碱药、抗高血压药、镇静催眠药、抗癫痫药、缓泻药、利尿脱水药、降糖药、抗过敏反应药、阿片类止痛药、抗抑郁药、抗精神病药物、眼药水时。③转病区后。④发生跌倒事件后。⑤特殊检查治疗后。⑥自动列为高风险患者/患儿解除后。

8-15-2　Morse跌倒风险评估量表（2008版）

变量	评分标准	分值
近3个月有无跌倒	无	0
	有	25
多于一个疾病诊断	无	0
	有	15
使用行走辅助用具	不需要、卧床休息、护士辅助	0
	拐杖、助行器、手杖	15
	依附家具行走	30
静脉输液	否	0
	是	20
步态	正常、卧床不能移动	0
	虚弱无力	10
	功能障碍	20
认知状态	量力而行	0
	高估自己能力、忘记自己受限制	15

表8-15-3　风险级别

风险级别	量表得分	干预措施
无风险	0~24	基础护理
低风险	25~44	标准预防性干预
高风险	45或以上	高风险预防性干预

表8-15-4　Humpty Dumpty儿童跌倒评估量表

项目		分值	得分
年龄	>6月，<3岁	4	
	≥3岁，<7岁	3	
	≥7岁，<13岁	2	
	≤6月或≥13岁	1	

续表

项目		分值	得分
性别	男性	2	
	女性	1	
诊断	神经系统诊断	4	
	氧合功能改变	3	
	心理／行为疾病	2	
	其他诊断	1	
环境	有跌倒史	4	
	<3岁，有辅助装置	3	
	≥3岁，卧床	2	
	门诊儿童	1	
手术麻醉	在24小时内	3	
	在48小时内	2	
	超过48小时或没有	1	
药物	使用下列2个或更多的药物：镇静剂、安眠药、巴比妥酸盐、吩噻嗪类、抗抑郁剂、泻药／利尿剂、毒品	3	
	以上所列药物中的一种	2	
	其他药物或没有	1	
认知	认知受损，完全无防跌倒意识	3	
	认知受损，但有防跌倒意识	2	
	认知能力正常	1	
总评分			

表8-15-5　风险级别

风险级别	量表得分	干预措施
低风险	7～11分	标准预防性干预
高风险	≥12分	高风险预防性干预

三、康复护理措施

1. 低风险跌倒标准预防性干预措施

（1）保持病区地面清洁干燥，告知卫生间防滑措施（淋浴时有人陪伴），鼓励使用卫生间扶手。

（2）提供足够的照明，夜晚开地灯，及时清除病房、床旁、通道及卫生间障碍。

（3）教会患者/家属使用床头灯及呼叫器，放于可及处。

（4）病床高度合适，将日常物品放于患者易取处。

（5）患者活动时有人陪伴，指导患者渐进坐起、渐进下床的方法。

（6）穿舒适的鞋及衣裤，为患者提供步态技巧指导。

（7）应用平车、轮椅时使用护栏及安全带。

（8）锁定病床、轮椅、担架床和坐便椅。

（9）向患者和家属提供跌倒预防宣教，评估并记录患者和家属对宣教的接受情况。

2. 高风险跌倒预防性干预措施

（1）执行基础护理及跌倒标准预防性干预措施。

（2）在床头、腕带上做明显标记。

（3）尽量将患者安置距离护士站较近病房，加强对患者夜间巡视。

（4）通知医生患者的高危情况并进行有针对性的治疗。

（5）将两侧床栏全部抬起，在患者下床活动需要协助时要呼叫求助。

（6）如患者神志障碍，必要时限制患者活动，适当约束，家属参与照护。

（7）加强营养，定期协助患者排尿、排便。

（魏彦华　杨洪俊　王佳祥）

第十六节 》 面瘫的康复护理

一、概述

1. 定义
面瘫主要是由病毒感染或寒冷刺激所导致，临床常见症状有口眼歪斜、眼睑闭合不全、颜面麻木、言语不利、进食不便、流口水、嘴角漏水，以及患侧不能完成皱额、蹙眉、闭目、鼓气和噘嘴等动作。

2. 分类
根据病因及临床症状的表现，可分为中枢性面瘫和周围性面瘫。

（1）中枢性面瘫

由皮质、脑桥、皮质脑干纤维等受到损伤时引起，这些部位统称为核上组织，这些部位的损伤引起人体面部肌肉麻痹，面部神经感知系统故障。常见表现为在患者露齿时嘴角口角下垂，不能自行进行吹口哨行为和普通人轻易做到的鼓腮行为，鼻子与嘴唇之间的鼻唇沟变浅，主要是因为神经中枢病变导致而成，经常会出现在脑肿瘤、脑炎和脑血管疾病等相关疾病。

（2）周围性面瘫

由面部神经受损或面部神经核受损引起，出现面部肌肉瘫痪或出现病灶，患者不能进行简单的皱额皱眉行为，不能露齿、鼓腮和吹口哨，不能闭眼，眼角膜反射甚至消失，口角下垂口水直流。严重时还有的说话不清晰、舌头大半部分味觉障碍。引起的主要原因是一些神经纤维瘤和面部神经受损，经常伴随风寒、脑膜感染和耳部炎症发生，这类面瘫治愈周期长。由于周围性面瘫的病因较为复杂，根据其病因又可分为以下几类。

1）特发性面瘫：特发性面瘫是周围性面瘫最常见的类型又称Bell面瘫，几乎超过半数的周围性面瘫患者都被诊断为Bell面瘫，但其诊断一定是在排除其他因素之后才能做出明确判断。

2）亨特氏综合征：亨特氏综合征（Ramsay-Hunt），又称膝状神经节炎，是一种常见的周围性面瘫，发病率仅次于Bell面瘫。主要表现为一侧耳部剧痛，耳部疱疹，可伴有听力和平衡障碍。本病由潜伏在面神经膝状神经节内的水痘带状疱疹病毒，于机体免疫功能降低时再活化引起。除侵犯膝状神经节外，还可累及邻近的位听神经，细胞免疫功能低下与发病有关。

3）创伤性面瘫：此类面瘫由创伤所导致，常见于颅底骨折，特别是颞骨骨折而引起伴发面瘫，面部外伤也可导致面神经直接损伤，中耳的穿通伤和冲击伤可能导致面瘫的发生。由于此病有创伤史，诊断清晰。

4）肿瘤相关性面瘫：肿瘤相关性面瘫主要指发生在颅内或颅外的肿瘤直接或间接侵及或压迫神经丛而造成周围性面瘫。

5）医源性面瘫：近几年医源性面瘫的发病率升高，面神经的损伤范围限制在手术或治疗介入的范围之内，值得引起关注。另外，物理性、化学性、中毒性因素导致的医源性的面瘫近年来也时有发生。

（3）主要临床表现

病变在面神经核或以下周围神经，临床表现为同侧面肌瘫痪，主要是患侧额纹变浅或消失，不能皱眉，眼裂变大，眼睑闭合无力，患侧鼻唇沟变浅，口角下垂，尤其是在其做出露齿或微笑的动作时，面部歪斜与口角下坠的情况更为明显；吹口哨与鼓腮时，患侧因口唇无法闭合而产生漏气的情况，患者进食时，食物残渣常于患侧的齿颊间隙内残留，并伴有口水自该侧流下，可伴患侧舌前2/3味觉丧失、听觉过敏，泪点随下睑外翻导致了泪液无法依照正常引流而出现外溢表现。任何年龄均可发病，男性患者比例高，以成人多见。通常于数小时或1~2d内达本病的高峰期。

二、康复护理评定

到目前为止，尚未有一种对面神经损伤后对面部功能评价的公认标准，现存的评价标准主要以主观和客观两种方法。

1. 主观评估法

临床上以观察患者面部运动并作出主观判断的方法大体上可分成以下几类：总体状况的评价、度量法、区域评价。

2. 客观评估法

简单测量法、线性测量法、计算机辅助灰度对比法。

三、康复护理措施

1. 预防眼部并发症

患者常有眼睑闭合不全，因此应注意眼角膜的保护，多卧床休息，避免过多使用目力，避免强光直射及烟尘刺激患眼，外出最好佩戴墨镜。白天用眼药水滴眼3~4次，每次1~2滴，睡前用抗生素眼膏保护角膜，覆盖无菌纱布块，防止灰尘和异物进入眼睛，预防暴露性角膜炎发生。保持病室内环境安静整洁，光线适宜，避免强光刺激眼球，使用人工泪液滴眼3~4次，保持眼球湿润，注意手的卫生。

2. 口腔护理

患者通常患侧咀嚼肌瘫痪，唇颊沟积食，易引起口腔炎症的发生。指导患者养成饭后用淡盐水漱口，早晚刷牙，保持口腔清洁。

3. 局部护理

日常活动注意对面部的保护，减少外出，如果必须外出的情况下，需要使用口罩对面部进行保护，避免空气中的污染物对面部进行刺激，同时佩戴墨镜，避免强光直射和烟尘刺激。洗脸水温度控制在25℃~35℃，或使用温毛巾敷于面部，每日3~4次，每次10~15分钟。

4. 饮食起居护理

患者在急性期需要多休息，入院以后采取避风措施，严格遵照医嘱，不准离开病房。外面刮风时不能开门窗。晴朗天气也不要开门窗超过0.5小时，开门窗时避免站于门窗旁边。夏天不要使用风扇及开空调。因事情真要走出病房，无论什么天气都要戴口罩。尽量乘坐封闭车辆。无论什么季节，均不能应用凉水洗脸。温水洗脸后快速用毛巾擦干。平时注意多休息，保证睡眠充足，注意面部保暖，应防止面部，特别是耳后部受风寒的直接袭击。饮食方面，面瘫患者禁食辛辣刺激性食物，并禁烟酒。患者味觉功能减退，面神经麻痹可使患者咀嚼不便、纳差、饮食减少，造成潜在的营养不良，因此应嘱患者本人注意饮食调养，多食新鲜蔬菜、水果、不食冰冻饮料或食物，适当增加钙质和维生素B族的摄入，增强机体免疫力。

5. 功能锻炼

面部主要累及的表情肌有额肌、眼轮匝肌，提上唇肌，口轮匝肌，鼻根肌和颊肌等。做面肌操，会使患者面瘫侧面肌得到充足的运动，有助于防止麻痹肌肉的萎缩而且能促进肌张力的康复。方法：运动时患者对着镜子做皱额、闭眼、吹口哨、示齿等动作，每个动作以患者不疲劳为宜，每天2~3次，提高面部肌张力，恢复面肌的运动功能，使受损的神经肌肉能逐步建立正确的面部运动模式，另外，通过训练使肌肉适当收缩，促进了面部血管扩张，训练后面肌红润，皮肤温度升高，改善了面部血液循环，使神经兴奋，使瘫痪面肌的不协调运动得以矫正。几种面肌操，方法如下：

（1）抬眉训练

嘱患者上提健侧与患侧眉目。

（2）闭眼训练

训练闭眼时嘱患者开始时轻轻地闭眼，两眼同时闭合10~20次，如不能完全闭合眼睑，露白时可用示指的指腹沿着眶下缘轻轻地按摩一下，然后再用力闭眼10次。

（3）耸鼻训练

有少数患者不会耸鼻运动，在训练时应注意往鼻子方向用力。

（4）示齿训练

嘱患者口角向两侧同时运动，避免只向一侧用力练成一种习惯性的口角偏斜运动。

（5）努嘴训练

进行努嘴训练时用力收缩口唇并向前努嘴，努嘴时要用力。

（6）鼓腮训练

鼓腮漏气时，用手上下捏住患侧口轮匝肌进行鼓腮训练。

6. 心理护理

本病在发病前多数患者可无任何不适，起病突然，此时应主动多与患者交流，了解患者心理问题，及时给予心理疏导，鼓励患者正确对待疾病，树立战胜疾病的信心，主动与患者沟通治疗时间。根据治疗进程，每天都给予语言暗示，让患者以稳定的心态、面对现实、安心接受治疗。尽最大努力给患者提供帮助，向患者家属、单位提供情况，建议给予患者更多的关心，使患者得到心理上的支持。治疗时向患者说明病情，让患者接受现实、面对现实，利用听音乐、交谈等方法使患者转移注意力，减轻患者焦虑情绪。治疗中，及时指出其一点一滴的进步，使患者看到疾病康复的希望，保持愉快的心情，积极配合治疗，早日康复。

四、健康教育

患者即将出院时，应提醒患者合理安排生活与工作，注重日常身体锻炼，增加自身免疫功能，以防止疾病复发。警惕风寒邪气对面部的袭击，防止受凉、感冒，避免面部接触冷水、冷风。在生活中，多和亲戚、朋友交流沟通，保持乐观的生活态度，以避免持续紧张的心情，降低面瘫的复发率。告知患者注意劳逸结合，勿过度劳累，不可熬夜，保证充足的睡眠。冬季注意防寒，夏季不可贪凉。如有不适及时就医。

（孙静　万敏敏　王红）

第十七节 ≫ 心理康复护理技术

一、概述

1. **定义**　心理护理是指在临床康复护理过程中，运用心理学的理论和技术，以良好的人际关系为基础，通过各种方式或途径，进行相应的心理疏导，从而改变患者的不良心理状态和行为，以解决患者的心理健康问题，促进其康复。

2. **主要心理障碍类型**

（1）情感脆弱，容易激动、发怒。

（2）敏感性较强，主观感觉增强、疑心较重，长期处于紧张、恐惧的状态中。

（3）否认：否认是一种消极的心理状态，持续时间因个体差异，长短不一。短者需要几日、长者则需要数周或数月。

（4）抑郁：悲观抑郁的情绪往往发生在有严重的疾病的患者身上。

（5）焦虑：患者对自身健康或客观事物作出过于严重的判断，感觉自己处于一种极坏的状态中。

（6）孤独、寂寞：患者得病后情绪低落，拒绝与他人交流。

（7）消极、绝望：当患者感到生命受到威胁、对康复完全失去信心，对待外界事物反应冷淡、迟钝，有的甚至产生自杀念头。

（8）依赖：在患病后受到家人或朋友的照顾，对日常生活表现出信心不足，变得被动，产生情感依赖。

二、康复护理评定

1. 评估患者性格是内向或外向、态度积极或消极、情绪乐观或悲观、认知是否得当等，从而及时发现患者是否有心理障碍。

2. 使用焦虑、抑郁的评估量表评估患者是否有焦虑、抑郁等心理状态。见表8-17-1。

表8-17-1　焦虑、抑郁的评估量表

题目	没有或很少时间有	有时有	大部分时间有	绝大部分或全部时间都有	评分
我觉得比平常容易紧张和着急（焦虑）					
我无缘无故地感到害怕（害怕）					
我容易心里烦乱或觉得惊恐（惊恐）					
我觉得我可能将要发疯（发疯感）					
我觉得一切都很好，也不会发生什么不幸（不幸预感）					
我手脚发抖打颤（手足颤抖）					
我因为头痛，颈痛和背痛而苦恼（躯体疼痛）					
我感觉容易衰弱和疲乏（乏力）					
我觉得心平气和，并且容易安静坐着（静坐不能）					
我觉得心跳很快（心慌）					
我因为一阵阵头晕而苦恼（头昏）					
我有晕倒发作或觉得要晕倒似的（晕厥感）					
我呼气吸气都感到很容易（呼吸困难）					
我手脚麻木和刺痛（手足刺痛）					
我因为胃痛和消化不良而苦恼（胃痛或消化不良）					

续表

题目	没有或很少时间有	有时有	大部分时间有	绝大部分或全部时间都有	评分
我常常要小便（尿意频数）					
我的手常常是干燥温暖的（多汗）					
我脸红发热（面部潮红）					
我容易入睡并且一夜睡得很好（睡眠障碍）					
我做噩梦					

三、康复护理措施

1. 环境与患者之间的关系　病房的色调、光线、空气、声响等无不影响着患者的情绪。因此，病房环境要整洁美观，色调和谐，阳光充足，空气流通，无各种气味和噪声，空间宽敞，床褥舒适，生活设备安全方便。

2. 建立良好的护患关系　护士与患者之间建立良好的关系是心理护理取得成效的关键。护患关系是建立在相互尊重、信任、合作的基础上，以患者的疾病和心理康复为共同目的的治疗性关系。这种治疗性关系，主要通过护士的言行神态去影响患者而建立。护士在日常工作中的良好言行与患者积极的心理状态，在治疗中所起到的作用是不容忽视的。

（1）言语：不仅是人之间的交际工具，而且是治疗疾病的一种手段。真诚的交谈、安慰、鼓励均可帮助患者正确认识和对待自己，消除不良情绪。

（2）特点：①个体化与复杂化：每个患者对疾病的体验都不相同。而且，在不同的阶段，患者的心理问题也不同，同时，患者的心理状态受到多种复杂因素的影响，因此护士应针对每个患者的心理特点，进行个体化的心理护理；②广泛性与情境性：广泛性是指患者在医院环境下，其心理活动无时不在护士的影响下产生作用；情境性是指患者的心理活动受环境的影响而变化；③社会性：社会性是指患者的心理状态离不开社会环境的影响。社会环境包括社会支持、周围人们的态度等。

（3）原则：心理护理的原则：①建立良好的沟通环境：融洽和良好的沟通环境是心理护理的基础；②身心治疗相结合：在康复护理中，各种疾病的心理因素和躯体因素可以互为因果和互相影响，因此在心理护理的同时应综合药物、运动等其他治疗方法，积极处理和改善躯体症状，而面对躯体治疗的同时，应充分发挥心理护理的作用，以减轻消极心理因素，积极面对疾病；③自主性原则：使患者认识到自我护理是一种为了自己的生存、健康，所进行的活动，是一种心理健康的表现，应自觉地在医护人员的指导下参与自身的康复护理过程。

四、护理方法

1. 环境要求　在病房和床位的选择上，针对患者的不同的疾病特点、心理特点进行安排。将积极、开朗、乐观的患者与消极、抑郁、悲人安排在同一间病房，或者将康复进展迅速、成功的患者与病情反复、情绪悲观的患者安排在同一间病房，使他们能够互相进行情感交流，用一方积极的情绪感染和改变另外一方，从而激发患者的积极的心理状态。同时，应主动与患者交流，尊重患者，善于倾听。当患者有疑问时，应及时予以解决，以建立和谐的沟通环境。

2. 放松疗法　放松疗法又称为肌肉松弛训练或自我调整疗法，是一种通过各种固定的训练程序，使患者学会生理上和躯体上放松的一组行为治疗方法。放松训练可以使患者肌肉放松，消除紧张和疲劳，缓解疼痛、镇静、催眠等作用，让患者处于放松、休息状态。放松训练可以在任何体位上进行。

（1）渐进性放松法：渐进性放松法是指患者依靠自我暗示来有意识地反复练习肌肉的紧张和放松，然后使全身逐渐进入放松状态。

具体操作方法：让患者靠在舒服的椅子上，回想最令人愉快和松弛的情景，双臂放于椅子扶手上，处于舒适随意的状态，首先让患者握紧拳头，然后松开。反复做几次，目的让患者细心体会什么是紧张，什么是松弛。在领会了紧张与放松的主观感觉之后，才能进行放松训练，放松训练从前臂开始，因为前臂的松弛最易掌握。然后依次练习放松面部、颈部、肩、背、胸、腹、下肢。借助生物反馈技术，可加快放松进程。

放松调练时周围环境要安静，光线柔和，温度适宜，每天训练20～30分钟，每日或隔日一次，最终要求患者在日常生活中随意可以放松，达到自如的程度。

（2）钟摆样摆动法：将上肢或下肢置于下垂位，前后放摆动，直到出现明显的麻木感为止，也可以加0.4～1.0g重量的物体于肢端，然后再摆动已达到肌肉放松的程度。也可用此方法来训练肩，髋，膝关节的活动。

（3）深呼吸放松训练：深呼吸放松训练方法简单，常可以起到很好地放松效果。具体做法：让患者处于站位或坐位，双肩下垂，闭上双眼，慢慢做深呼吸在呼吸变慢，变得越来越轻松的同时，想象自己的心跳也在渐渐地变慢，变得越来越有力，整个身体变得很平静，周围好像没有任何东西，自己感到轻松自在，静默数分钟结束。

（4）肌肉放松体操：用于肌张力严重增高无法放松的患者，主要用于颈部、肩部、胸部、背部肌肉的放松训练。做肌肉放松操前在相应的部位进行热敷和按摩。可在仰卧位、坐位、站立位、步行等各种姿势下进行。多数配合呼吸运动让患者吸气时收缩，呼气时放松。

3. 心理支持 心理支持疗法主要针对处于震惊、否定和抑郁阶段的患者。进行支持疗法时，护士要热情对待患者，对患者的痛苦与困难给予高度重视，给予他们关心和尊重。主要治疗程序包括倾听、解释、指导、支持等。

（1）倾听：护士一定要善于倾听患者的诉说。一方面是为了了解患者的痛苦和症结所在，另一方面护士专心倾听他们的诉说，会使患者体会到护士在严肃认真地关心他们的病情，有助于其树立战胜疾病的勇气和信心，也使护士和患者之间建立了充分信任的关系。

（2）解释：护士在了解患者心理问题的原因后，应对问题作出透彻的分析并向患者作出适当的解释，提出解决困难的办法和真诚的劝告，以便于患者慢慢地领悟。

（3）指导：调动患者自己内在的积极性，共同对存在问题进行透彻的分析，让患者认清问题的实质，逐渐领悟出解决问题的有效方法，并树立信心去解决。

（4）支持：许多患者的疾病恢复是一个漫长的过程，患者往往陷入悲观、无助的境地。因此，护士应多关心患者和患者家属，同他们一起制订康复护理计划，让患者感受到所有的医护人员都在支持他，从而树立信心，积极参与康复。

（徐锦彤　李宁　王莉慧）

附：康复护理评分量表

第一节 》 汉密尔顿量表

汉密尔顿抑郁量表（Hamilton depression scale，HAMD）由Hamilton于1960年编制，是临床上评定抑郁状态时用得最普遍的量表。本量表共有17项、21项和24项3种版本，现介绍的是24项版本。

HAMD多数项目采用0～4分的5级评分法。各级的标准为：0分表示无；1分表示轻度；2分表示中度；3分表示重度；4分表弓极重度。少数项目采用0～2分的3级评分法，分级标准为：0分表示无；1分表示轻至中度；2分表示重度。

汉密尔顿抑郁量表（HAMD）

圈出最适合患者情况的分数				
无	轻	中	重	极重
1. 抑郁情绪 0	1	2	3	4
2. 有罪感 0	1	2	3	4
3. 自杀 0	1	2	3	4
4. 入睡困难 0	1	2	3	4
5. 睡眠不深 0	1	2	3	4
6. 早醒 0	1	2	3	4
7. 工作和兴趣 0	1	2	3	4
8. 阻滞 0	1	2	3	4
9. 激越 0	1	2	3	4
10. 精神性焦虑 0	1	2	3	4
11. 躯体性焦虑 0	1	2	3	4
12. 胃肠道症状 0	1	2	3	4

续表

圈出最适合患者情况的分数				
无	轻	中	重	极重
13. 全身症状　　　0	1	2	3	4
14. 性症状　　　0	1	2	3	4
15. 疑病　　　0	1	2	3	4
16. 体重减轻　　　0	1	2	3	4
17. 自知力　　　0	1	2	3	4
18. 日夜变化A.早　　　0	1	2	3	4
日夜变化B.晚　　　0	1	2	3	4
19. 人格或现实解体　　　0	1	2	3	4
20. 偏执症状　　　0	1	2	3	4
21. 强迫症状　　　0	1	2	3	4
22. 能力减退感　　　0	1	2	3	4
23. 绝望感　　　0	1	2	3	4
24. 自卑感　　　0	1	2	3	4

汉密尔顿焦虑量表（Hamilton anxiety scale，HAMA）由Hamilton于1959年编制，是精神科临床常用量表之一。特别适合焦虑症状的严重程度评定，而不大用于各种精神病时的焦虑状态。HAMA适用于有焦虑症状的成年人，尤其是焦虑神经症患者。由于焦虑症患者常同时有抑郁和焦虑，而HAMD与HAMA的项目内容有交叉，难以据此作鉴别。

HAMA的14个项目采用0～4分的5级评分法，各级的标准为：0分表示无症状；1分表示轻；2分表示中等（有肯定的症状，但不影响生活与活动）；3分表示重（症状重，需加处理或已影响生活活动）；4分表示极重（症状极重，严重影响其生活）。

汉密尔顿焦虑量表（HAMA）

圈出最适合患者情况的分数				
无	轻	中	重	极重
1. 焦虑心境　　　0	1	2	3	4
2. 紧张　　　0	1	2	3	4

续表

圈出最适合患者情况的分数				
无	轻	中	重	极重
3. 害怕　　　　　　　0	1	2	3	4
4. 失眠　　　　　　　0	1	2	3	4
5. 记忆或注意障碍　　0	1	2	3	4
6. 抑郁心境　　　　　0	1	2	3	4
7. 肌肉系统症状　　　0	1	2	3	4
8. 感觉系统症状　　　0	1	2	3	4
9. 心血管系统症状　　0	1	2	3	4
10. 呼吸系统症状　　　0	1	2	3	4
11. 胃肠道症状　　　　0	1	2	3	4
12. 生殖泌尿系统症状　0	1	2	3	4
13. 自主神经症状　　　0	1	2	3	4
14. 会谈时行为表现　　0	1	2	3	4

第二节 ≫ 改良Barthel指数量表

1. 评分说明

1989年加拿大学者Shah和Vanchay等在BI评定的基础上进行改良，即为改良Barthel指数量表。MBI评定内容仍与原版相同，共10项，总分100分。MBI的评分分值分为5个等级，分别为（15、12、8、3、0；10、8、5、2、0；5、4、3、1、0）。不同的级别代表了不同程度的独立能力水平。最低是1级，最高是5级，总分为各项目所得分之和。级别越高代表独立能力程度越高。总分100分，无须要他人照顾，评定结果＞60分者，提示有轻度功能障碍，能独立完成部分日常活动，需要部分帮助；41～60分者，提示有中度功能障碍，需要极大的帮助方能完成日常生活活动；≤40分者，提示有重度功能障碍，大部分日常生活不能完成或需他人帮助。

改良Barthel指数，其基本评定标准为：1级：完全依赖别人完成整项活动；2级：某种程度上能参与，但整个活动过程，即超过一半的活动过程，需要别人提供协助才能完成。

3级：能参与大部分的活动，但在某种过程中仍需要别人提供协助才能完成整项活动；
4级：除在准备或收拾时需要协助，患者可以独立完成整项活动；或进行活动时需要别人从旁监督或提示，以保证安全；5级：可以独立完成整项活动而无须别人在旁监督、提示或者协助。

2. 适用范围

该量表适合于功能障碍患者的日常生活活动能力的评定。

改良 Barthel 指数量表

ADL项目	完全依赖1级	最大帮助2级	中等帮助3级	最小帮助4级	完全依赖5级
进餐	0	2	5	8	10
洗澡	0	1	3	4	5
修饰（洗脸、刷牙、刮脸、梳头）	0	1	3	4	5
穿衣（包括穿脱衣服、穿脱袜子、系鞋带、系扣子、拉拉链等）	0	2	5	8	10
大便控制	0	2	5	8	10
小便控制	0	2	5	8	10
用厕（包括拭净、整理衣裤、冲水）	0	2	5	8	10
床椅转移	0	3	8	12	15
平地行走	0	3	8	12	15
上下楼梯	0	2	5	8	10

第三节 ≫ Braden压力性损伤风险评估量表

1. 评分说明

Braden量表是由美国的Braden博士和Bergstrom博士于1987年制订，由美国健康保健政府研究机构推荐使用的一种预测压力伤危险的工具，现已经被翻译成多国语言，并被广泛应用于世界各个国家医疗机构，是较理想的压力伤危险因素评估量表。Braden量表包含了6部分内容，分别为：知觉感受、潮湿、活动能力、移动能力（或运动能力）、营养方面、摩擦力和剪切力。每个因素都分为4个分数等级，其中摩擦力和剪切力这一因素为3个分数等级，总分为6部分内容分数相加，评分总范围为0～23分。每个部分的评分按照评分标准进行，目前认为：19～23分为无危险；15～18分为低危；13～14分为中危；10～12分为高危；≤9分为极高危。若遇到高危或极高危患者，需上报。Braden量表分值越低，说明病情越重，发生压力性损伤的危险因素越高。

2. 适用范围

Braden量表主要适用于老年人、瘫痪、昏迷、癌症晚期患者、长期卧床患者等。由于其评估内容与老年人压力性损伤形成因素相符，为此特别适用于老年及内外科的患者，是使用较为广泛的量表。

Braden量表

评分内容	评分依据			
	1分	2分	3分	4分
感知	完全受限	非常受限	轻度受限	没有改变
潮湿	持久潮湿	非常潮湿	偶尔潮湿	很少潮湿
活动能力	卧床不起	局限于轮椅	偶尔步行	经常步行
移动能力	完全受限	严重受限	轻度受限	不受限
营养	重度营养摄入不足	可能营养摄入不足	营养摄入适当	营养摄入良好
摩擦力和剪切力	有此问题	有潜在问题	无明显问题	

Barden压力性损伤量表评分说明

评分内容	1分	2分	3分	4分
感知 机体对压力所引起的不适感的反应能力	完全限制 对疼痛刺激没有反应（没有呻吟、退缩或紧握）或者绝大部分机体对疼痛的感觉受限	非常受限 只对疼痛刺激有反应，能通过呻吟或烦躁的方式表达机体不适。或者机体一半以上的部位对疼痛的或不适感感觉障碍	轻度受限 对其讲话有反应，但不是所有时间都能用语言表达不适感。或者机体的一到两个肢体对疼痛或不适感感觉障碍	没有改变 对其讲话有反应，机体没有对疼痛或不适的感觉缺失
潮湿	持久潮湿	非常潮湿	偶尔潮湿	很少潮湿

评分内容	1分	2分	3分	4分
皮肤处于潮湿状态的程度	由于出汗、小便等原因皮肤一直处于潮湿状态，每当移动患者或给患者翻身时就可发现患者的皮肤是湿的	皮肤经常但不是总处于潮湿状态，床单每天至少换一次	大约每天更换床单一次	皮肤通常是干的，只需按常规换床单即可
活动能力身体活动的能力	卧床不起限制在床上	局限于轮椅行动能力严重受限或没有行走能力。不能承受自身的重量或在帮助下坐椅或轮椅	偶尔步行白天在帮助或无帮助的情况下偶尔可以走一段路。每天大部分时间在床上或轮椅上度过	经常步行每天至少2次室外行走，白天醒着的时候至少每2小时行走一次
移动能力改变及控制躯体位置的能力	完全受限没有帮助的情况下不能完成轻微的躯体或四肢的位置变动	严重受限偶尔能轻微地移动躯体或四肢，但不能独立完成经常的或显著的躯体位置改变	轻度受限能经常独立地改变躯体或四肢的位置，但变动幅度不大	不受限独立完成经常性的大幅度体位改变
营养平常的食物摄入模式	重度营养摄入不足从来不能吃完一顿饭，很少能摄入所给食物量的1/3，每天能摄入2份或以下的蛋白量（肉或者乳制品），很少摄入液体，没有摄入流质饮食。或者禁食或清流摄入或静脉输入＞5天	可能营养摄入不足很少吃完一顿饭，通常只能摄入所给食物量的1/2。每天蛋白质摄入量是3份肉或乳制品。偶尔能摄入规定食物量。或者可摄入略低于理想量的流质或者管饲量	营养摄入适当可摄入供给量的一半以上。每天4份蛋白量（肉或者乳制品），偶尔拒绝肉类，如果供给食物通常会吃掉。或者管饲或TPN能达到绝大部分的营养所需	营养摄入良好每餐能摄入绝大部分食物，从来不拒绝食物，通常吃4份或更多的肉和乳制品，两餐间偶尔进食不需其他补充食物

续表

评分内容	1分	2分	3分	4分
摩擦力和剪切力	有此问题 移动时需要中到大量的帮助，不可能做到完全抬空而不碰到床单，在床上或椅子上时经常滑落。需要大力帮助下重新摆体位。痉挛、挛缩或躁动不安通常导致摩擦	有潜在问题 躯体移动乏力，或者需要一些帮助，在移动过程中，皮肤在一定程度上会碰到床单、椅子、约束带或其他设施。在床上或椅子上可保持相对好的位置，偶尔会滑落下来	无明显问题 能独立在床上或椅子上移动，并且有足够的肌肉力量在移动时完全抬空躯体。在床上和椅子上总是保持良好的位置	

第四节 » 营养筛查评估表

营养筛查评估表

科室		床号		姓名		性别		年龄	
序号							是（1分）	否（0分）	
1	存在无法愈合的伤口或溃疡＞2周								
2	咀嚼或吞咽困难＞1周								
3	严重恶心/呕吐/腹泻/腹胀＞1周								
4	近1周摄食低于日常量的50%								
5	近期（3个月内）非治疗性体重下降＞5kg								
6	年龄＞70岁								
7	患有较严重的疾病（如危重症、晚期肿瘤等）								
8	正在接受肠外或肠内营养治疗								
总分									

说明：有超过2项以上答为是，即可认为存在营养不良的危险，需要营养人员进一步评估。

第五节 》廖氏神经源性膀胱患者全尿路功能障碍分类方法

下尿路功能		上尿路功能
储尿期	排尿期	
膀胱功能	膀胱功能	膀胱输尿管反流
逼尿肌活动性	逼尿肌收缩性	无
正常	正常	有：单侧（左、右），双侧
过度活动	收缩力低下	程度分级
膀胱感觉	无收缩	Ⅰ
正常	尿道功能	Ⅱ
增加或过敏	正常	Ⅲ
减退或感觉低下	梗阻	Ⅳ
缺失	功能性梗阻（尿道过度活动）	Ⅴ
逼尿肌漏尿点压力	逼尿肌-尿道外括约肌协同失调	肾盂输尿管积水扩张
≥40cmH$_2$O	逼尿肌-膀胱颈协同失调	无
<40cmH$_2$O	括约肌过度活动	有：单侧（左、右），双侧
膀胱容量	括约肌松弛障碍	程度分度
正常（300~500ml）	机械梗阻	1
增大（>500ml）		2
减小（<300ml）		3
安全膀胱容量		4
膀胱顺应性		膀胱壁段输尿管梗阻
正常（20~40ml/cmH$_2$O）		无
增高（>40ml/cmH$_2$O）		有：单侧（左、右），双侧
降低（<20ml/cmH$_2$O）		肾功能
尿道功能		正常
正常		GFR≥50ml/min,
括约肌无收缩		左肾、右肾
功能不全		肾功能不全
膀胱颈（内括约肌）		GFR<50ml/min,
外括约肌		左肾、右肾
		代偿期
		GFR，左、右肾；
		血肌酐<132.6μmol/L
		失代偿期
		GFR，左、右肾；
		血肌酐≥132.6μmol/L

第六节 ≫ Morse跌倒评估量表

Morse跌倒评估量表（Morse fall scale，MFS）是由美国宾西法尼亚大学Morse等人1989年制订，并在多个国家及地区医院使用。该量表的使用有助于临床辨别跌倒高风险患者，启动防跌倒干预措施，为护士防跌倒工作提供依据。

1. 评分说明

Morse跌倒评估量表是专门用于预测跌倒可能性的量表，由6个条目组成，包括跌倒史、多于一个疾病诊断、行走辅助、接受静脉/药物治疗、步态、认知状态。总分为各项目得分之和，最高得分为125分，评分>45分确定为跌倒高风险，25~44分为脑卒中险，<25分为低风险，得分越高表示跌倒风险越大。临床应用中还要考量高龄，这也是风险因素之一。

2. 使用范围

该量表适用于一般人跌倒危险因素的评估。

3. 评分依据

行走辅助条目是指评估行动辅助用具的使用，主要通过观察和询问患者在行走或转移时是否需要辅助来评估患者的活动能力及平衡能力，以此判断患者是否有行动和平衡能力障碍及因此而导致跌倒的风险。

步态评估是通过观察患者行走时的步态来评估平衡及活动能力。

认知状态评估是通过询问患者是否能正确判断跌倒危险从而主动提高预防跌倒的意识。

Morse跌倒评估量表

项目	评分
近3个月有无跌倒	无=0分 有=25分
多于一个疾病诊断	无=0分 有=15分
使用行走辅助用具	不需要、卧床休息、护士辅助=0分 步行时借助拐杖、助步器、手杖=15分 依扶家具行走=30分
接受静脉/药物治疗	否=0分 是=20分
步态/移动	正常、卧床不能移动=0分 虚弱无力=10分 功能障碍=20分
认知状态	量力而行=0分 高估自己能力，忘记自己受限制=15分

第七节 ≫ Berg平衡量表

Berg平衡量表（Berg balance scale，BBS）是1989年加拿大的物理治疗师Kathy Berg及其同事所发展而出，当初的目的是设计给小区的独居老人作为平衡能力程度下降的评估参考。其共有14项与平衡相关的日常生活活动。最后每项加总后之总分为0～56分，由总分来表示出个体在平衡表现上的差异性。BBS的优点在于施测简便，约10～15分钟即可完成，不需要特殊的评估设备，受试者亦可在被评估的过程中了解到自身的不足所在。不但应用于脑卒中患者，它的信效度也已被文献期刊所印证，而且于跌倒的预测能力上亦被认同，因此可以将它扩展用于神经疾病的平衡评估上。

结果分析：

1. Berg量表评分结果为0～20分提示平衡功能差，需乘坐轮椅。

2. 评分结果21～40分提示有一定的平衡能力，患者可在扶助下步行。

3. 评分结果41～56分提示平衡功能较好，患者可独立步行。

4. 评分结果＜40分提示有跌倒危险。

Berg平衡量表评定标准

项目	分值	标准
1. 从座位站起	4分	不用手扶能够独立地站起并保持稳定
	3分	用于扶着能够独立地站起
	2分	几次尝试后自己用手扶着站起
	1分	需要他人小量的帮助才能够站起或保持稳定
	0分	需要他人中等或大量的帮助才能够站起或保持稳定
2. 无支持站立	4分	能够安全地站立两分钟
	3分	在监视下能够站立两分钟
	2分	在无支持的条件下能够站立30秒
	1分	需要若干次尝试才能无支持地站立30秒
	0分	无帮助时不能站立30秒

续表

3. 无靠背坐位，但双脚着地或放在一个凳子上	4分	能够安全地保持坐位两分钟
	3分	在监视下能够保持坐位两分钟
	2分	能坐30秒
	1分	能坐10秒
	0分	没有靠背支持不能坐10秒
4. 从站立位坐下	4分	最小量用手帮助安全地坐下
	3分	借助于双手能够控制身体的下降
	2分	用小腿后部顶住椅子来制身体的下降
	1分	独立地坐，但不能控制身体的下降
	0分	需要他人帮助坐下
5. 移动	4分	稍用手扶就能够安全地转移
	3分	绝对需要用手扶着才能够安全地转移
	2分	需要口头提示或监视才能够转移
	1分	需要一个人的帮助
	0分	为了安全，需要两个人的帮助或监视
6. 无支持闭目站立	4分	能够安全地站立10秒
	3分	监视下能够安全地站立10秒
	2分	能站3秒
	1分	闭眼不能达3秒钟，但站立稳定
	0分	为了不摔倒而需要两个人帮助
7. 双脚并拢无支持站立	4分	能够独立地将双脚并拢并安全地站立1分钟
	3分	能够独立地将双脚并拢并在监视下站立1分钟
	2分	能够独立地将双脚并拢，但不能保持30秒
	1分	需要别人帮助将双脚并拢，但能够双脚并拢站15秒
	0分	需要别人帮助将双脚并拢，双脚并拢站立不能保持15秒

		上肢向前伸展达水平位，检查者将一把尺子放指尖末端，手指不要触及尺子。测量的距离是被检查者身体从垂直位到最大前倾位时手指向前移动的距离。如有可能，要求被检查者伸出双臂以避免躯干的旋转
8. 站立位时上肢向前伸展并向前移动	4分	能够向前伸出＞25厘米
	3分	能够安全地向前伸出＞12厘米
	2分	能够安全地向前伸出＞5厘米
	1分	上肢能够向前伸出，但需要监视
	0分	在向前伸展时失去平衡或需要外部支持
9. 站立位时从地面捡起物品	4分	能够轻易地且安全地将鞋捡起
	3分	能够将鞋捡起，但需要监视
	2分	伸手向下达2～5厘米，且独立地保持平衡，但不能将鞋捡起
	1分	试着做伸手向下捡鞋的动作时需要监视，但仍不能将鞋捡起
	0分	不能试着做伸手向下捡鞋的动作，或需要帮助免于失去平衡或摔倒
10. 站立位转身向后看	4分	从左右侧向后看，体重转移良好
	3分	仅从一侧向后看，另一侧体重转移较差
	2分	仅能转向侧面，但身体的平衡可以维持
	1分	转身时需要监视
	0分	需要帮助以防身体失去平衡或摔倒
11. 转身360°	4分	在≤4秒的时间内，安全地转身360°
	3分	在≤4秒的时间内仅能从一个方向安全地转身360°
	2分	能够安全地转身360°但动作缓慢
	1分	需要密切监视或口头提示
	0分	转身时需要帮助

续表

12. 无支持站立时将一只脚放在台阶或凳子上	4分	能够安全且独立地站立，在20秒时间内完成8次
	3分	能够独立地站，完成8次时间>20秒
	2分	无须辅助具在监视下能够完成4次
	1分	需要少量帮助能够完成>2次
	0分	需要帮助以防止摔倒或完全不能做
13. 一脚在前，无支持站立	4分	能够独立地将双脚一前一后地排列（无间距），并保持30秒
	3分	能够独立地将一只脚放在另一只脚的前方，（有间距）并保持30秒
	2分	能够独立地迈一小步并保持30秒
	1分	向前迈步需要帮助，但能够保持15秒
	0分	迈步或站立时失去平衡
14. 单腿站立	4分	能够独立抬腿并保持时间>10秒
	3分	能够独立抬腿并保持时间5~10秒
	2分	能够独立抬腿并保持时间>3秒
	1分	试图抬腿，但不能保持3秒，但可以维持独立站立
	0分	不能抬腿或需要帮助以防摔倒

Berg平衡量表评价记录表

姓名		性别		年龄		病案号	
科室		病房/床				临床诊断	
检查序号		检查内容		得分（0~4分）			
				月　日	月　日	月　日	
1		从坐位站起					
2		无支持站立					
3		无靠背坐位，但双脚着地或放在一个凳子上					
4		从站立位坐下					

5	转移			
6	无支持闭目站立			
7	双脚并拢无支持站立			
8	站立位时上肢向前伸展并向前移动			
9	站立位时从地面捡起物品			
10	站立位转身向后看			
11	转身360°			
12	无支持站立时将一只脚放在台阶或凳子上			
13	一脚在前无支持站立			
14	单腿站立			
	总分			

第八节 ≫ 疼痛程度分级法

1. 主诉疼痛程度分级法

主诉疼痛程度分级法（verbal rating scale，VRS）的评分方法为：0分描述最轻度疼痛，以后每个级别的疼痛都增加1分。每个级别都有疼痛程度相对应的描述，0分为无痛；1分为轻度疼痛，可以忍受，能保证正常睡眠；2分为中度疼痛，将影响到睡眠质量，需要用止痛片方可止痛；3分为中度疼痛，已经影响到睡眠，需要使用麻醉类止痛剂方可止痛；4分为疼痛剧烈，较严重影响到睡眠，并伴有其他症状；5分为无法忍受疼痛，严重影响睡眠，并伴有其他症状。该量表简单易懂，但精确度不够，有时难以通过患者的描述找到相匹配的疼痛程度。

0分	1分	2分	3分	4分	5分
无痛	轻度痛	中度痛	重度痛	剧烈痛	最痛

2. Wong－Baker面部表情疼痛评分量表

Wong-Baker面部表情疼痛评分量表的评估方法是通过从微笑到哭泣六种面部表情来表

达疼痛的程度，适合人群为超过3岁的人群，主要用于老年人、儿童、急性疼痛者、丧失表达能力者。

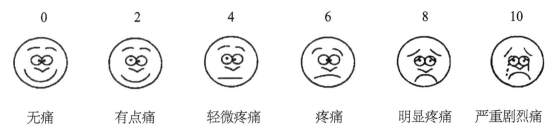

0	2	4	6	8	10
无痛	有点痛	轻微疼痛	疼痛	明显疼痛	严重剧烈痛

Wong–Baker面部表情疼痛量表

3. 长海痛尺

长海痛尺是将0~10数字疼痛量表（NRS-10）和0~5描述疼痛量表（VRS-5）二者相结合，对VRS和NRS两者综合利用，因此，不仅可以对疼痛程度进行精确评分，又有利于患者进行理解和描述，有利于对被评估者进行更为贴切的健康宣教，保证评估结果的精确性。

长海痛尺评估患者疼痛时，若患者无力指示或区分量表上的数字，可利用其眨眼动作来协助评估疼痛，另外还可利用患者拇指和食指之间的角度来描述患者自身疼痛，两手指张开的角度越大，疼痛感觉越强。

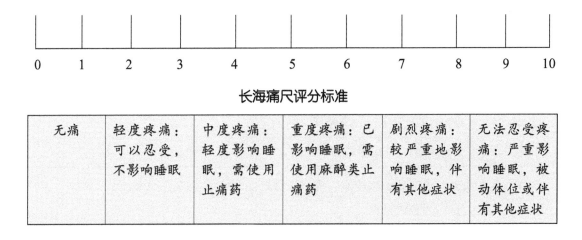

长海痛尺评分标准

无痛	轻度疼痛：可以忍受，不影响睡眠	中度疼痛：轻度影响睡眠，需使用止痛药	重度疼痛：已影响睡眠，需使用麻醉类止痛药	剧烈疼痛：较严重地影响睡眠，伴有其他症状	无法忍受疼痛：严重影响睡眠，被动体位或伴有其他症状

第九节 》 晚期老年痴呆症疼痛评估量表

晚期老年痴呆症疼痛评估量表（pain assessment in advanced dementia scale，PAIAD）是由美国老年科的医护人员结合评估儿童疼痛姿势的行为量表与老年痴呆症不舒适量表设计而成。该量表主要包括呼吸、面部表情、负性发声、可安慰程度、形体语言5个指标。每项指标设计的分值为0~10分，表示从无痛至剧痛，分值越高则疼痛强度越大，PAIAD一般用于评估无法沟通的患者。

晚期老年痴呆症患者疼痛评估量表

临床表现	0分	1分	2分
呼吸	正常	有时呼吸费力或过度通气	睡眠呼吸暂停低通气综合征
面部表情	微笑或无表情	紧张、悲哀、皱眉	痛苦表情
负性发声	没有	有时小声呻吟	大声呻吟或叫喊
可安慰程度	无须安慰	可安抚的	不能安抚的
形体语言	放松	坐立不安、紧张	握拳、攻击别人

第十节 》 洼田饮水试验评估表

洼田饮水试验评估表

姓名：　　　　　性别：　　　　　年龄：　　　　　诊断：

级别	标准	月 日	月 日	月 日
1级	能顺利地1次将水饮下			
2级	分2次以上，能不呛咳地咽下			
3级	能1次咽下，但有呛咳			
4级	分2次以上咽下，但有呛咳			
5级	频繁呛咳，不能全部咽下			

注：患者端坐，喝下30ml温开水，观察所需时间和呛咳情况。

正常：1级，5秒以内；

可疑：1级，5秒以上或2级；

异常：3，4，5级。

第十一节 >> 误吸分级评估表

误吸分级评估表

姓名：　　　　　性别：　　　　　年龄：　　　　　诊断：

级别	评定标准	月　日	月　日	月　日
Ⅰ级	偶尔有误吸，无并发症			
Ⅱ级	对液体有误吸，但对自身的分泌物或进食时能控制，临床上无肺部炎症和慢性缺氧症状			
Ⅲ级	经口进食流质或固体食物时均有误吸，间歇性发生肺炎或缺氧症状			
Ⅳ级	对液体、固体食物或口腔、咽腔分泌物有严重危及生命的误吸，并有慢性肺炎或低氧血症			

第十二节 >> 误吸风险评估表

误吸风险评估表

姓名：　　　　　性别：　　　　　年龄：　　　　　诊断：

评估内容	评价计分标准			评估日期和结果			
	1分	2分	3分	月　日	月　日	月　日	月　日
年龄	10~49岁	50~80岁	>80岁或<10岁				
神志	清醒	清醒+镇静	昏迷				
痰	少	多+稠	多+稀薄				

评估内容	评价计分标准			评估日期和结果			
	1分	2分	3分	月 日	月 日	月 日	月 日
合并阿尔茨海默病、脑血管意外、重症肌无力、帕金森病	无	1种	1种以上				
饮食	禁食	普通饮食	流质或半流质				
体位	平卧≥30°	平卧<30°	平卧				
饮水试验	1级	2级	3级及以上				
人工气道机械通气	无	有	/				
总分							
评价标准	10~12分为低度风险		评估结果				
	13~18分为中度风险		评估者签名				
	19~23分为重度风险						

评估要求：

1. 首次评估　新入院（转入）8小时之内完成评估。

2. 再次评估　（1）病情变化（医嘱变更为流质饮食、医嘱停止留置胃管）；

（2）重度风险患者（评分≥19分）：每日白班评估一次；中、低度风险（评分10~18分），每周评估一次。

参 考 文 献

[1] 何桂香. 康复护士临床工作手册. 北京: 人民卫生出版社, 2018.

[2] 朱其秀, 侯梅. 瘫痪康复实用手册. 青岛: 中国海洋大学出版社, 2010.

[3] 燕铁斌, 尹安春. 康复护理学. 4版. 北京: 人民卫生出版社, 2017.

[4] 黄晓琳, 燕铁斌. 康复医学. 5版. 北京: 人民卫生出版社, 2013.

[5] 燕铁斌. 康复护理学. 3版. 北京: 人民卫生出版社, 2012.

[6] 陈立典, 陈锦秀. 康复护理学. 2版. 北京: 中国中医药出版社, 2016.

[7] 南登崑. 康复医学. 4版. 北京: 人民卫生出版社, 1993.

[8] 窦祖林. 吞咽障碍评估与治疗. 北京: 人民卫生出版社, 2019.

[9] 胡爱玲, 郑美春, 李伟娟. 现代伤口与肠造口临床护理实践. 北京: 中国协和医科大学出版社, 2010.

[10] 王泠, 郑小伟, 马蕊, 等. 国内外失禁相关性皮炎护理实践专家共识解读. 中国护理管理. 2018, 18(1): 3-6.

[11] 邓欣, 吕娟, 陈佳丽, 等. 2016年最新压疮指南解读. 华西医学, 2016, 31(9): 1496-1498.

[12] 郑俊, 陈可, 周婷婷. 面瘫康复操辅助治疗周围性面神经炎的疗效观察. 现代临床护理, 2015, 14(1): 22-24.

[13] 樊国云. 中西医结合疗法治疗面瘫的护理心得体会. 实用中西医结合临床, 2017, 17(7): 140-141.

[14] 李雪梅. 优质护理干预在分期针灸治疗周围性面瘫患者中的护理研究. 中国农村卫生, 2017(13): 67-69.

[15] 吴聪. 面瘫患者住院期间优质护理的措施分析. 中国继续医学教育, 2017, 9(18): 262-264.

[16] 朱小琴. 谈护理因素对周围性面瘫患者护理效果的影响. 心理医生, 2016, 22(20): 135-136.

[17] 林宇芬, 李素华. 中药内服联合针灸治疗急性面瘫患者的护理. 护理实践与研究, 2015, 12(3): 153-154.

[18] 黄春华. 护理干预配合艾灸对周围性面瘫康复的研究. 吉林医学, 2014, 35(23): 5261-5262.

[19] 万艳芳. 中医穴位贴敷治疗急性周围性面瘫的疗效观察及护理配合. 全科护理, 2015, 13(8): 725-726.

[20] 李哲琳. 电针联合药物治疗周围性面瘫效果分析及其护理方法研究. 中外医疗, 2015, 18(3): 128-129, 132.